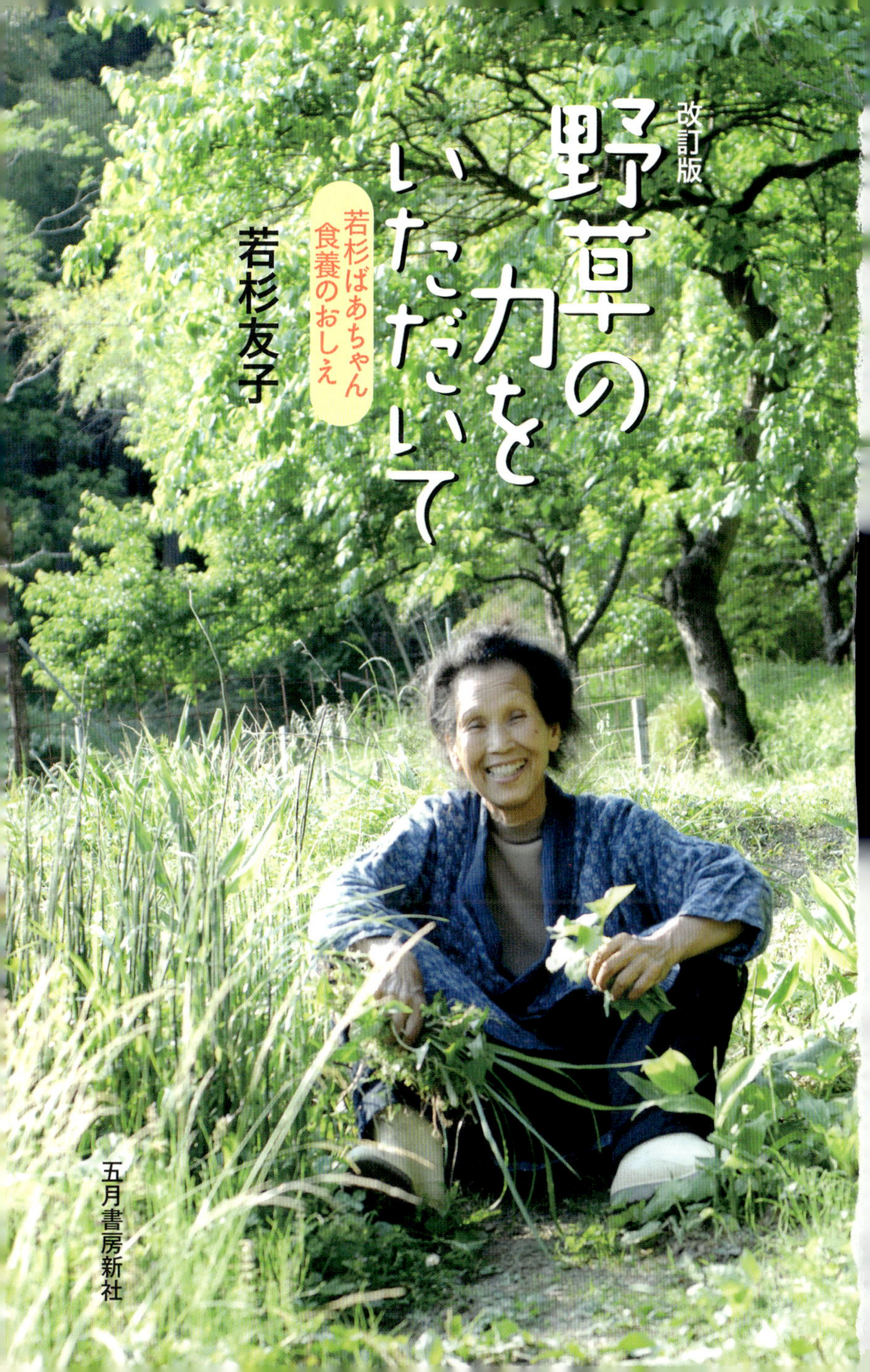
改訂版
野草の力をいただいて
若杉ばあちゃん
食養のおしえ
若杉友子
五月書房新社

はじめに

ばあちゃんはかつて静岡で、平成元年から六年まで、食養という教えを伝えるための料理教室や講座をやる自然食品の店を開いていました。しかし自給自足の暮らしをするために店をたたみ、京都綾部の山奥の限界集落に移住しました。冬になると家はすっぽり大雪に閉ざされ、かまくら状態になることがよくありました。でも自然栽培の米や野菜は生命力があっておいしく、たくさんの野草にずいぶん助けられ救われて今があります。「草を摘む」「草を食む」「草をお茶にする」「お手当にする」ことをこの地で十九年間、みんなでやってきました。次々とみんなが元気になり、私も老いてなお元気で、今もみなさんのために全国をかけ巡っています。

年月の経つのは早いもので、綾部の暮らしに終止符を打ち、現在は生まれ故郷に移住、昔なつかしい大分弁や人情にふれながら、料理教室や講座をやっています。年は80歳をすぎたけど、今もメガネはなし、補聴器なし、髪は生まれてこのかた染めたことはなし、健康診断は受けず、血圧も計ったことはありません。もちろん病院のお世話にもなっていません。毎日快食快便快眠を感謝して生きているところです。いや、生かされておりますから、勿体ない暮らしです。私のように病気しらずの人生をぜひみなさんにも送っていただきたいと、このたび改訂版で『野草の力をいただいて』を出すことになりました。

そもそも「薬」という字を眺めれば、草かんむりに楽とあります。草で体が楽になることを、昔の人は字で教えています。自然界にある草や木をよく観察してみてごらんなさい。水の一滴も一握りの肥料もやっていません。でも冬の極感や夏の猛暑にも耐え抜いて育ち、しかもすばらしい薬効成分や滋養をたくさん持っています。天然自然の野草には人体に欠かせない栄養分も含まれています。葉緑素、食物繊維、酵素、ミネラル、鉄分。ビタミンにおいてはビタミンAやB、Cもあり、ナトリウムやカリウム、マグネシウムもあるんですよ。

野草は昔の人たちが大切にしてきた植物です。万葉集にもたくさん詠まれ、謳われ、親しまれてきました。明治天皇は日本の国民に向け「よい薬求めるよりも常の身の養い草を摘めよとぞ思う」と述べられております。日本の野草は宝です。日本人の宝です。

この本を手に取られた読者のみなさん、この生活の実践をぜひしてみてください。体が変わり、人生が変わり、運命までも変わります。そんな思いを込めて、この時期、改訂版を贈ります。

若杉ばあちゃん　合掌

陰陽のことわり

食養のおしえ

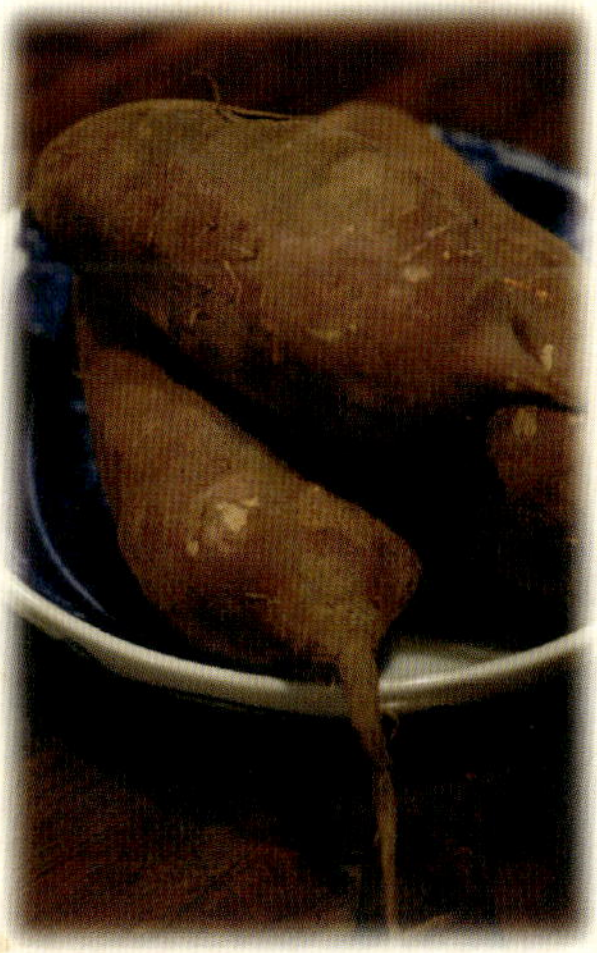

陰陽のことわり

料理というのは、火や塩、しょう油、味噌を使って、陰性の植物を陽性にする仕事。「陰」と「陽」、私は料理教室でこの二つの言葉をよく使う。そもそも、陰陽とは何だろう？

お日様は、日の出日の入りの朝と昼と夕方と晩の繰り返し。
月も、満月になったり新月になったり。
波は、引き潮満ち潮になったり。
ちゃんと陰陽を繰り返してる。

人間も歩くときには、右、左、右、左って、ちゃんと手と足を交互に振っている。
目蓋《まぶた》だって、いつも上下運動している。
口だって、開けたり閉めたり。
心臓だって、ふくらんだり、しぼんだり。
肺だって、酸素を吸って、二酸化炭素を出している。
意識しなくても、一生死ぬまで「陰陽」やっている。

それを植物に当てはめると、
人間がつくる野菜には、根っこと葉っぱがある。
土の中へ向かって伸びていく根の下降性の力、これは陽性の土根性をつくる。
太陽に向かってバーッと伸びていく葉の上昇性の力、これは陰性。

食べ物にも陰陽があって、
カリウムが多いものが陰性。
ナトリウムが多いものが陽性。
カリウムのはたらきは、冷やす、緩む、崩れる。
ナトリウムのはたらきは、収縮する、あっためる。
これは、日本の食養学の祖、石塚左玄が説いたことわり。

人間にも陽性な人と陰性な人がいる、
陽性な人は外向的で楽観的。だけどせっかちで怒りっぽい。
陰性な人は内向的で悲観的。ものごとを深く考えるのが好き。

貧血、冷え性、低体温、低血糖症、低血圧症、便秘症、不感症、不妊症……
何もかも陰性の「陰性人」が最近は増えていて、それが病気の元になっている。
これを改善するために、主食を中心の一汁一菜、野草の料理を教えている。

陰と陽、食材の性質を見極めて、火や調味料をうまく使って、
からだの調子を整えていくのが、料理の極意。

マクロビオティックの創始者、桜沢如一《ゆきかず》も「陰陽の勉強は、一生だ！」と言っている。
陰陽は、一日二日で、わかるもんじゃない。

吐いて吸って、飲んで食べて、排泄して、寝て起きて、
生きることすべてが、限りなく延々と、陰陽。
日々の暮らしのなかで、からだといのちで実感・共感しながら、
一生かけて学んでいくもの。

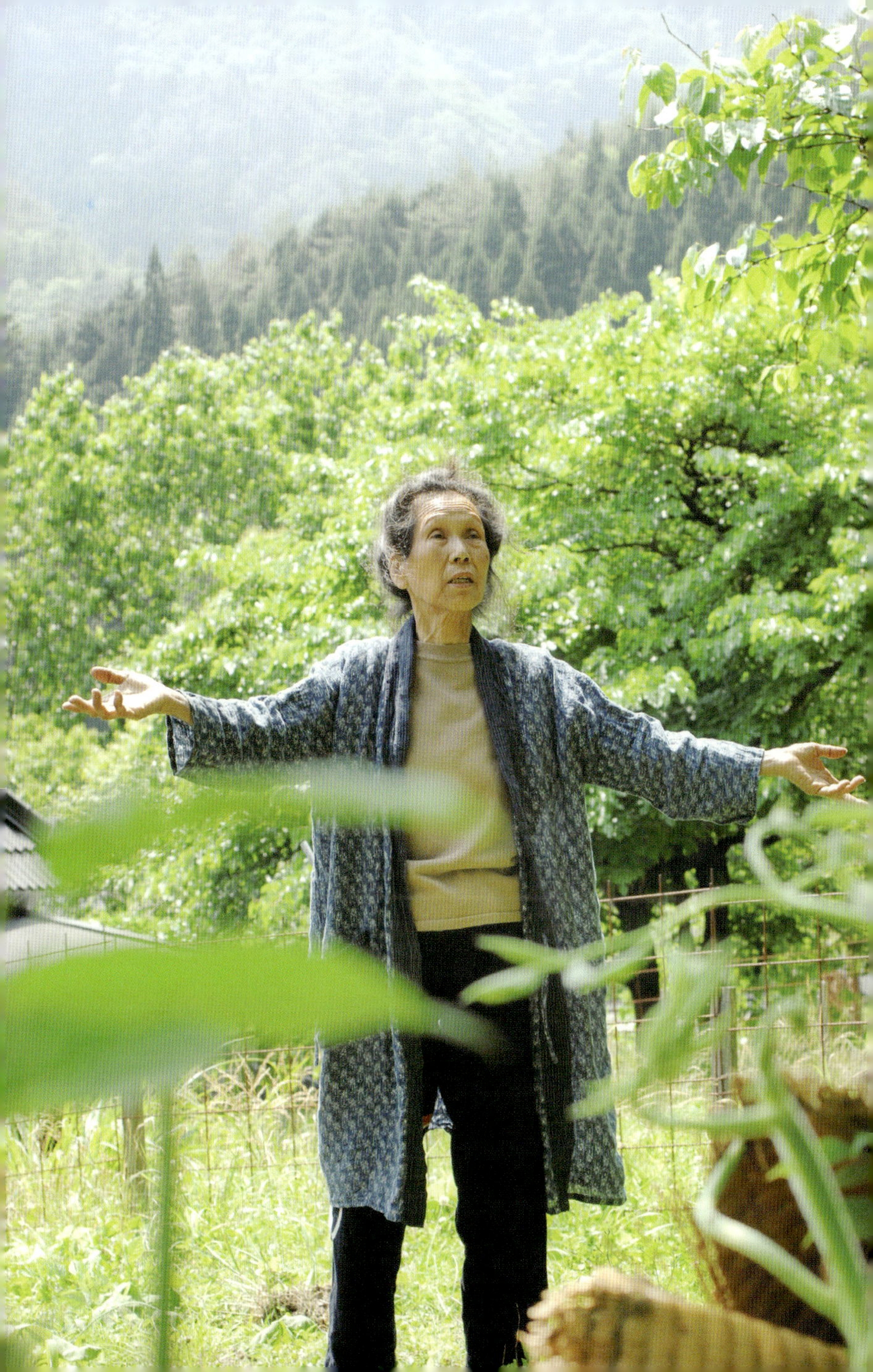

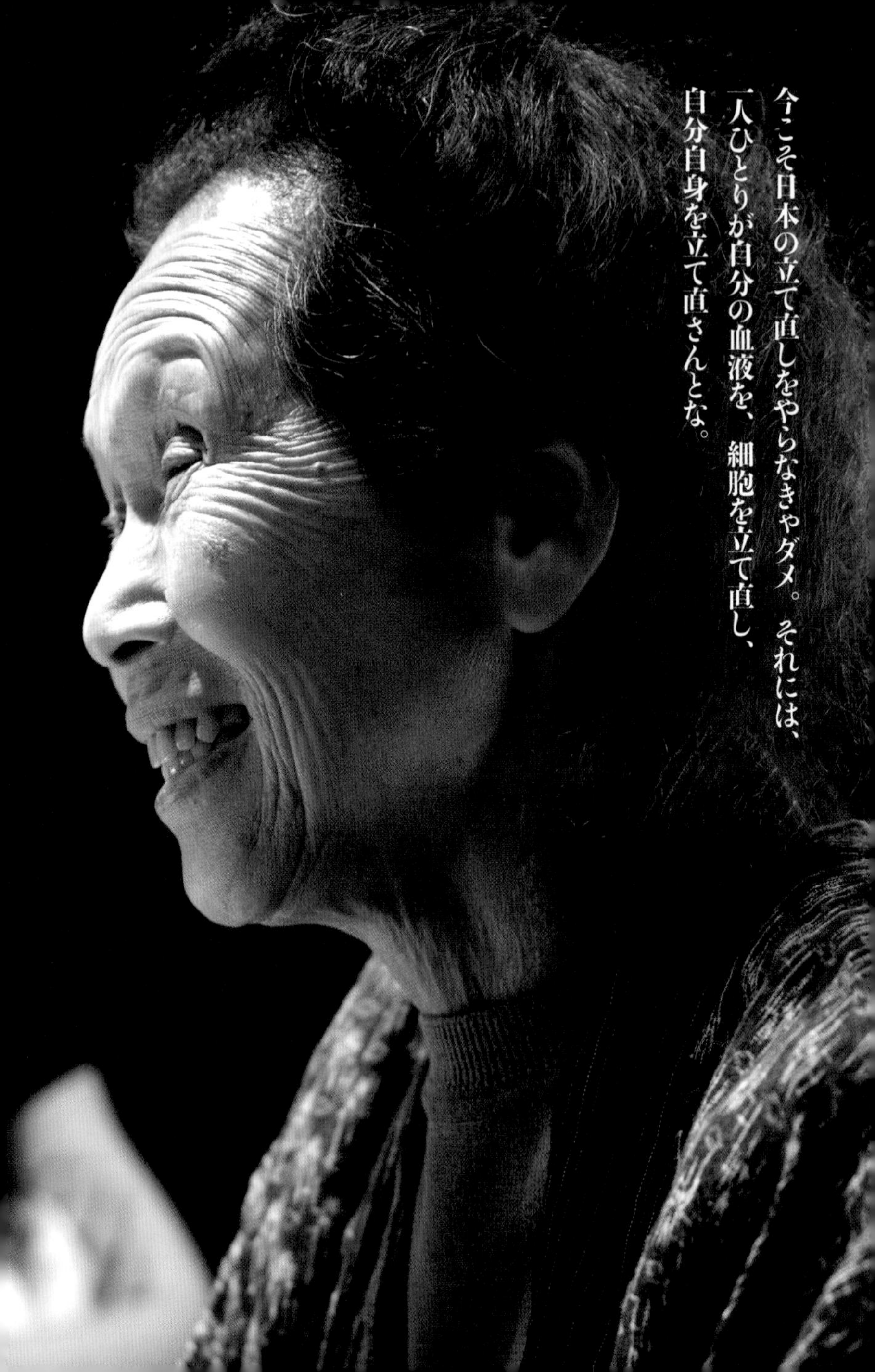

今こそ日本の立て直しをやらなきゃダメ。それには、
一人ひとりが自分の血液を、細胞を立て直し、
自分自身を立て直さんとな。

食養という学問

この陰陽の考え方の源にあるのが、「食養」。またの名を「正食」、最近では「マクロビオティック」と呼んでいる。

かつての私は、本を読んだり、先生についたりして、食養を学んでいた。やがて、自分なりに料理教室を開いていたら、いろんな協会や団体から「講師として迎えたい」という話も来た。だけど静岡の仲間たちが猛反対。

「若杉さんは、どこにも行かせません！」

って、追い返してくれたから、結局どこの組織にも入らなかった。そもそも組織に属するのが大きらい。食養で金儲けに走るなんておかしい。だからいつも一匹狼を貫いて、自由人を遊んでいる。

日本古来の食養はとても大事で、その歴史は江戸時代にまでさかのぼる。ちょっとおさらいしてみよう。

その原点は、安藤昌益（一七〇三〜六二年）。江戸時代中期の医者であり、思想家でもある彼は、徹底した平等主義の持ち主で、すべての人間が鍬《くわ》でじかに地面を耕し、田畑で額に汗して働く「直耕」を説いている。彼は、自然界の法則に陰陽があるように、人間のからだの中にも陰陽が完璧にあり、この法則を尊重してこそ、幸福になると教えている。

次には、石塚左玄（一八五一～一九〇九年）。明治時代の軍医で、食の洋風化が進むなか、穀物を中心とした伝統食を提唱。当時西洋の栄養学では軽視されていた、ミネラルのナトリウム元素とカリウム元素の関係にも着目。ナトリウムの多い食品を「陽性」、カリウムの多いものを「陰性」として、初めて陰陽の調和を世の中に説いた。

出口王仁三郎《おにさぶろう》（一八七一～一九四八年）。京都の綾部にある大本《おおもと》（大本教）の礎《いしずえ》を築いた大人物。太平洋戦争と日本の敗戦を予言して、大弾圧を受けた。大本には、「窮地《きゅうち》の時は摘《つ》み菜《な》をして凌《しの》ぎなさい」という教えがある。そして作物をつくる土を「お土《つち》さん」と呼んだ。土が大事の大本。この世の立て替え、立て直し、という王仁三郎のおしえは、食養の思想にも通じる部分が多い。私はもともと出口なおと王仁三郎の大ファン。綾部に来て、直系の出口家の方々と出会った。これも何かのご縁やね。若い出口春日さんと以前は野草料理やセミナーを三年間やっていた。

そして「マクロビオティック」の創始者、桜沢如一（一八九三〜一九六六年）は、もともとたくさんの病をかかえていた。石塚左玄の食養生理論を実践して、食物だけでからだを改善。食の重要性を説き、哲学にまで高めていった人。日本古来の伝統食を広めようと、食養を世界に普及させた。

西洋からカロリー栄養学がやってきて、日本の食文化が崩される、そのずっと以前から、日本には、陰陽の考え方に基づいた「食養」という大切な学問があったのに、それがちゃんと日本国民には伝わっていない。マクロビを学んで、そこに疑問を感じた人びとが、私のところにはたくさんやってくる。これは大問題。

穀物菜食を中心に、陰陽の考え方に基づいて、それさえ食べていけば、からだは自然と立て直せる。摩訶《まか》不思議の世界。

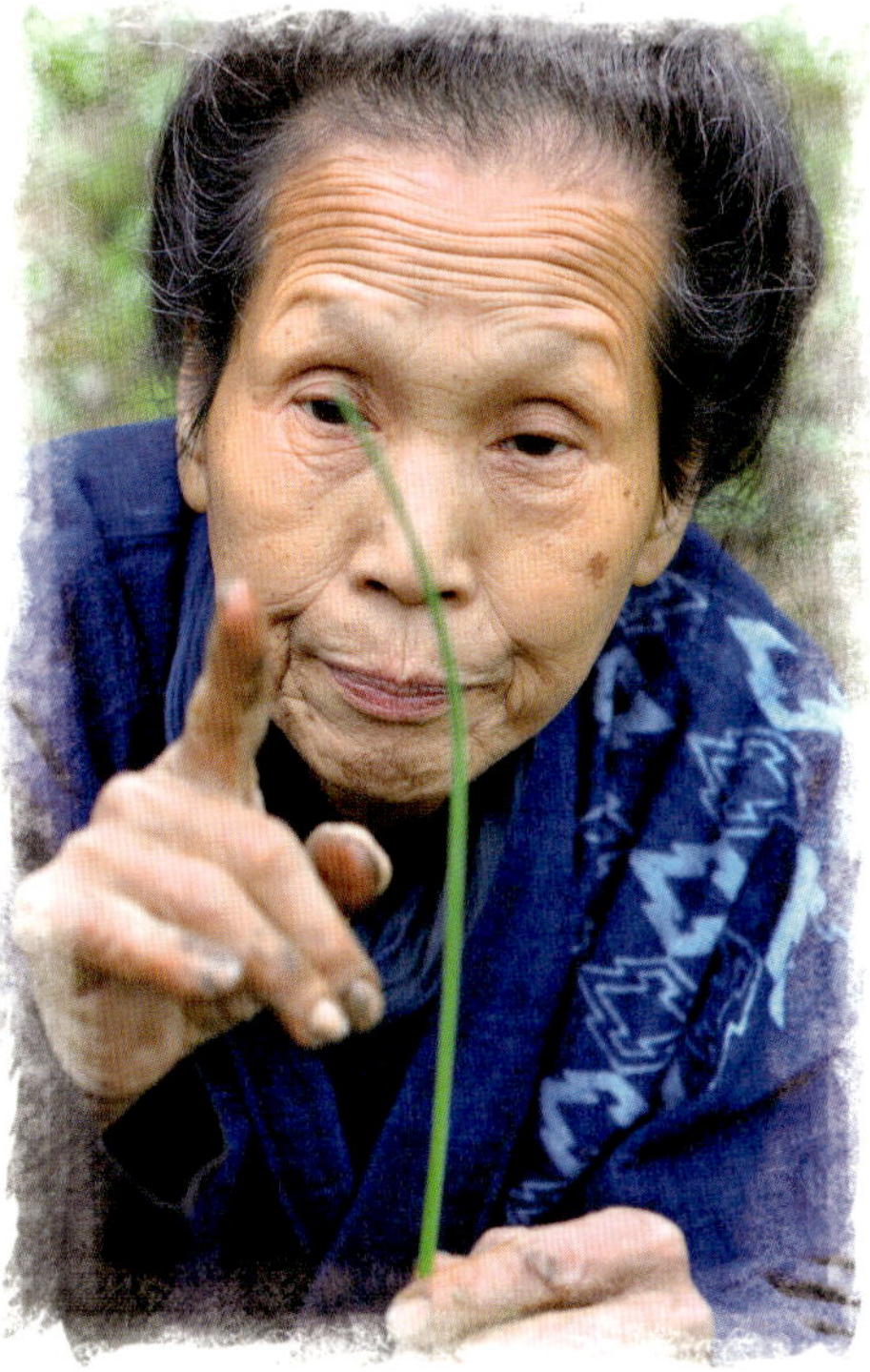

綾部の田舎暮らし

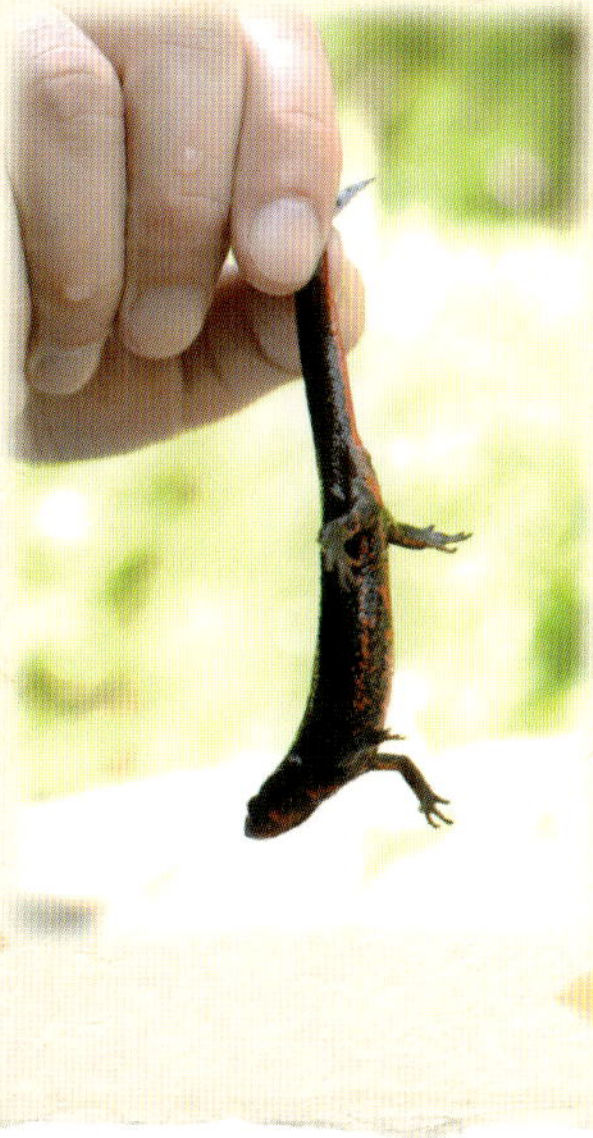

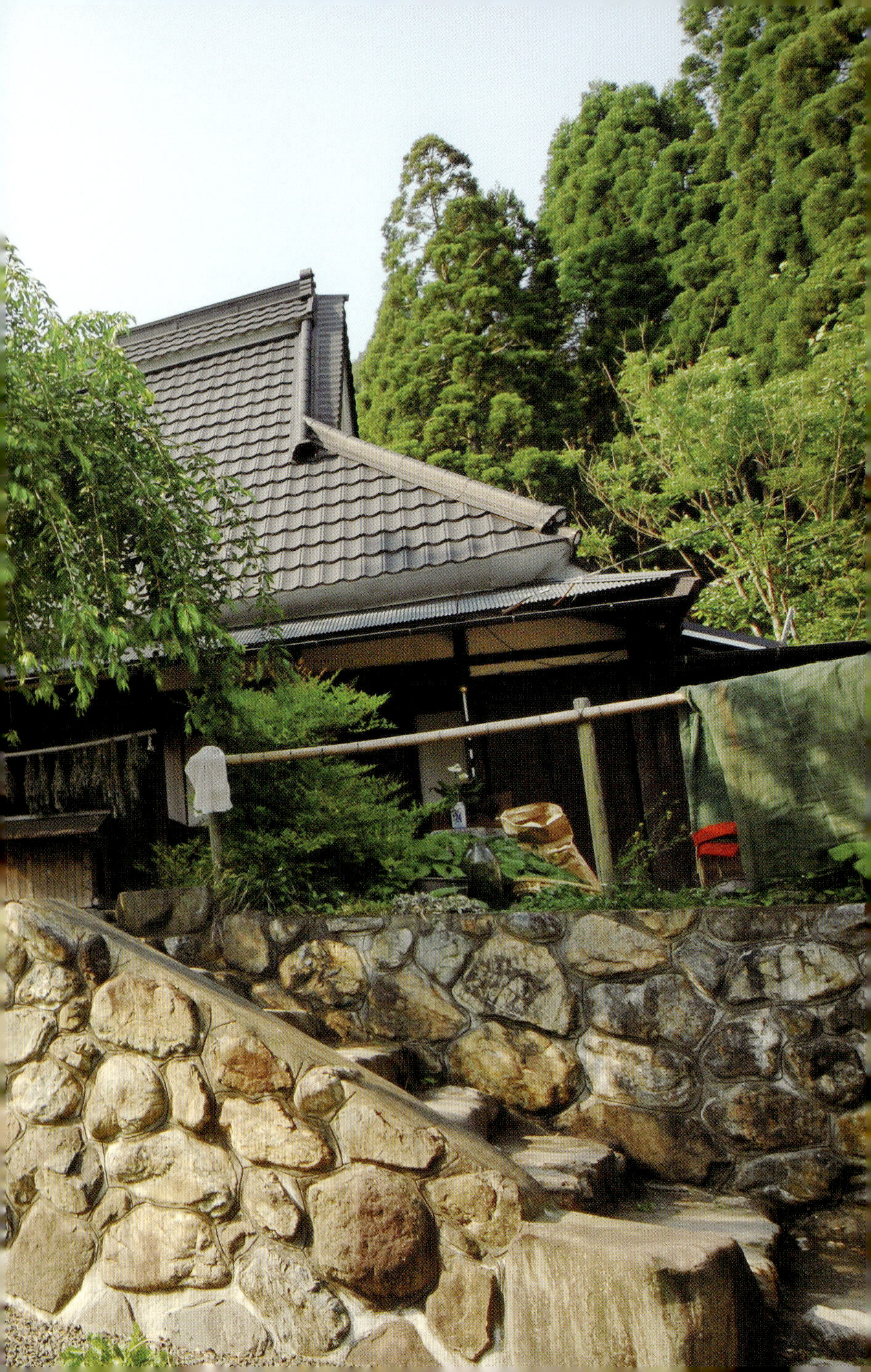

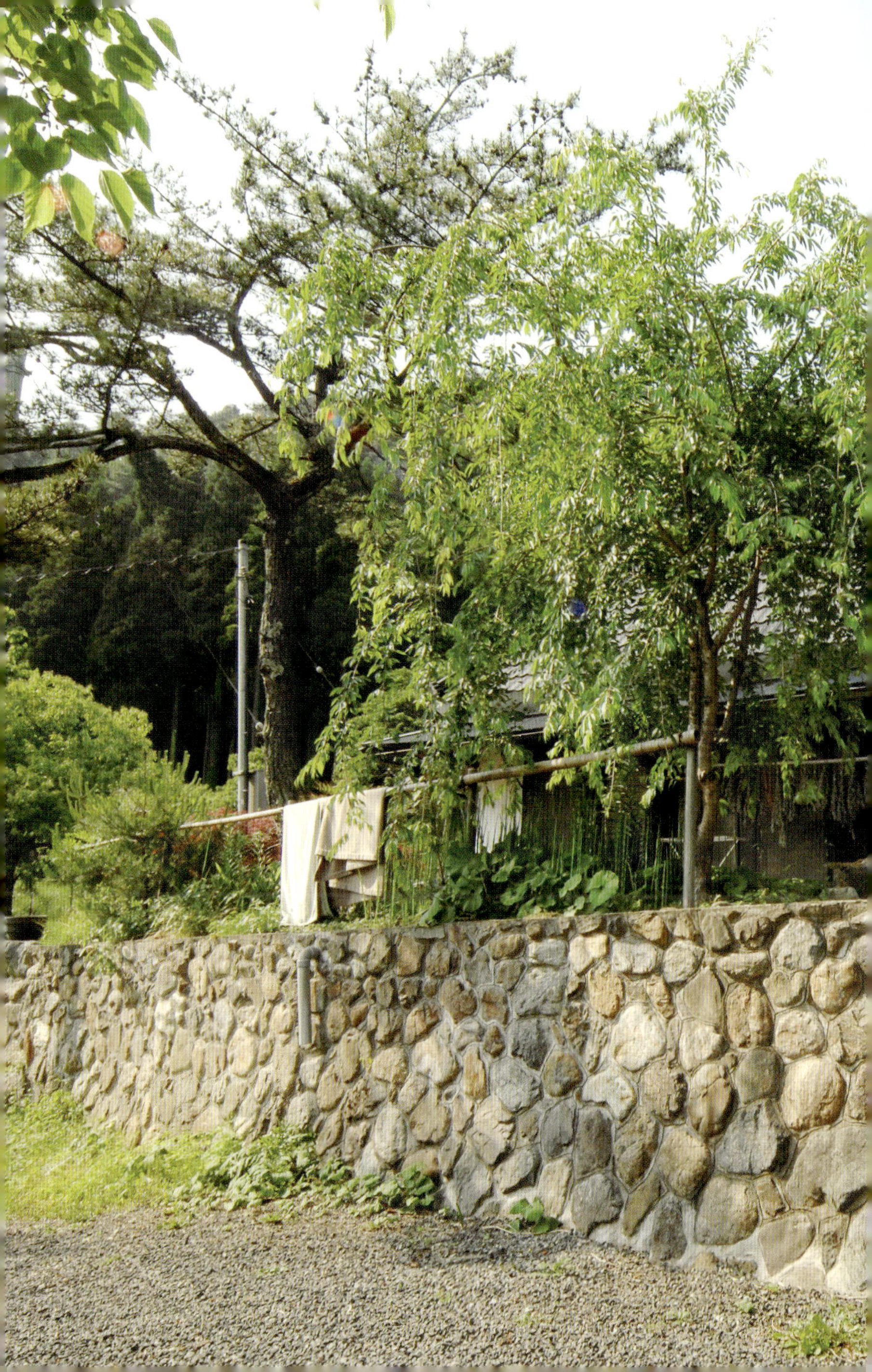

田舎暮らしを始めたわけ

私と娘の典加《のりか》、それに三人の孫たちが、静岡から綾部に来たのは、平成九年十一月。電化製品はいっさい持ってこなかった。掃除機も冷蔵庫も洗濯機もなし。昔の田舎暮らしをしたかったから。

一番下の孫は、まだおっぱいを飲んでいた。お風呂場で手洗いした布おむつが、絞っても干しても、なかなか乾かなくて、天井にいーっぱいぶら下がっていた。石油やガスの暖房もない。豆炭こたつと七輪でひと冬過ごした。だけど雪はどっと降る。家の中に雪が入ってくるあばら家は、風情《ふぜい》があったが、寒かった。ゴマ油が凍るほどの寒さだ。

そんな私たちを見た村の人たちが心配して、「これ使いなよ」って、脱水機のついた洗濯機を持って来てくれた。

すると娘の典加が、

「いやあ、母ちゃん、やっぱり文明の力はありがたいよ」

「じゃあ使ったらええわ。そこまでこだわることもあるまい」

傍《はた》から見れば、まるで乞食《こじき》みたいな生活だったのかもしれない。でもね、ごっつ寒かったけど、新鮮で、楽しかった。

当時、静岡で自然食品店や料理教室を開いていた私が、なぜ綾部の山奥に移り住んだのか。それは、

「米を作らずして買って喰う奴は、天下の大盗賊である」

安藤昌益のその言葉に、頭をがーんとなぐられた。人のつくった米や野菜を料理していてもダメ。栽培は自分でやらなければ、と一念発起。

静岡の家を離れてここへ来れたのは、家族全員が協力してくれたおかげ。とくに娘は、乳飲み子抱えて、家さがしをしてくれた。愛知、三重、滋賀、長野、岐阜……。そしてやっとたどり着いたのが、ここだった。父ちゃんを静岡に残して、

「とりあえず、行ってくるわ」

って、移り住む。最初に来たときは、もう汚くて、手がつけられん。十年ほどかけて、ようやくここまでに直したんよ。

ここ綾部は、大本の聖地。縁があったんやな。ここで出口春日さんたちと出会って、料理教室を開くに至ったわけ。不思議な運命を感じる。

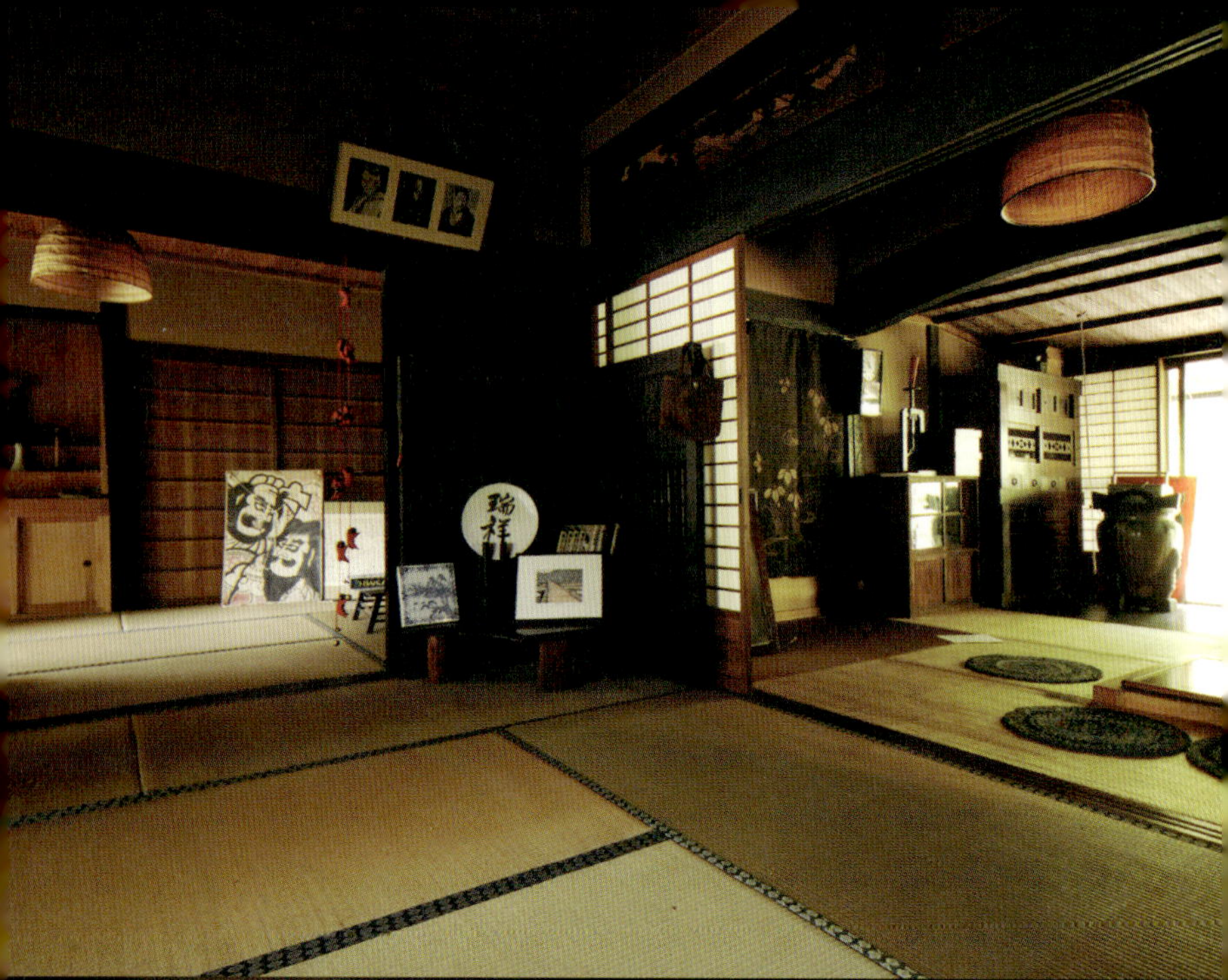
瑞祥
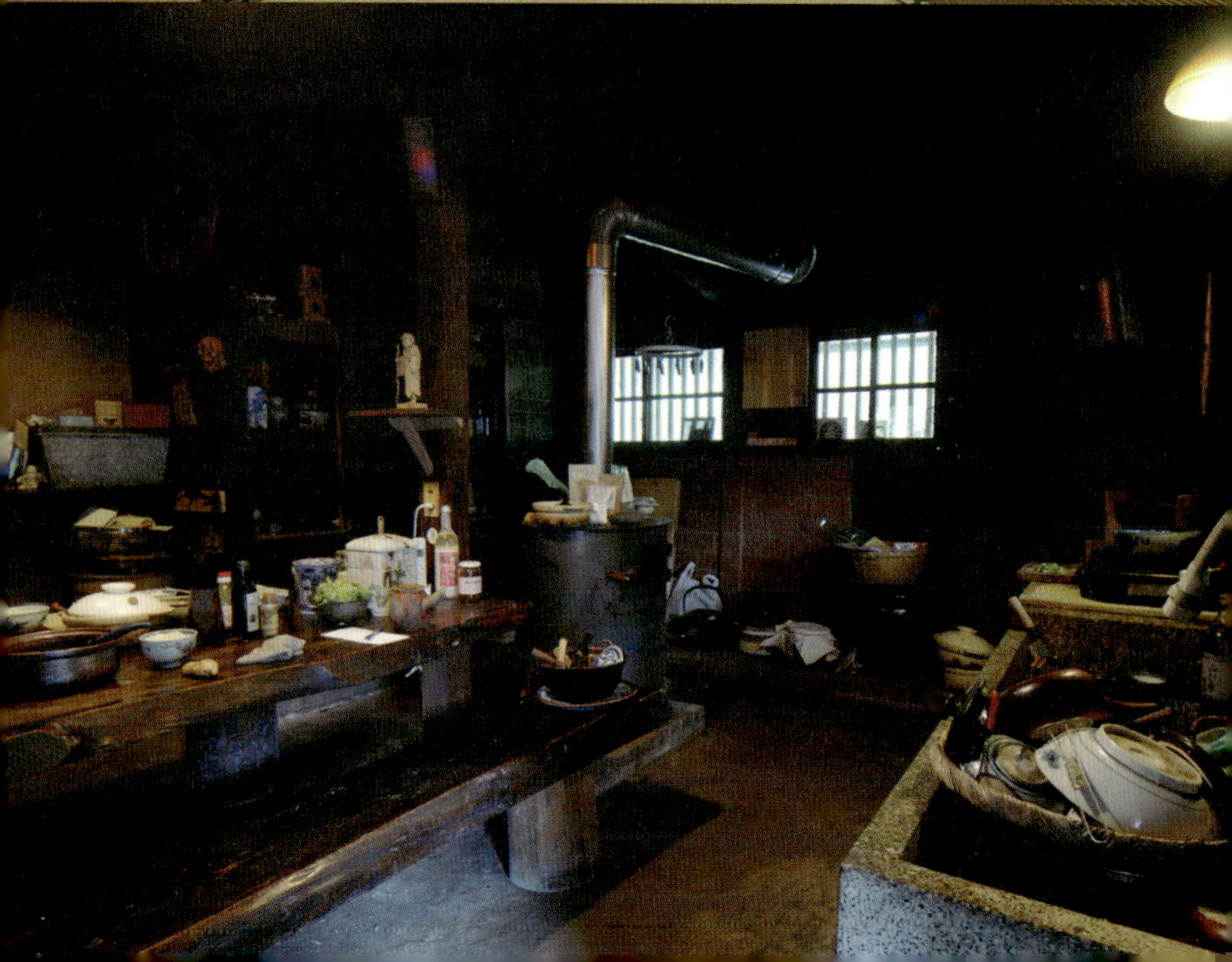

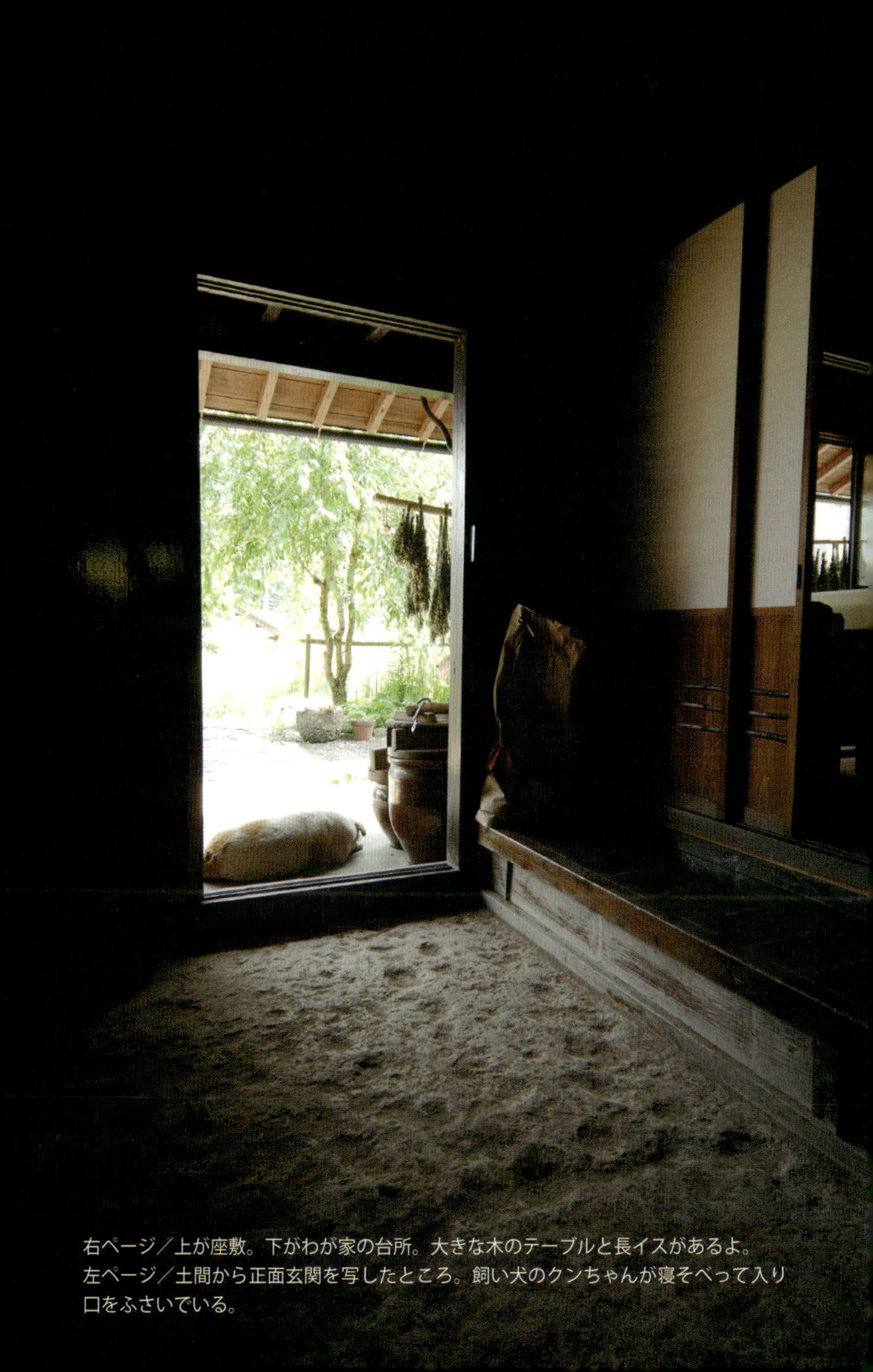

右ページ／上が座敷。下がわが家の台所。大きな木のテーブルと長イスがあるよ。
左ページ／土間から正面玄関を写したところ。飼い犬のクンちゃんが寝そべって入り口をふさいでいる。

右ページ上２枚／家の外にも水場がある。もちろん沢から引いた水だよ。

右ページ下２枚／燃料にはプロパンも使うし、炭や廃材の薪も使う。お風呂をわかすのには柴で十分。

左ページ／うちの裏山。この向こうからタヌキや鹿がやってくる。

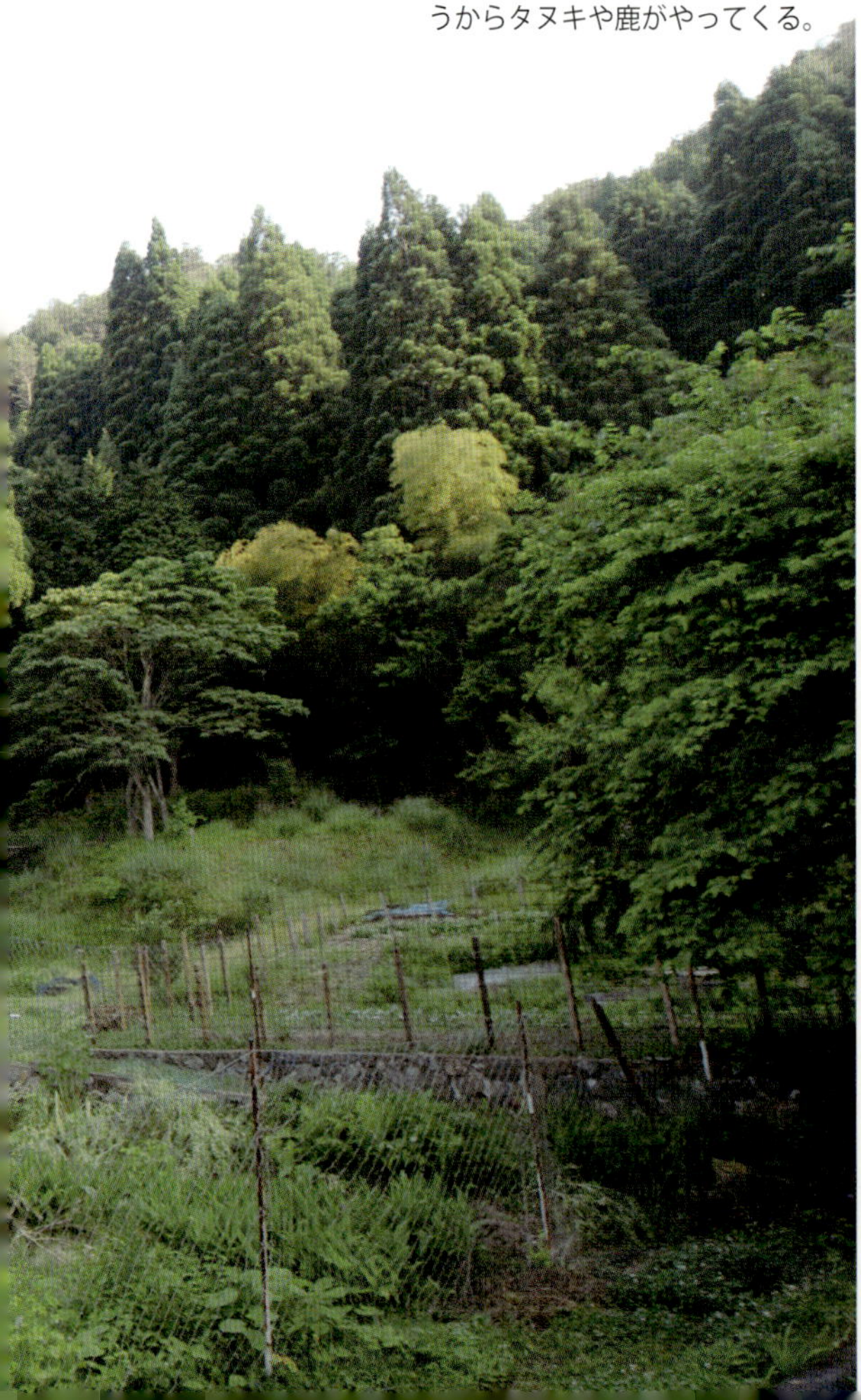

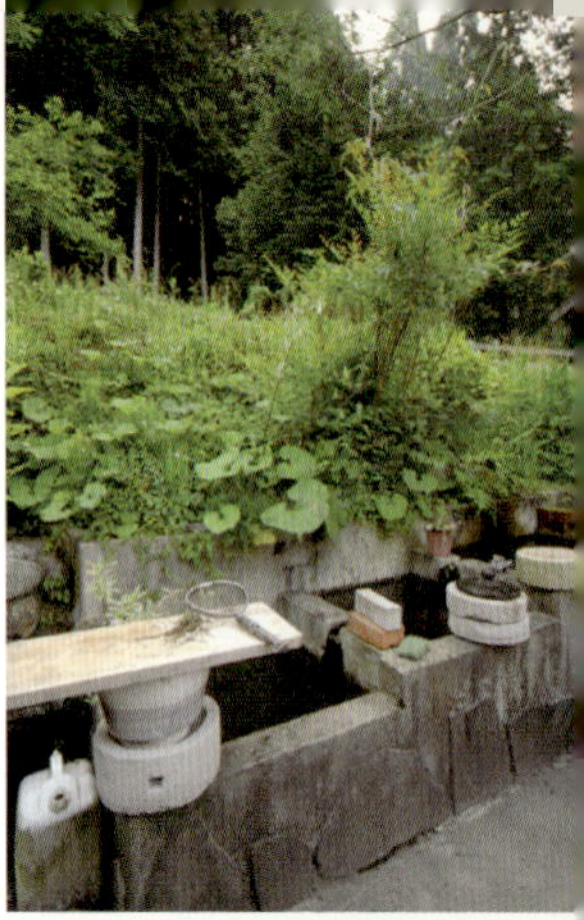

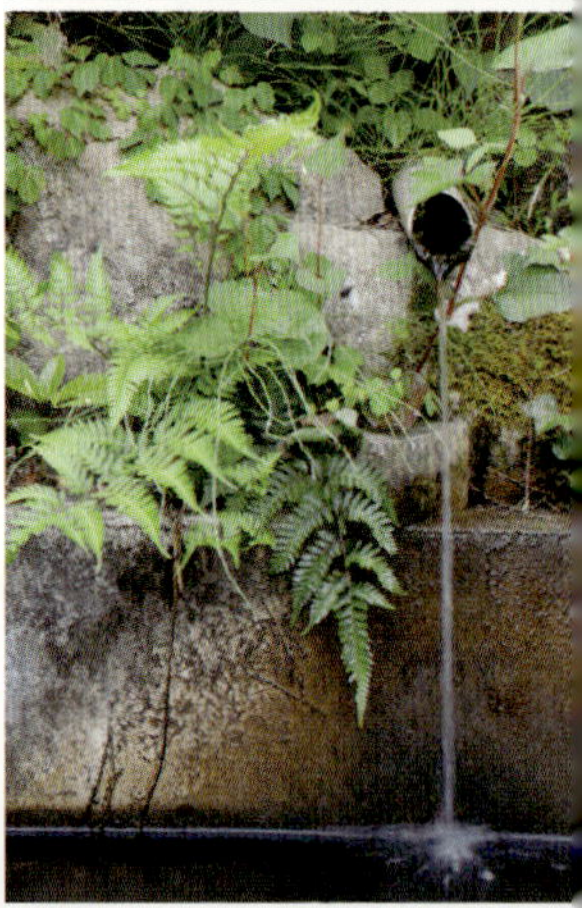

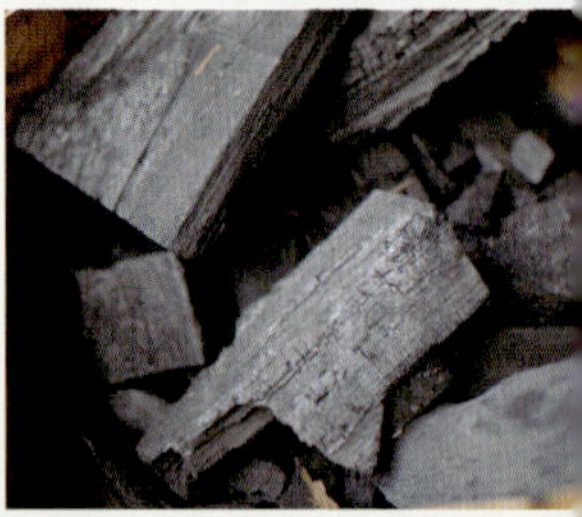

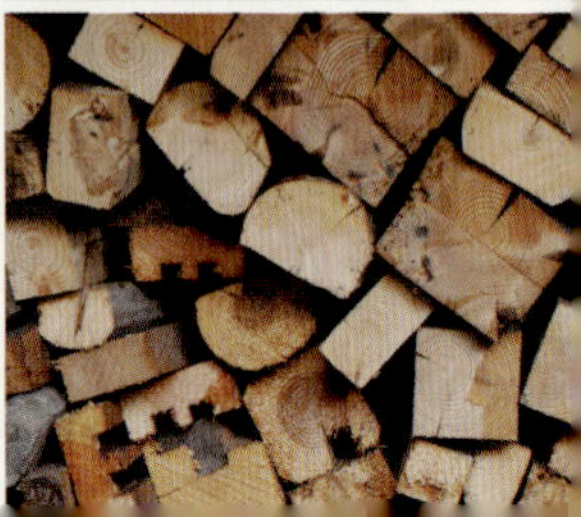

草も虫も鳥も人間も、神様まで、朝から晩まで
毎日一緒に暮らしていた。

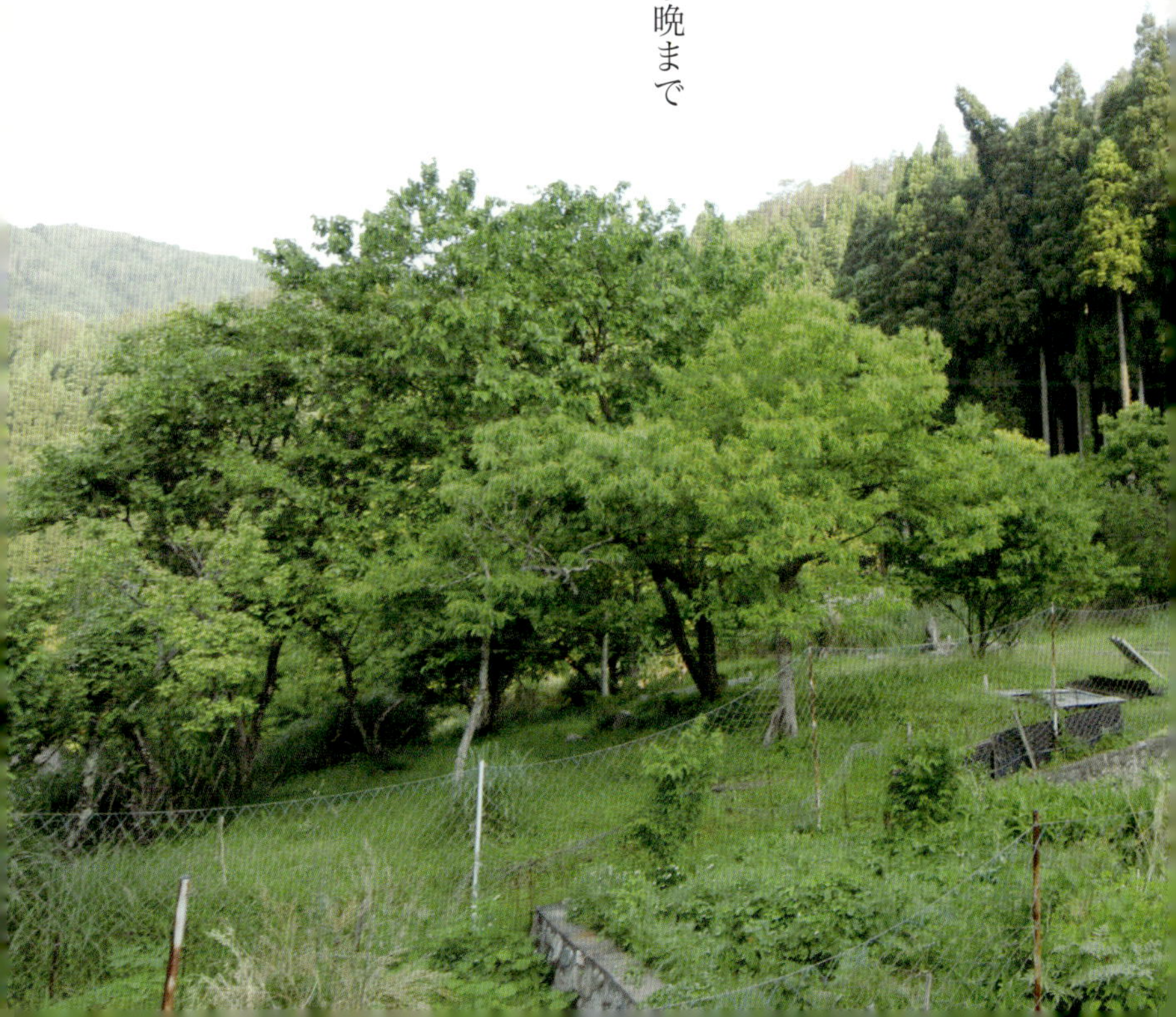

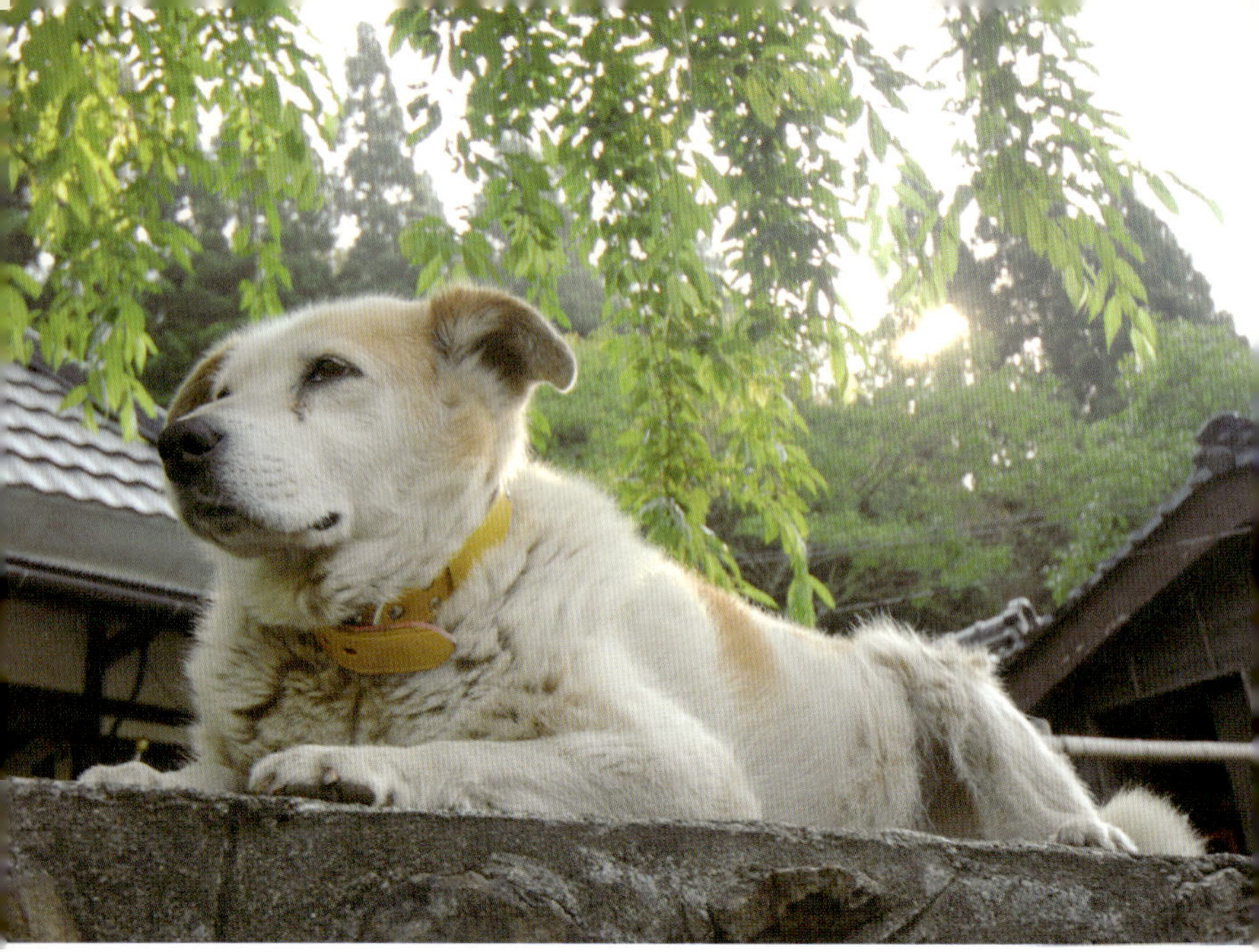

犬のクンちゃん

十七年連れ添ったクンちゃん。静岡にいた頃、自転車のカゴの中に捨てられていたのを、息子が拾ってきた犬だった。綾部に来てもずっといっしょに暮らし、猿や猪を追っ払ってくれた。この写真に写ったひと月後、眠るように。大往生やった。人の言葉がよくわかる、とても賢い番犬でした。

ムカデの洗礼

ある日、長靴を履いたら、中にいたムカデに噛まれた。こんな、割り箸みたいに、ぶっといやつ。ここにいると、必ずみんなムカデに噛まれて「洗礼」を受ける。

ムカデは捨てずにとっといて、ごま油に漬けると、いい薬になる。ごま油に漬けて三年もたつと、もうムカデの姿かたちは、とろけてなくなっている。それを噛まれた場所に塗ると、痛みが止まる。パシッと。ムカデに噛まれたら、ムカデとごま油で痛みを取る。マムシに噛まれたときも、これを使うといい。

ムカデやハチに刺されたら、水分を極力ひかえ、食事も一食ぐらいは断食して、からだの血液を濃くすると、思ったより早く治る。水を飲んで血が薄くなると、治りにくいから、水を飲んだらダメなんよ。

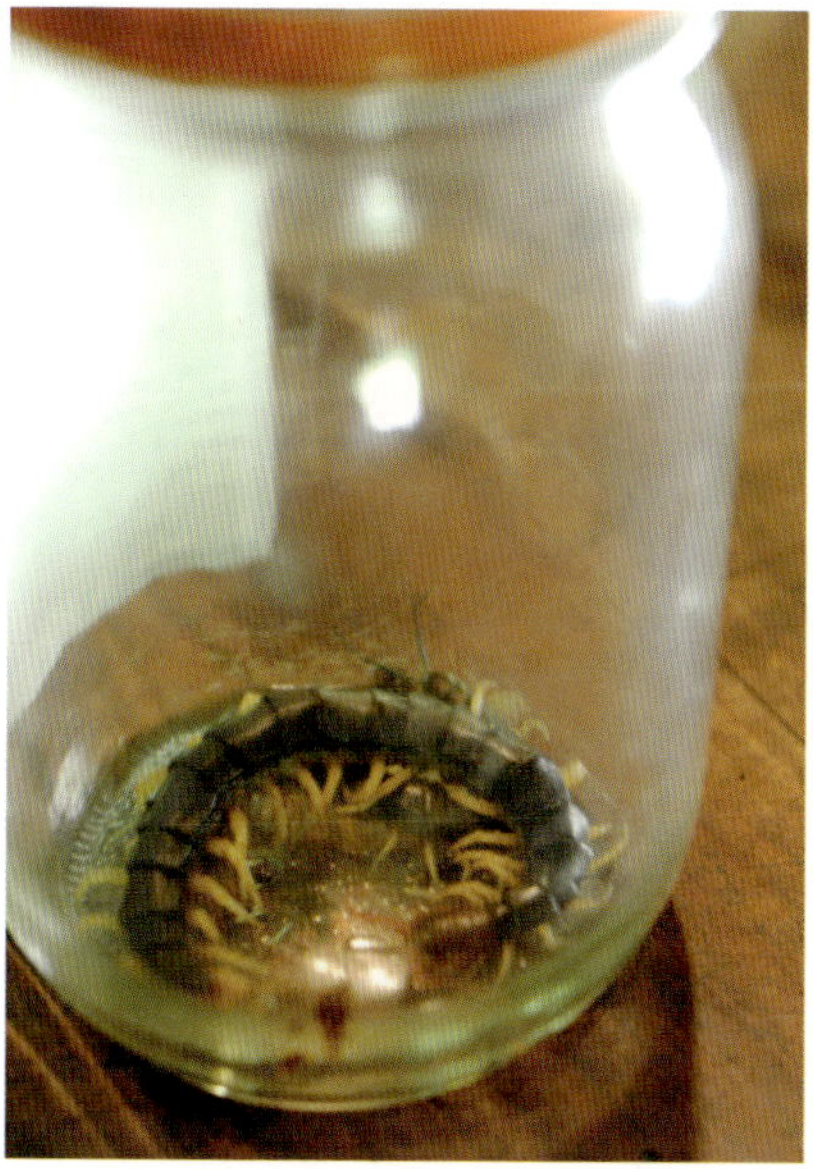

ウーフのちさとちゃん

「ウーフ（ＷＷＯＯＦ）」って言ってな、寝るとこと食事だけで、家の手伝いに来てくれる若者たち。

初めて来たのは、横浜のちさとちゃん。「ばあちゃんみたいな暮らしがしたい」とやって来て、今は千葉でしっかり田舎暮らし。

お米の神様

これは家の庭に立っているお米の神様。かわいいでしょ。『わら一本の革命』（春秋社）を書いた福岡正信先生が、うちに来たとき、えらく気に入ってね。何枚も写真を撮っていった。うちに二晩泊まって、また「来たい、来たい」って。それからＸ‐ＪＡＰＡＮのＴＯＳＨＩも来て、うちでコンサートしてったよ。草の料理を食べて、いたく感動していたっけ。玄米の黒焼き茶も、おいしい、おいしいって、おかわりばかりしていたよ。

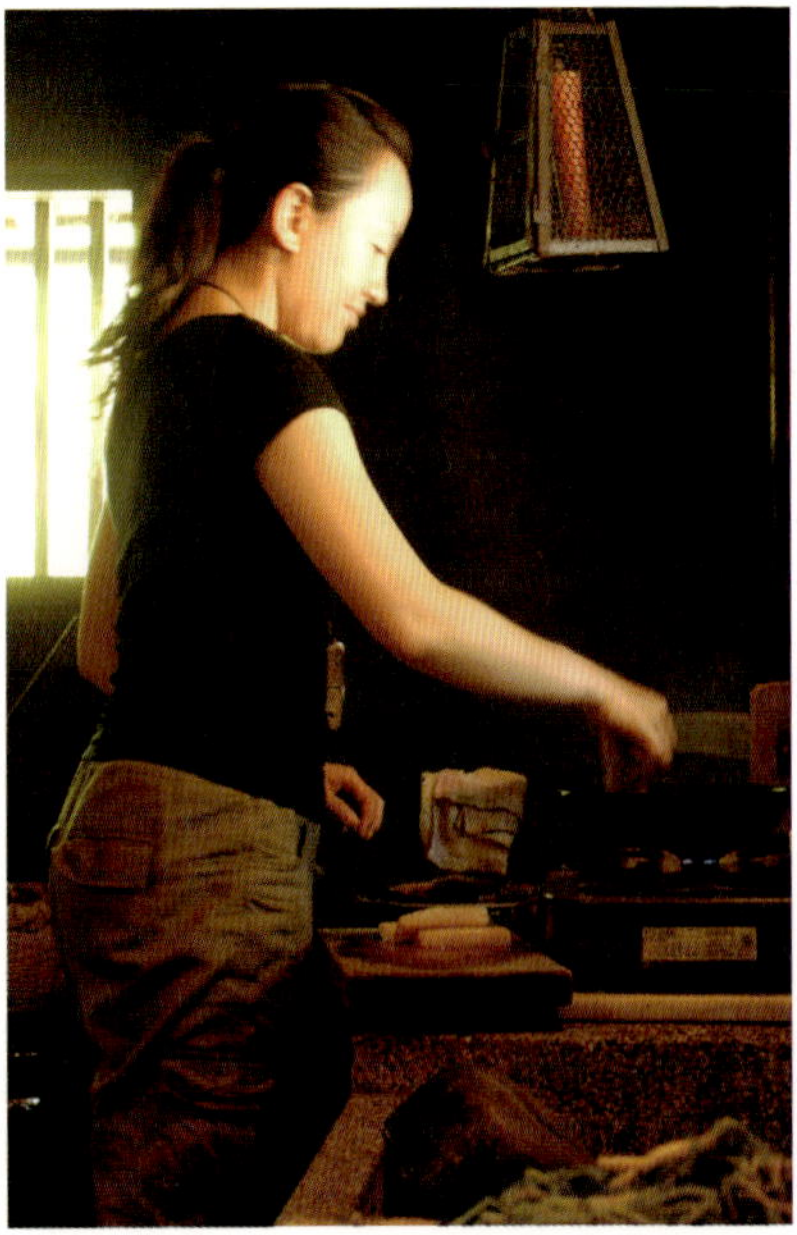

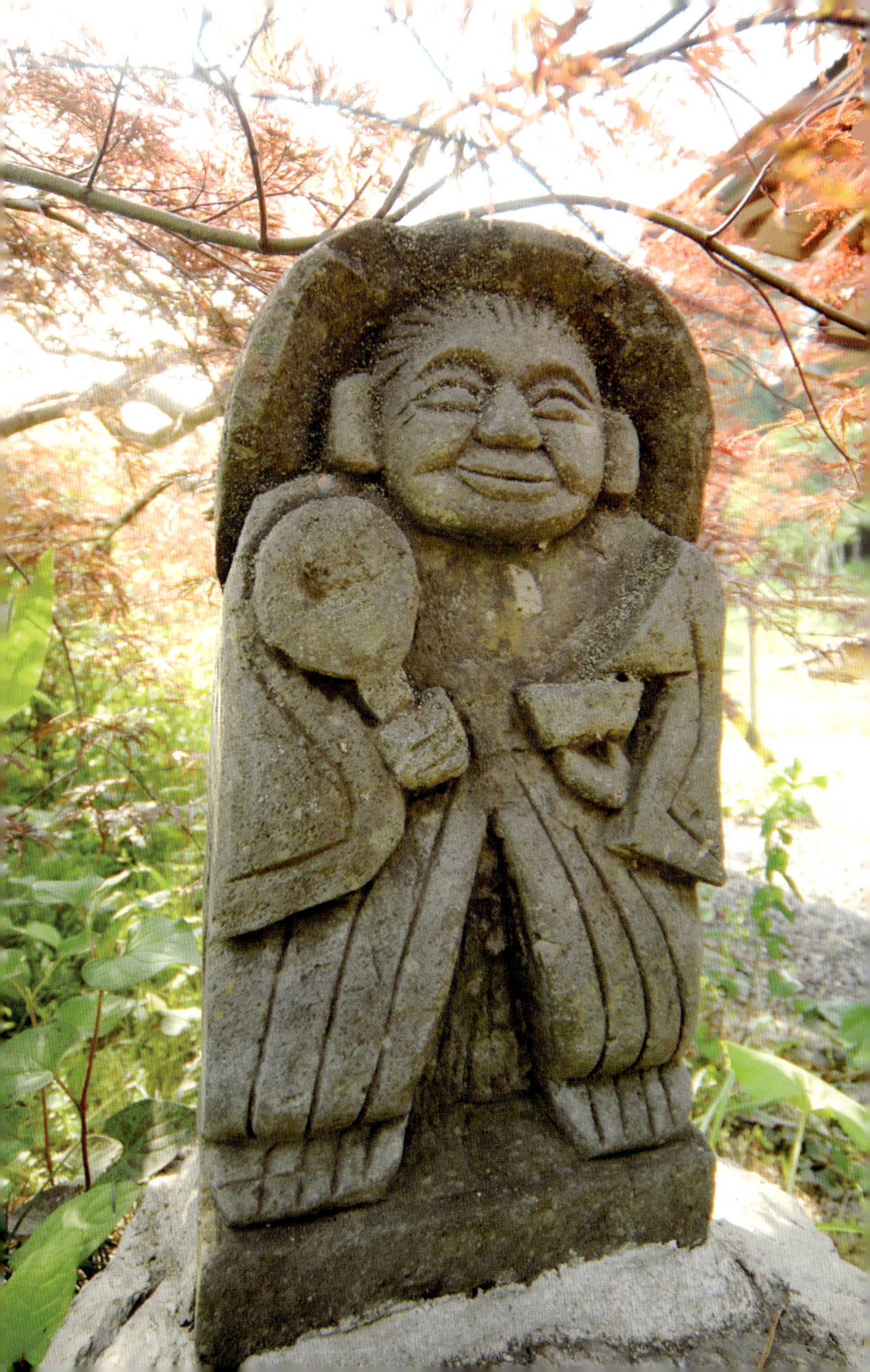

イモリ

イモリは、昔から「惚れ薬」って呼ばれてた。これを真っ黒に焼いて食べると「あの人が好きだ」って、自分からモーションかけてしまう。それぐらい〝勢い〟が出るらしい。いわゆる強壮剤？　プロポーズにはいいかもね。

えっ？　私しゃあ食べたこと、ないね。

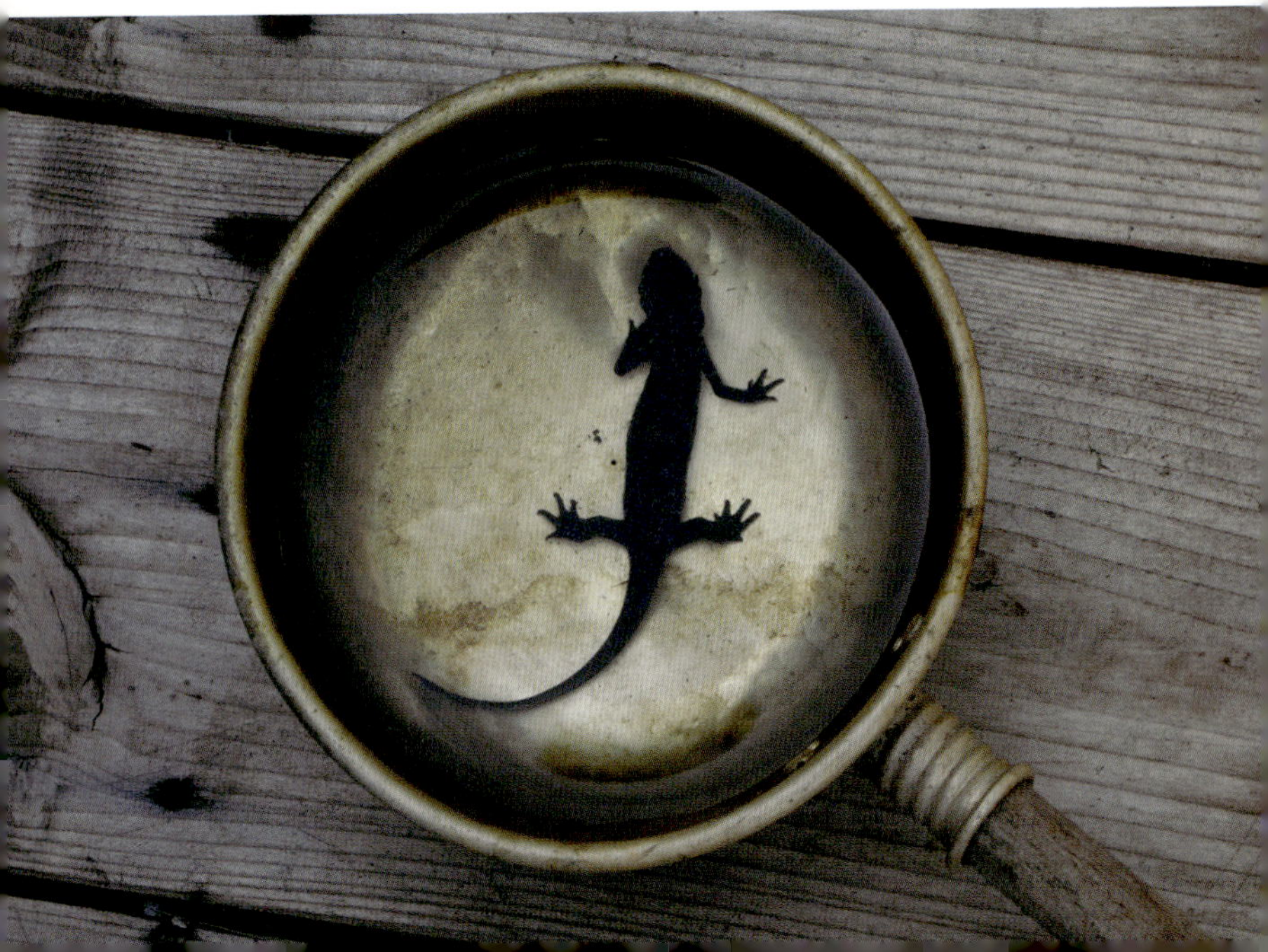

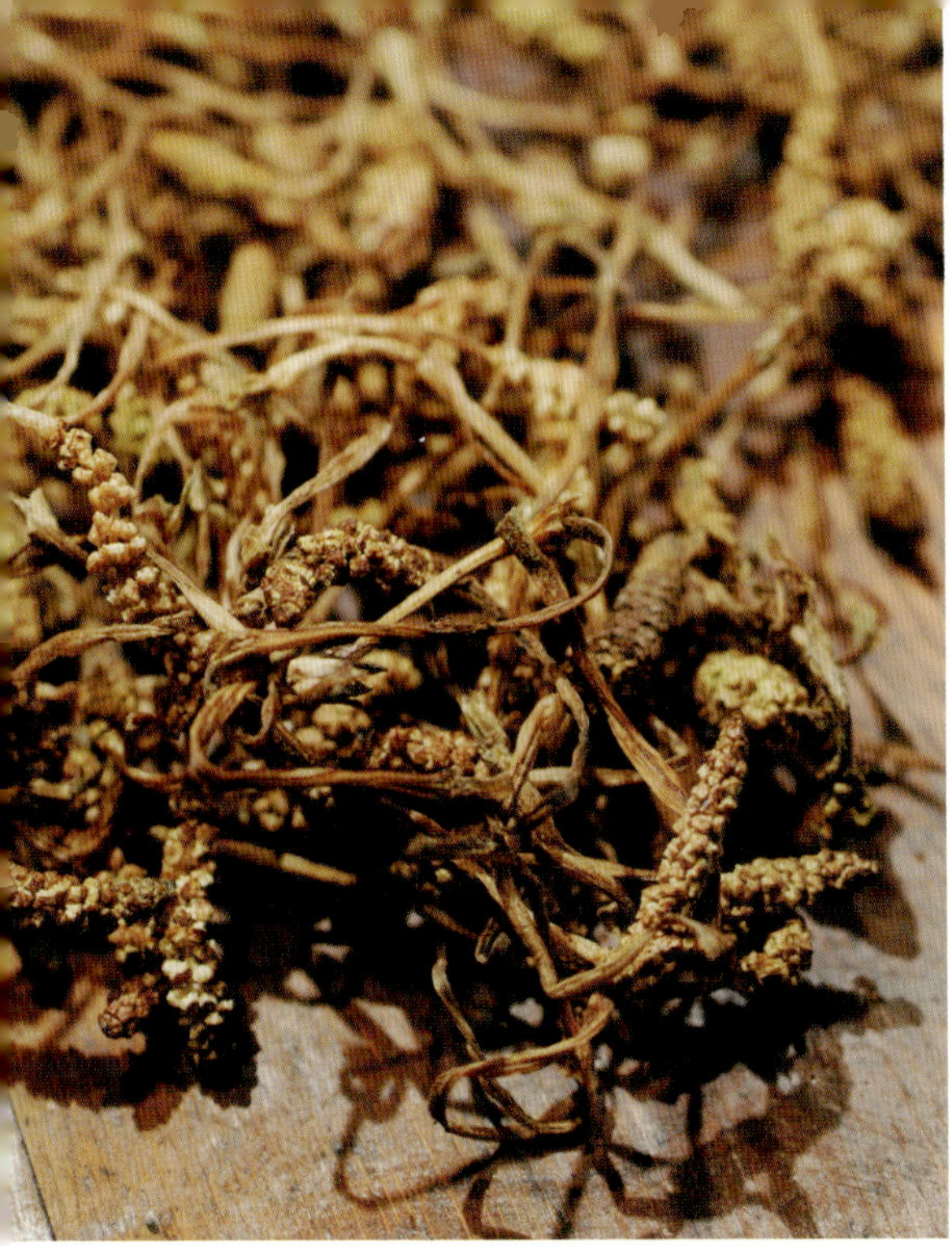

干しツクシ

フランスの科学者ケルヴラン博士によれば、ツクシは最もカルシウムが多い植物。だから、子どもや妊婦、骨粗鬆症《こつそしょうしょう》の人にはすぐれもの。野原にツクシがピョコピョコ生えてきたら、「はかま」を取って、きれいに水で洗い、蒸し器で三分間さっと蒸す。そしてザルに広げて天日に干せば、あら不思議。噛めば噛むほど味が出る、まるで「するめ」のような味わいがある。

ヘビイチゴ

ヘビイチゴはね、ものすごい薬効成分を持ってる。食べるんじゃない。三十五度の焼酎に漬ける。二十五度や三十度じゃダメ。私は添加物の入っていない「なずなの会」の、こだわりの焼酎で漬けている。ヘビイチゴの実は赤いけど、焼酎に漬けると、だんだん白くなっていく。

一カ月ぐらいしたらガーゼで実と種を漉《こ》す。そして残った汁を使うの。これが虫さされ、切り傷、火傷《やけど》、腫《は》れ物、フケ、かゆみ……にいい。毎年ヘビイチゴを集めて、牛乳瓶に入れて、たーくさんつくる。これは五、六月しかできない、自然の薬。

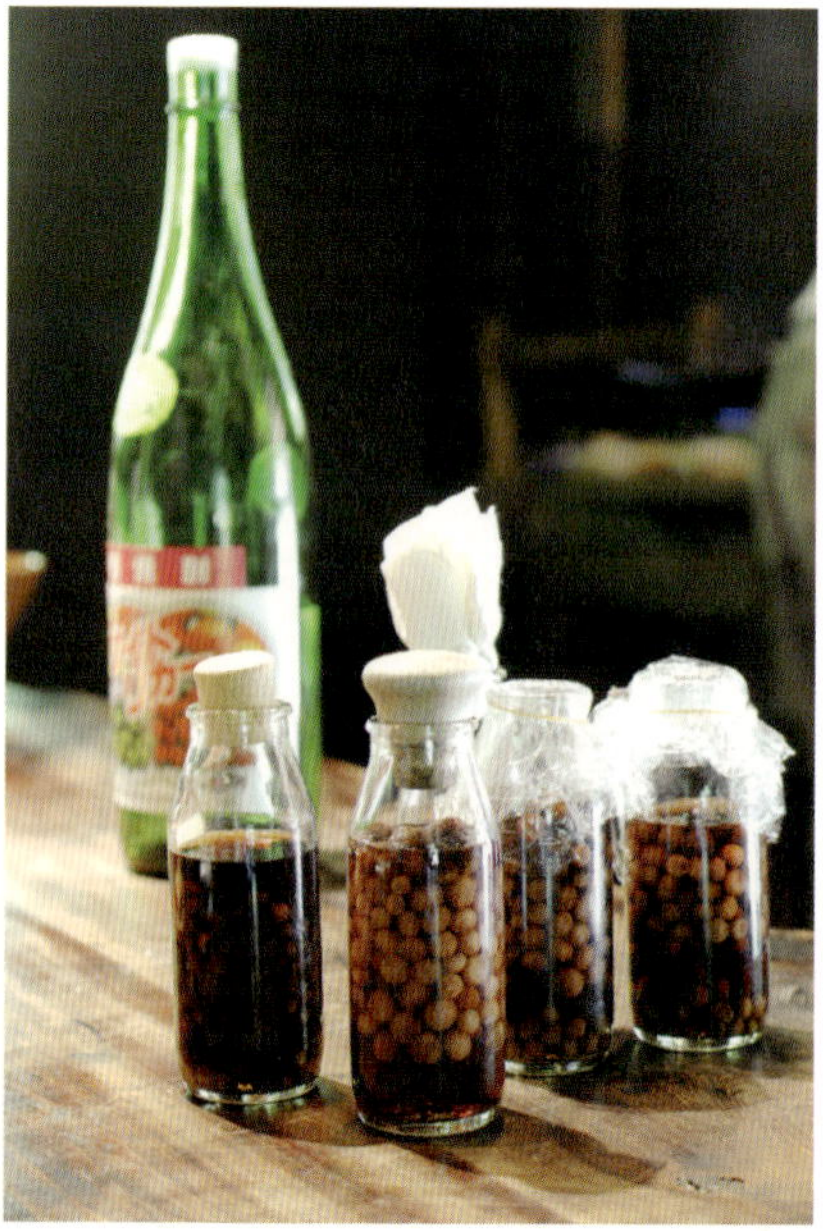

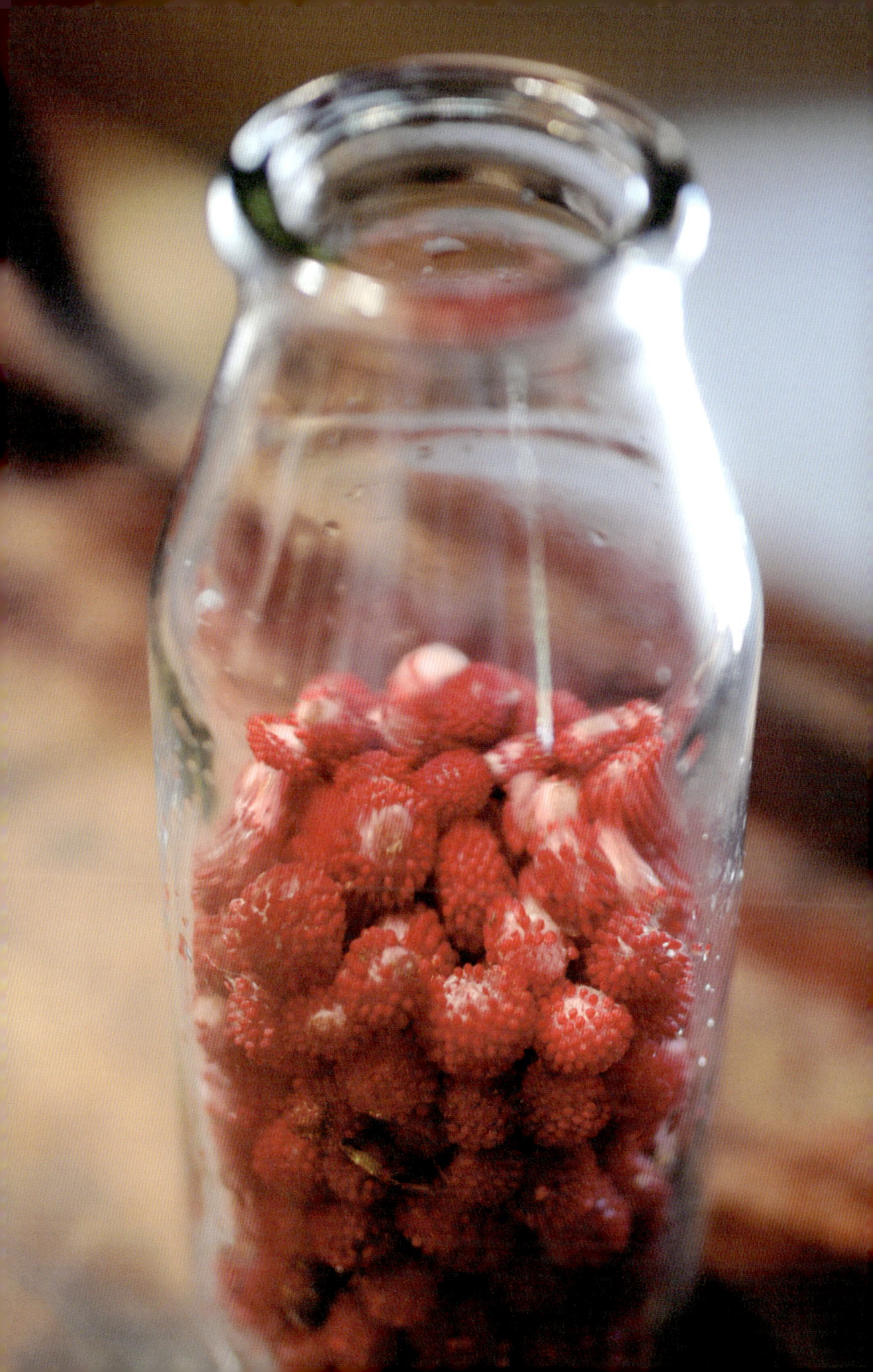

自生のイチゴ

こっちはヘビイチゴじゃなくて、ウチの畑に生えている元種のイチゴ。毎年ちゃんと生えてくる。お尻の丸いのは陽性のしるし。同じイチゴでも三角に尖っているのは、陰性。

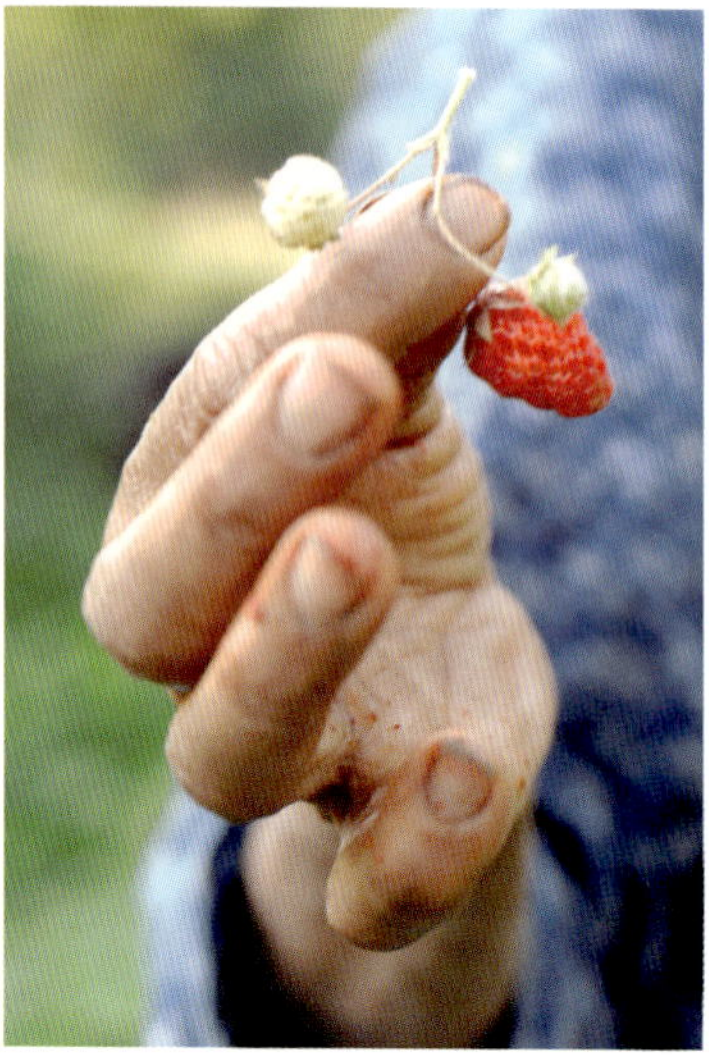

ニラ

売ってるニラはぶっといけど、自然のニラは細くて、味も濃く、卵の毒消し・毒出しになる。

そっくりさん

左ページの下の写真の葉っぱ、よく似てるでしょう。左はミツバ、右がキツネノボタン。そっくりだけど、間違ったらダメ。キツネノボタンは毒草。

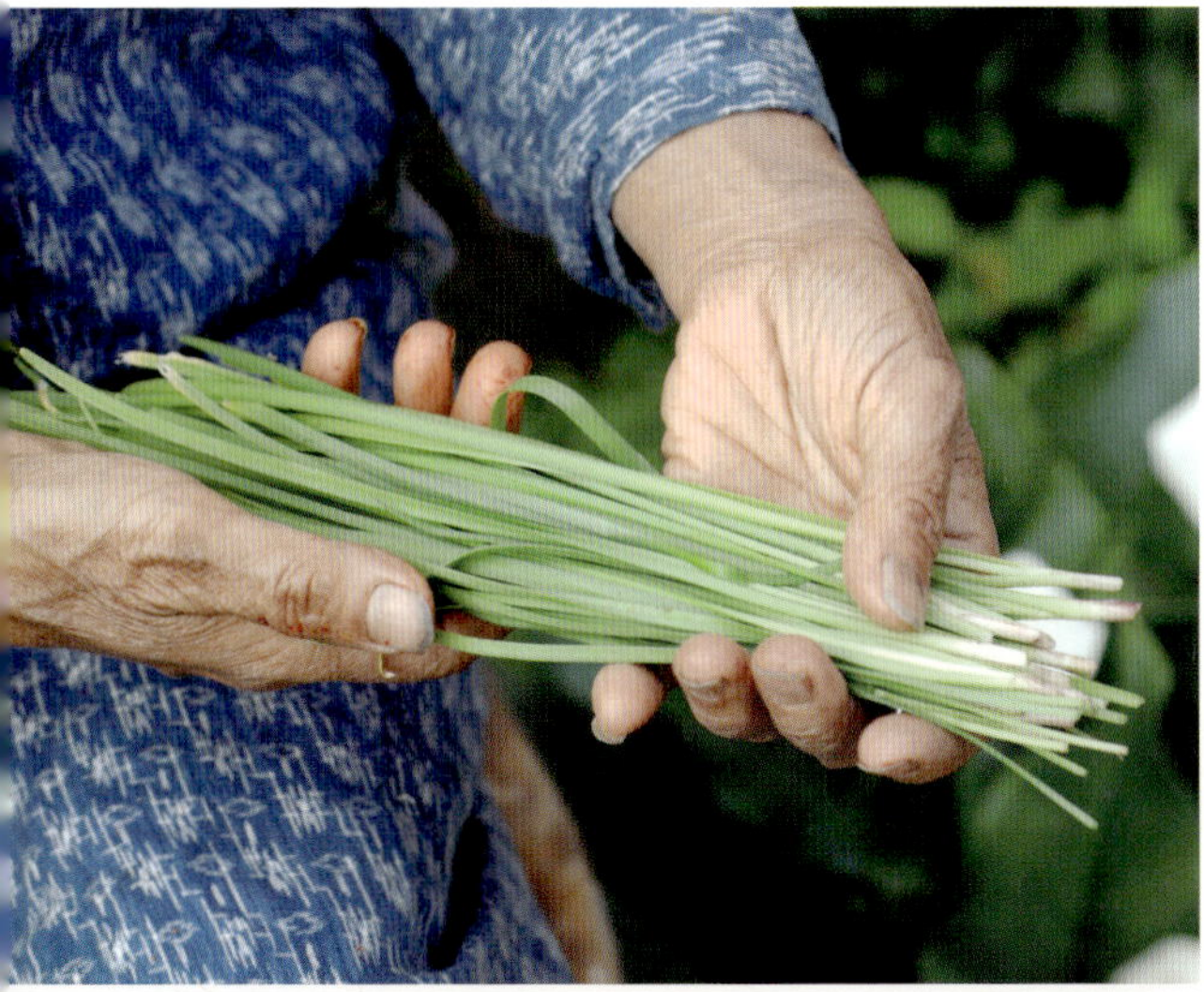

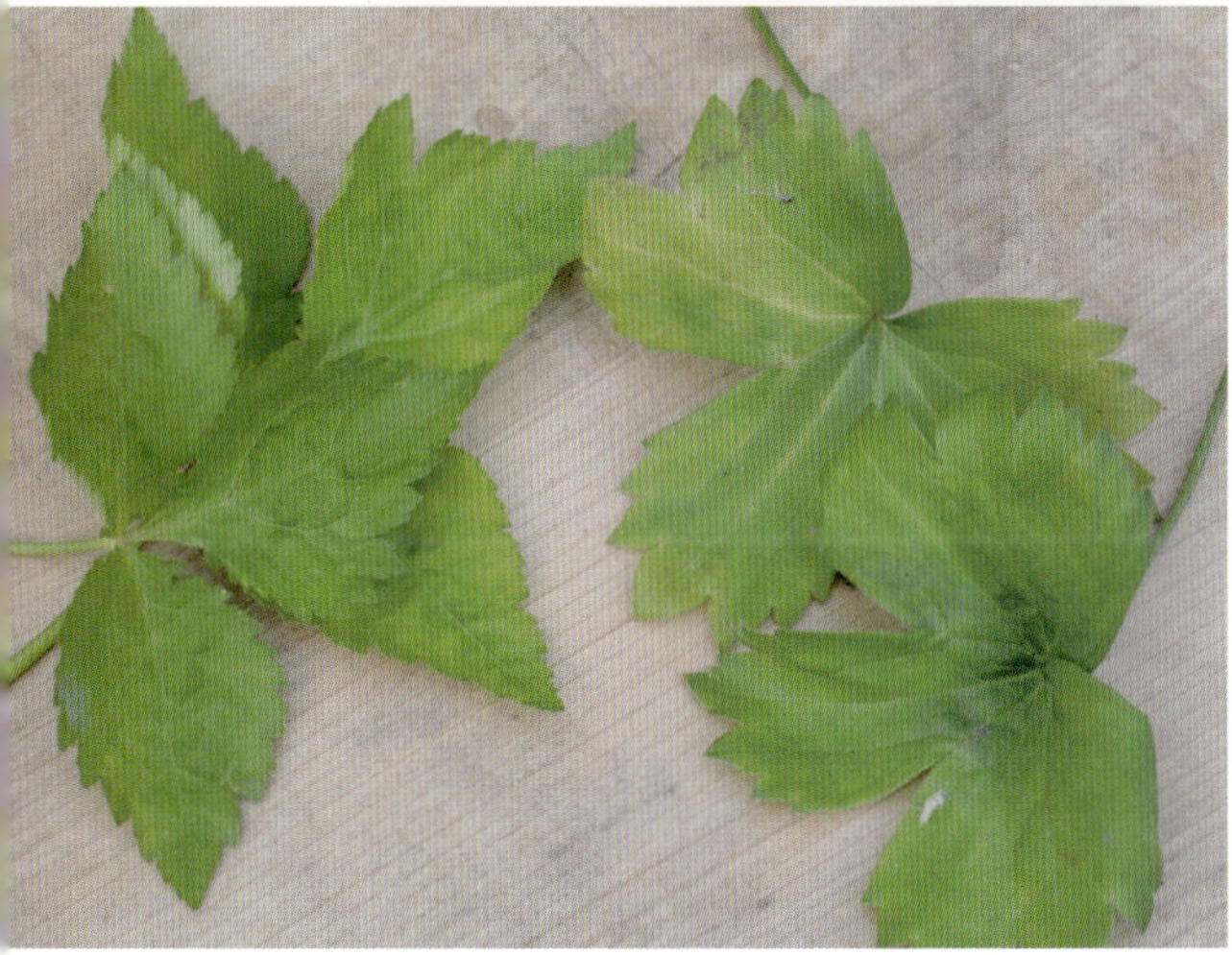

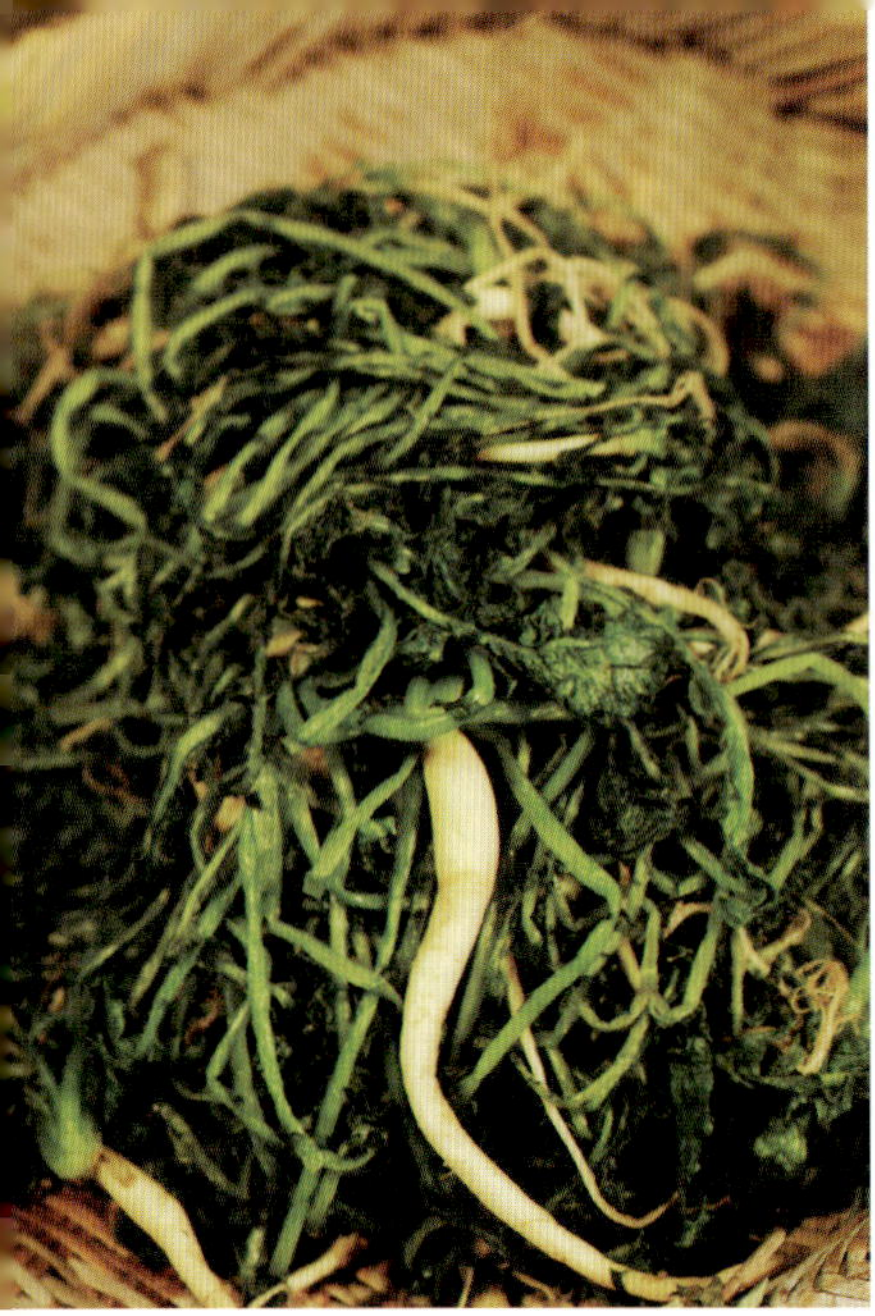

うろ抜きの大根

まあ野菜畑はね、間引き菜がいっぱい。これは大根の間引き菜。大根の種やら、カラシナの種やらね。みんな在来種だから。ウチの畑見たらわかるやろ。鳥が種を食べにきて、畑に落ちて、わんさか増える。だからウチは、スコップで少しずつ掘り返すだけ。なぜかって、機械を入れて鋤《す》きまくったら、生きものの命がみんな絶えてしまう。機械はほんとうに破壊力だからな。私は使わない。

間引いたうろ（おろ）抜き大根は、ちいちゃいのは、味噌汁に入れたり、おひたしにしたり、キムチをつくったり。ほかにも、ぬか漬けなど、レパートリーがいっぱい。

ここにいたら、野菜にはこと欠かないし、いずれも安心安全。

キムチ

ニラ、ネギ、ニンジンを入れて、色あざやかに仕上げたら、キムチの素のヤンニョムをつくり、瓶《かめ》に入れて、和紙でフタをして凧糸でしばる。だんだん発酵してくるから、漬け込んで三日め頃からおいしくなる。

こんにゃく

こんにゃくは、固めるのに石灰を使っているので、要注意。ただ茹でるだけでは、アクは抜けない。まず塩で揉んで茹でて、まな板の上で叩く。それから、フライパンに油をしてこんがり裏表を焼き、熱湯でアクを落として、すりおろしたショウガとしょう油でさっと焼いたら、こんにゃくステーキ（一八六ページ参照）のできあがり。

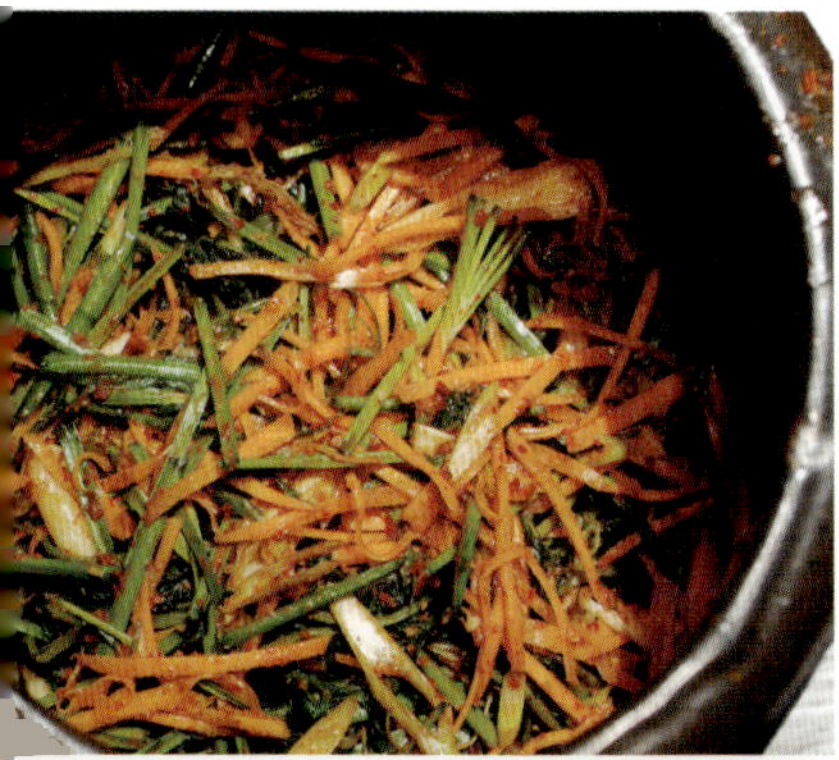

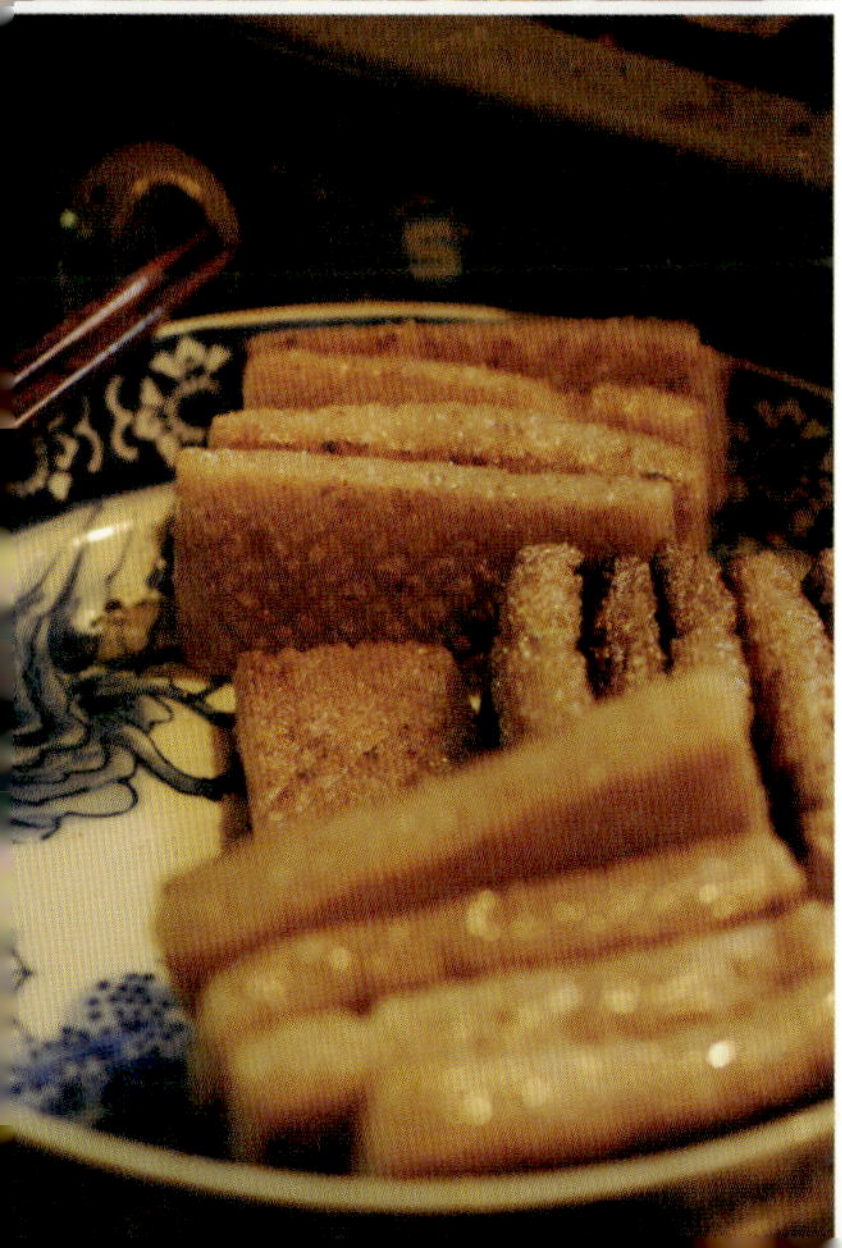

ごま炒り器

もう二十年も前から使っているごま炒り器。酸化したごまは、からだによくないから、「炒りごま」を買うのではなく、生のごまを自分で炒って使うことだね。

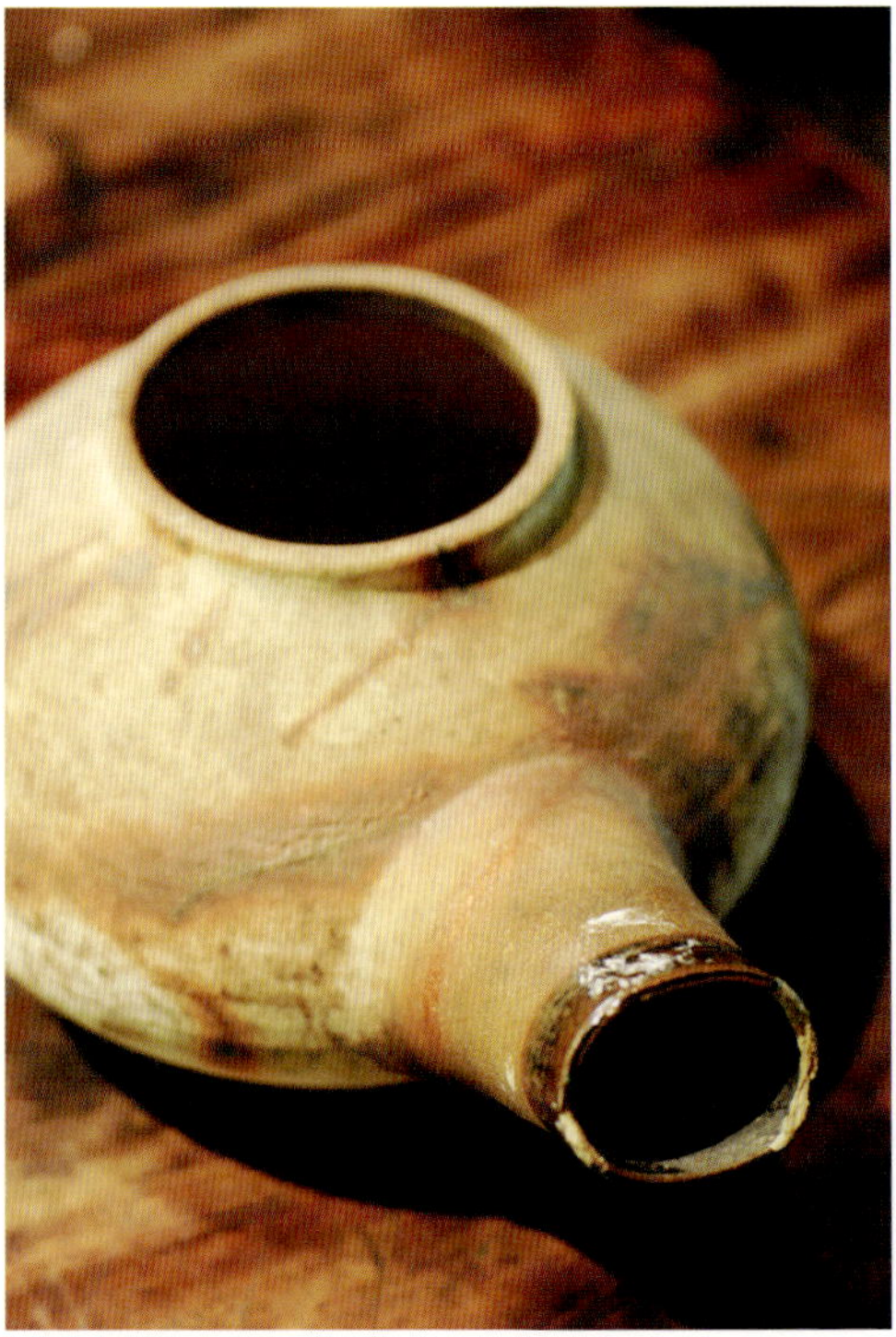

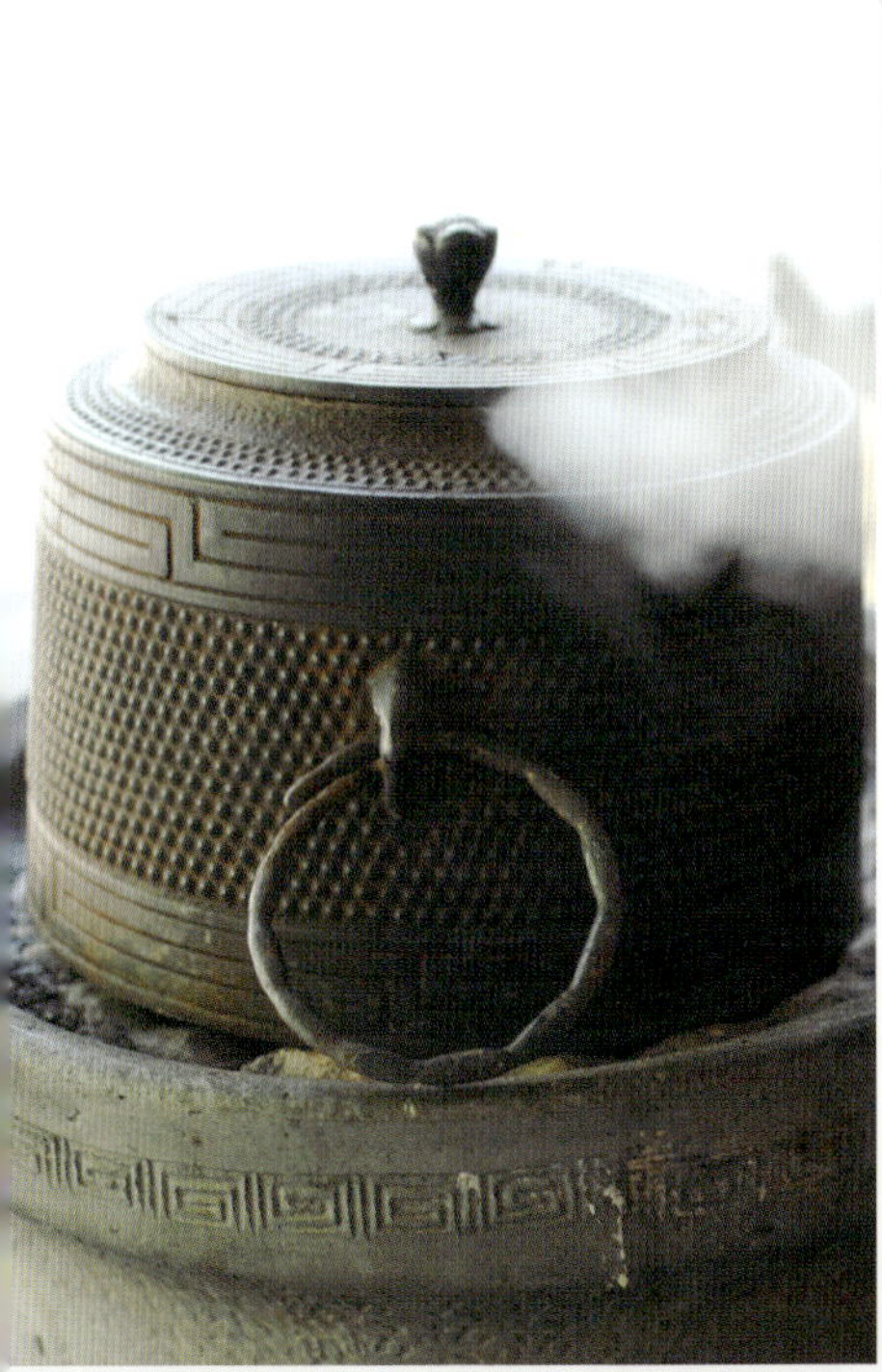
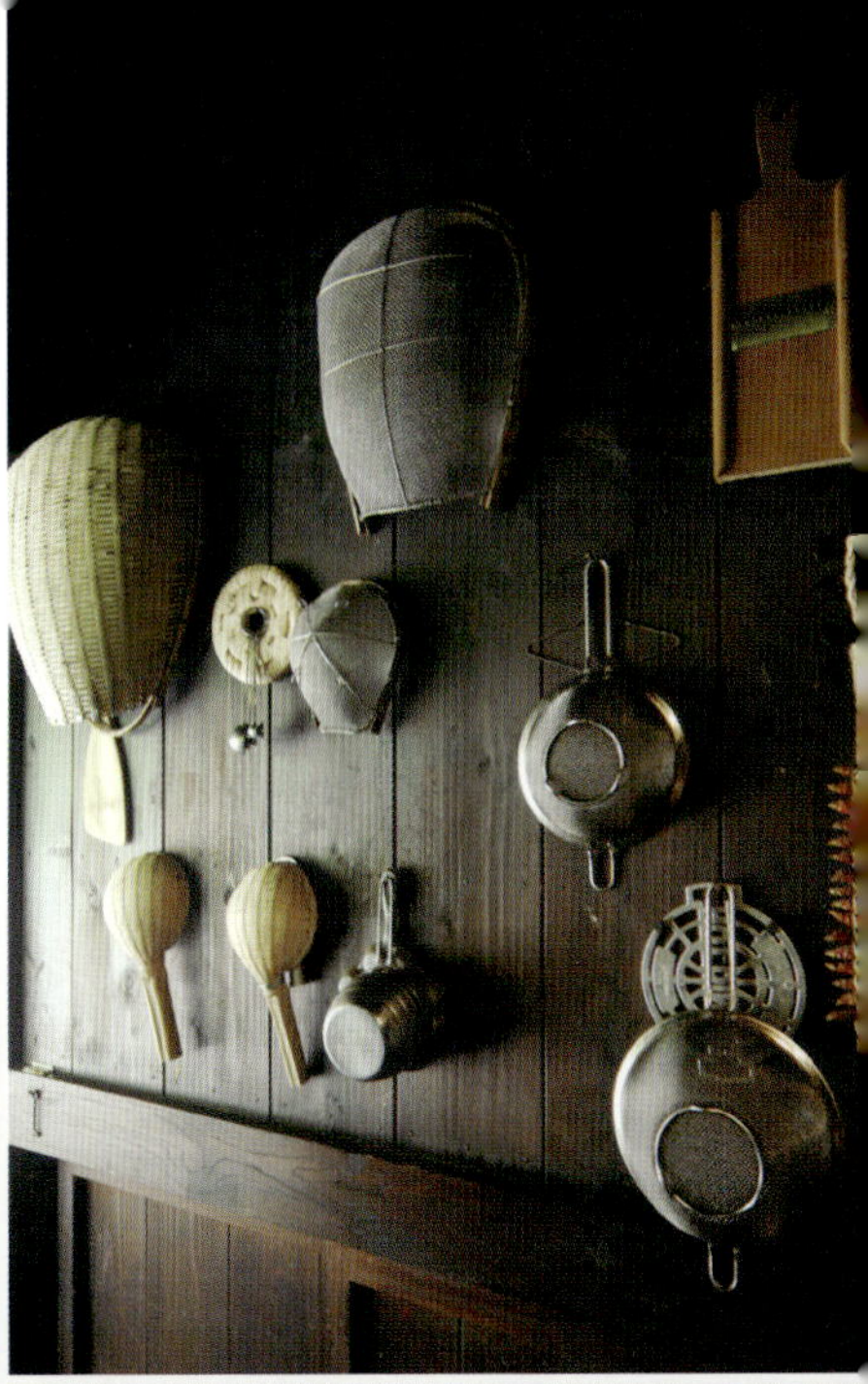
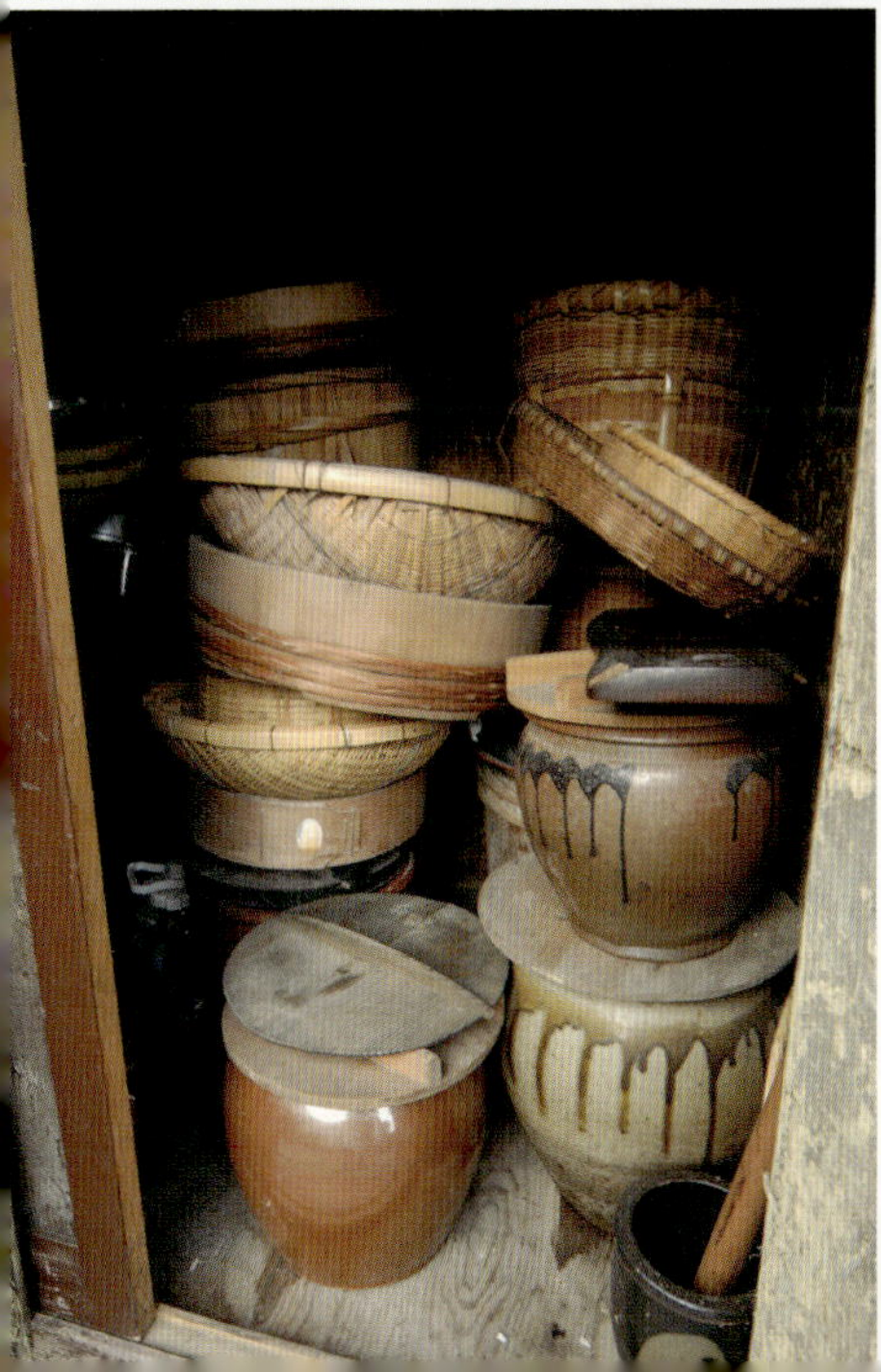
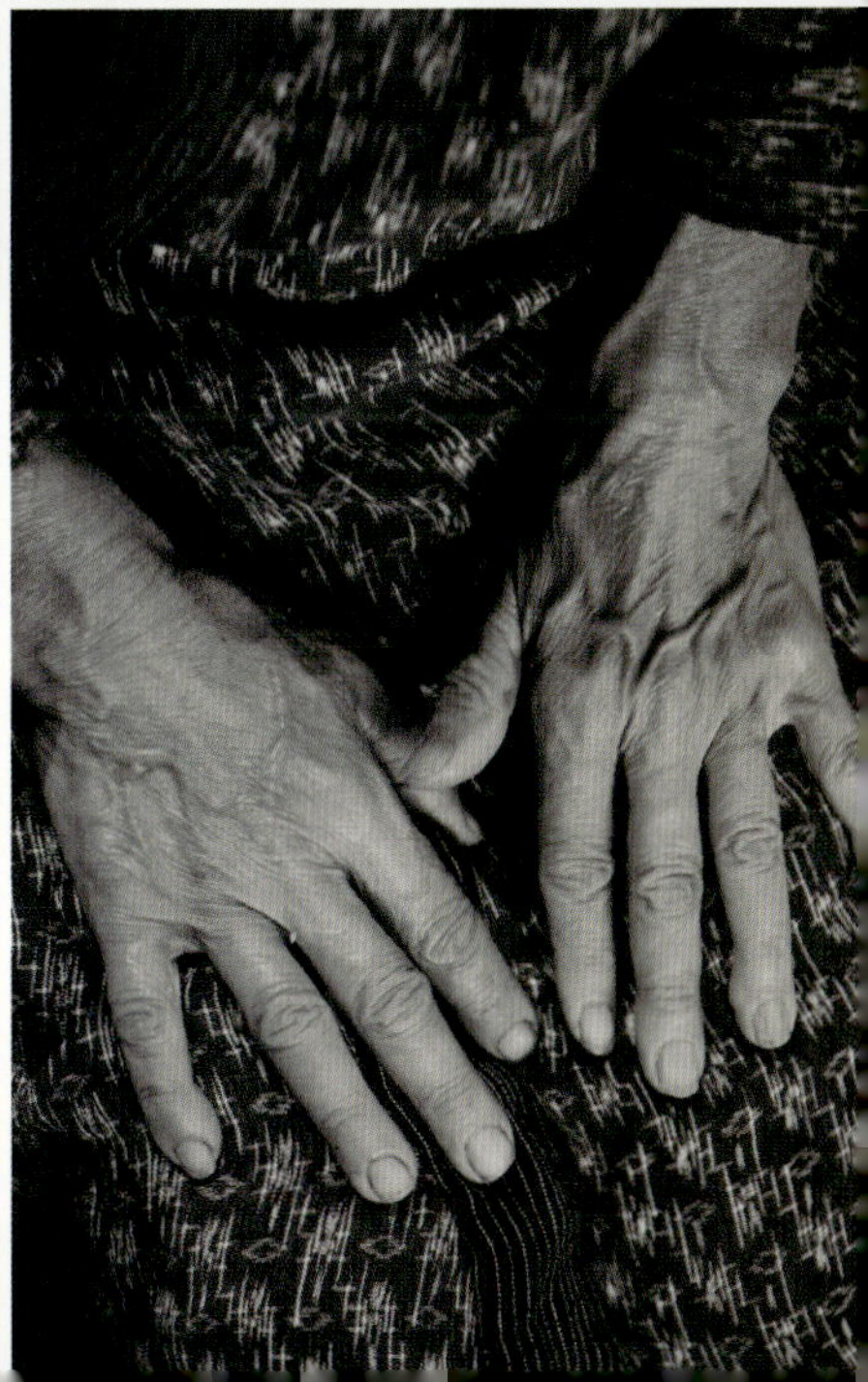

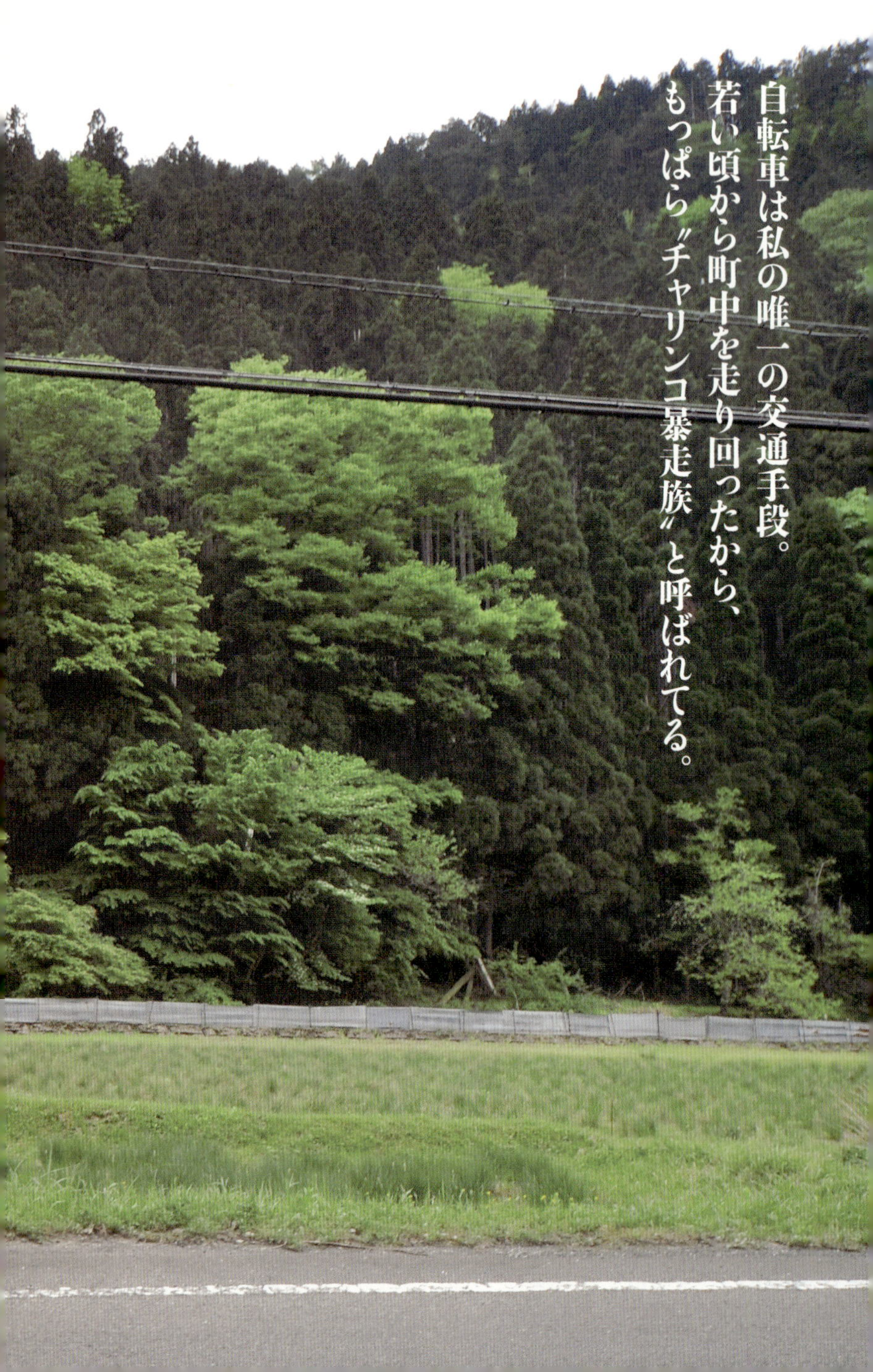

自転車は私の唯一の交通手段。
若い頃から町中を走り回ったから、
もっぱら〝チャリンコ暴走族〟と呼ばれてる。

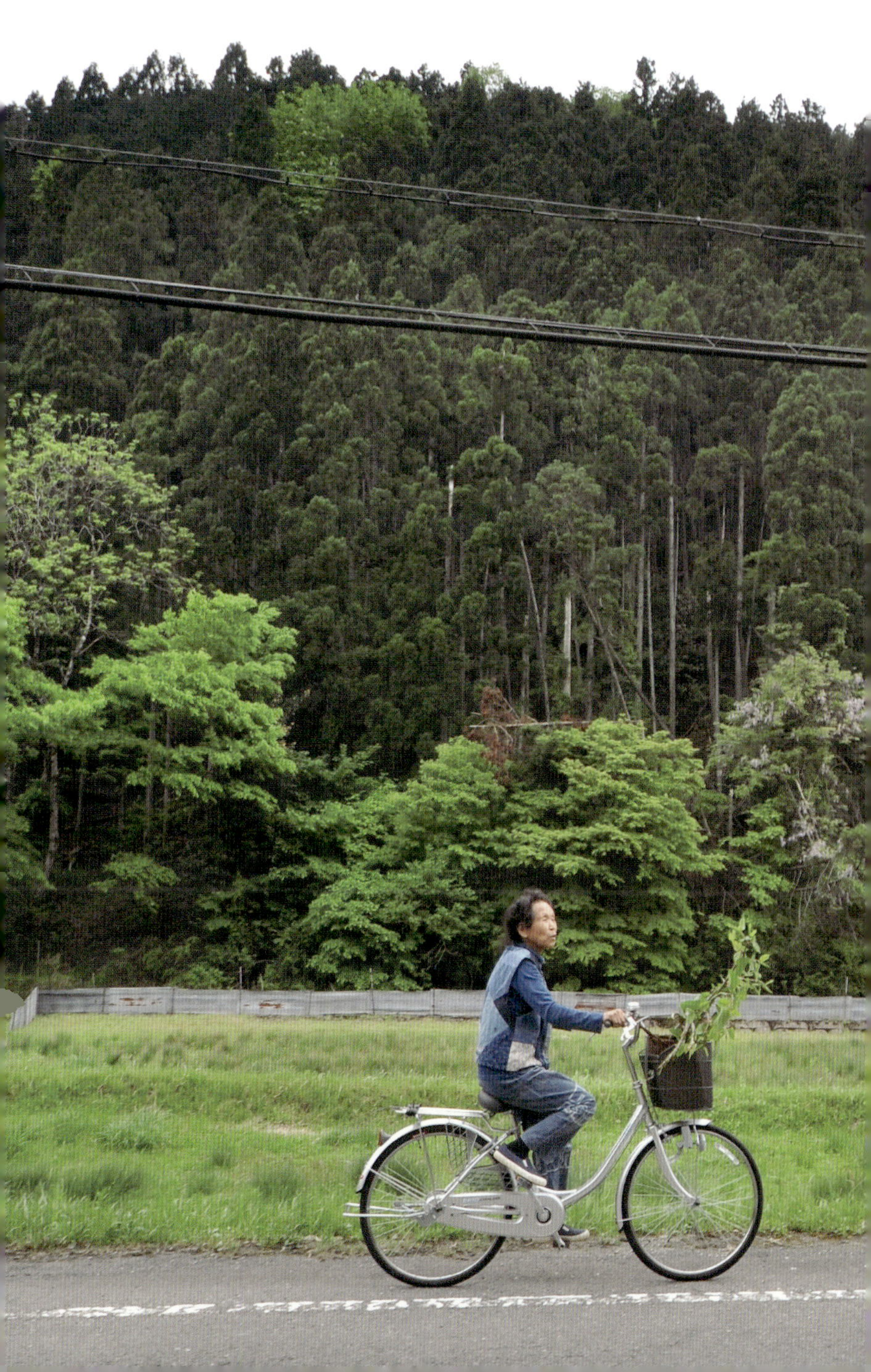

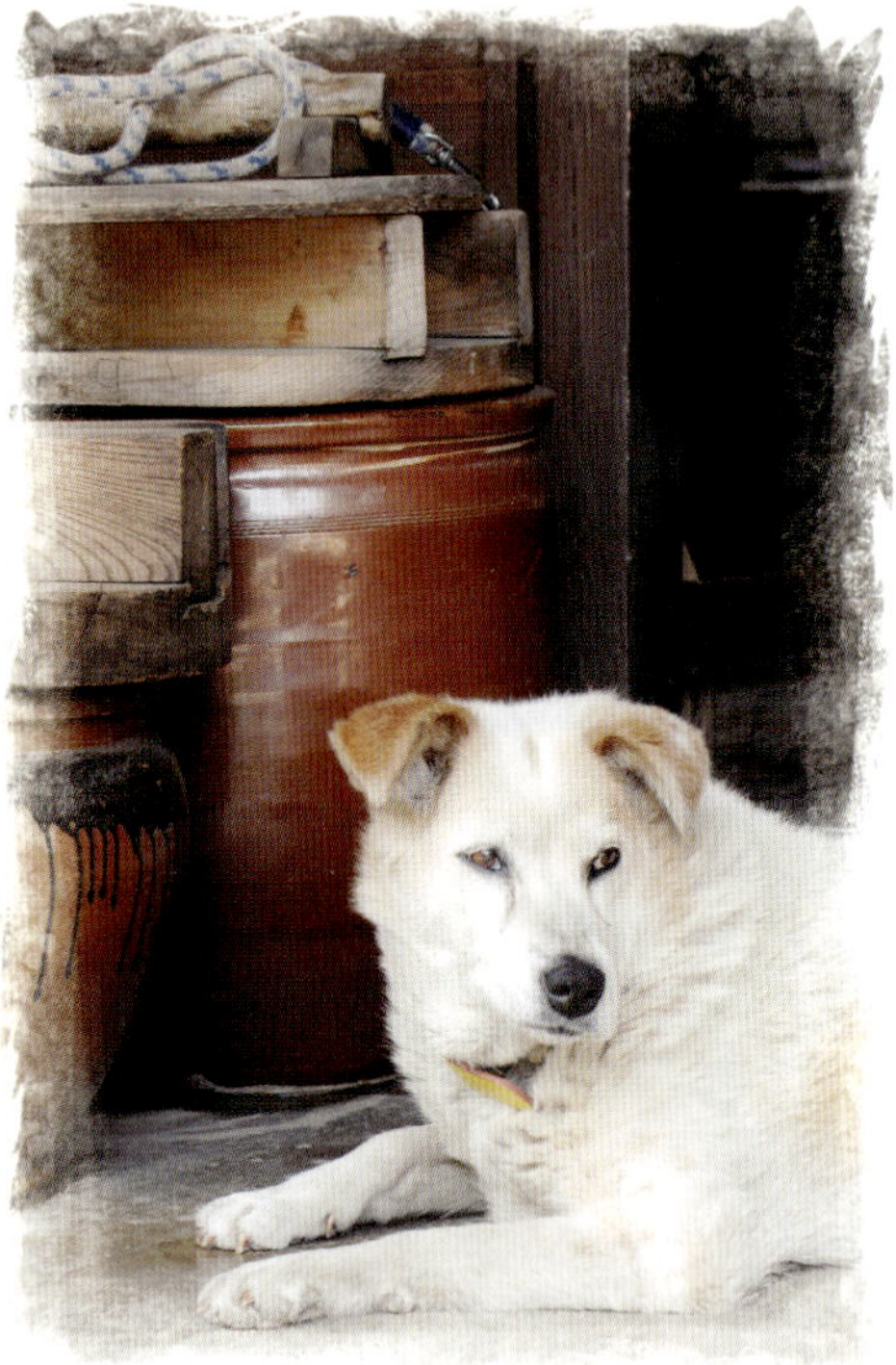

野草でつくる葉っぱ天丼

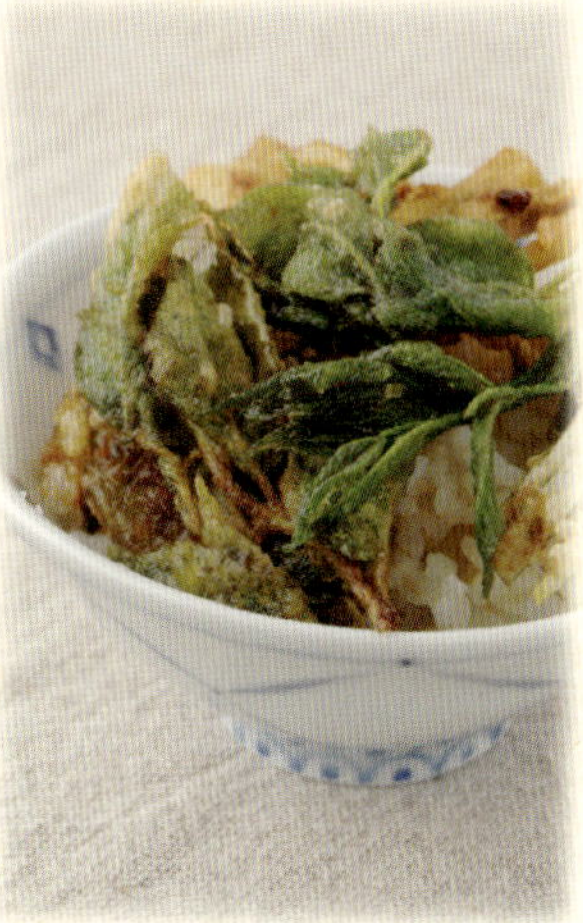

野草は私の宝物

春が過ぎて、六月。
私が暮らしている綾部の家のまわりには、食べられる草がわんさかあるから、うれしい。

田舎に行けば、どこにでも生えているイノコヅチ、
踏まれても踏まれても、またちゃんと生えてくるオオバコ、
チクチクとトゲが出る前の、ちいちゃなアザミ、
香りがすばらしい山椒、
柔らかなお茶の新芽、
私が住み始める前から、屋敷の庭に生えてあった桑、
畑にこっそり植えている山ウド、
これ、みーんな食べられる、私の宝物。

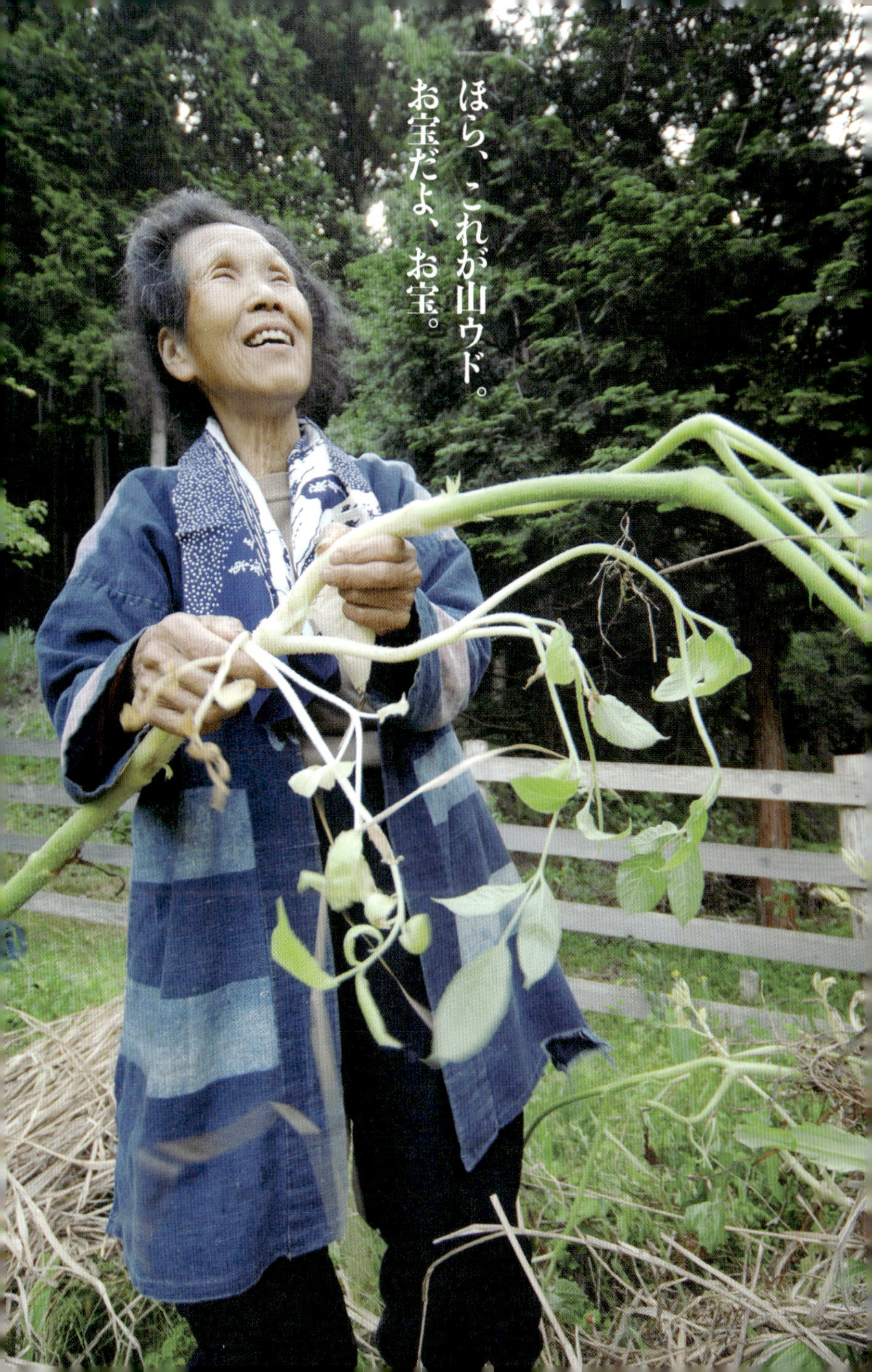
ほら、これが山ウド。
お宝だよ、お宝。

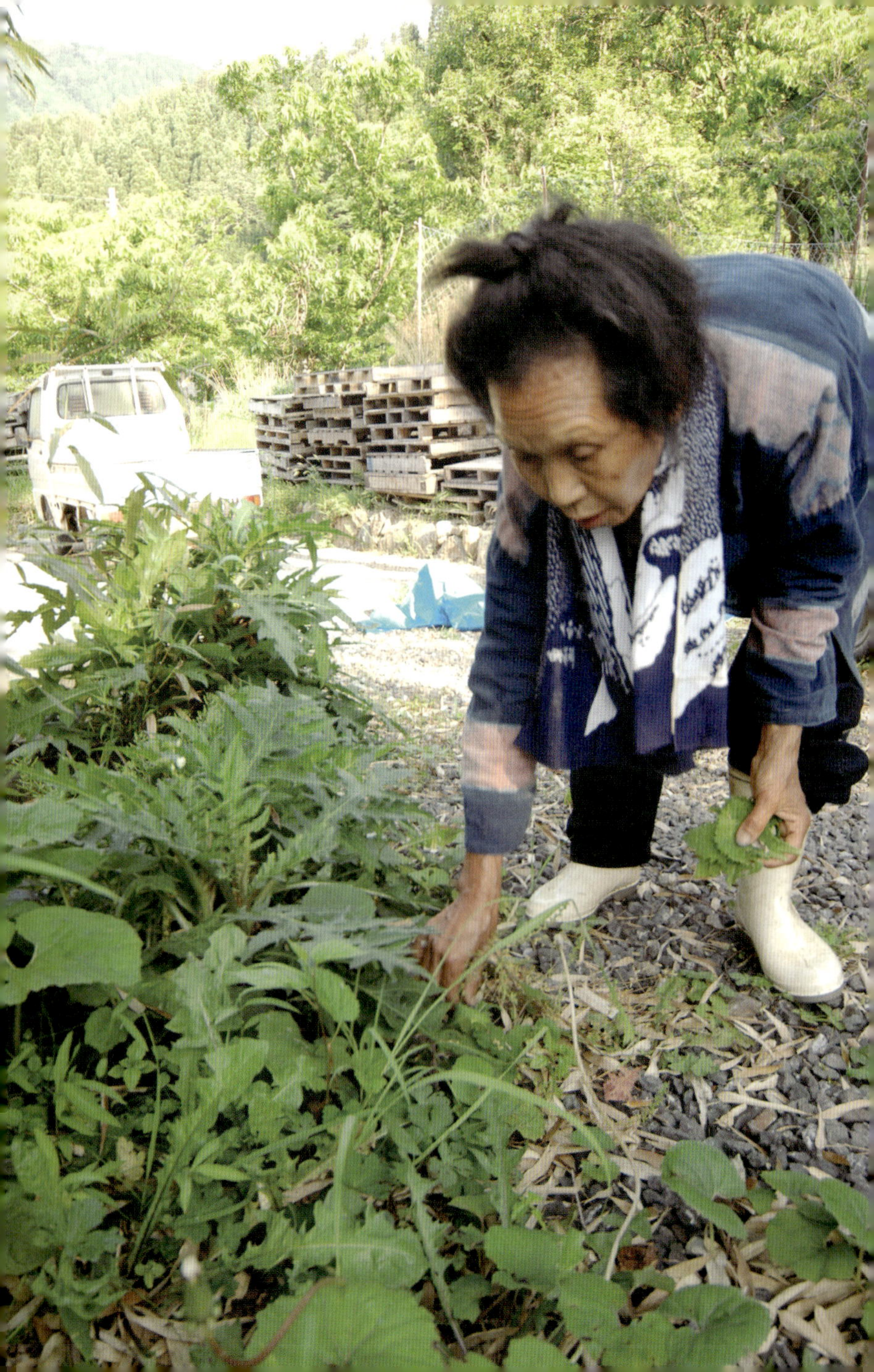

オオバコ

オオバコは、別名車前草《しゃぜんそう》。車に轢《ひ》かれても、死なずにまた生えてくるから。生命力があって、繁殖するチカラが強い。

まだ葉が小さくて、柔らかなうちは、オオバコの葉っぱを天ぷらにして、丼《どんぶり》ご飯に乗っけて食べると、それだけでおいしい。デカくなると、だんだん筋っぽくなっていくけれど、これを干してお茶にして飲んでもいい。

もうちょっとすると、今度は種が出てくる。赤ちゃんのいるお母さんのおっぱいが、カチカチになって熱を持つときには、これを炒《い》ってお飲み。オオバコの種は乳腺炎の薬。これは昔からの言い伝え。身近なものを、自分たちで薬にしていくこと。ただ病院に行ったり、薬屋に走ってるだけじゃ、治りっこない。悪いけど。

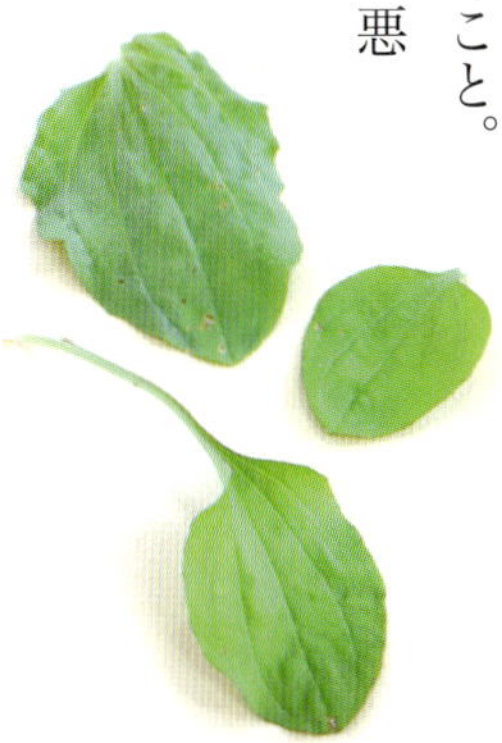

桑の葉

桑の葉は、柔らかければ四〜七月までの四カ月間食べられる。葉の形は丸かったり、凸凹があったりといろいろ。私の家の前には、葉っぱが丸くておまんじゅうのような山桑の木が、七本ぐらいあるけど、庭がある人は一本植えておくといい。

桑というのは、酸素をたくさん出す木で、葉は粘りがあっておいしい。もともとお蚕《かいこ》さんの食べ物だから、もう最高。

ウチではこれをきざんで、桑豆腐やお餅に混ぜてよく食べる。桑の葉を茹《ゆ》でて、餅をぺったんぺったん搗《つ》くときにいっしょに入れると、ねばりが出る。搗き上がったら、きな粉をまぶして食べると、これまたおいしい。

綾部の村の人たちは、初めてこれを見たとき、「桑の葉を、餅に入れるなんて……」ってびっくりしてた。

そもそも桑というのは、お蚕さんが二十一日間食べて、絹糸を出す葉。一千メートルって出すんや。人間はなんぼ食べても出さないやろ。これを食べると、呼吸の浅い人も、だんだん深くなっていく。まあいっぺん食べてごらん。おいしいのなんのってないよ。

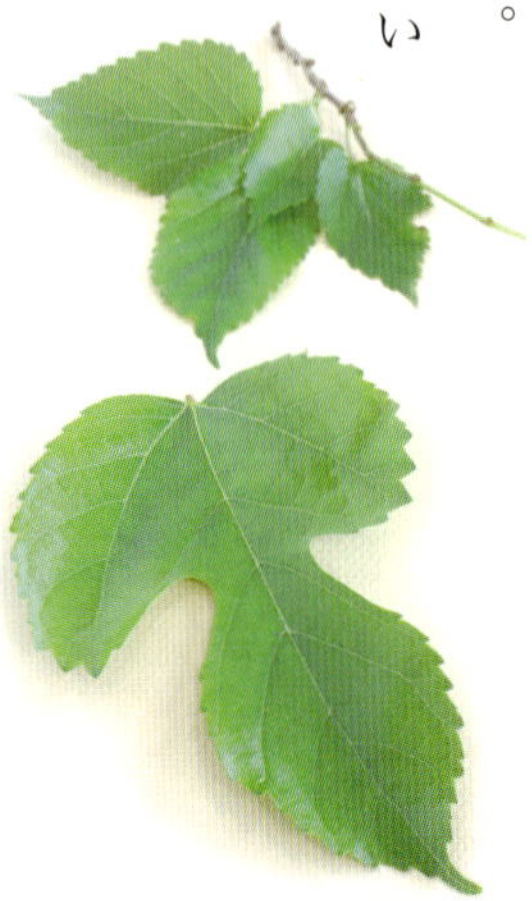

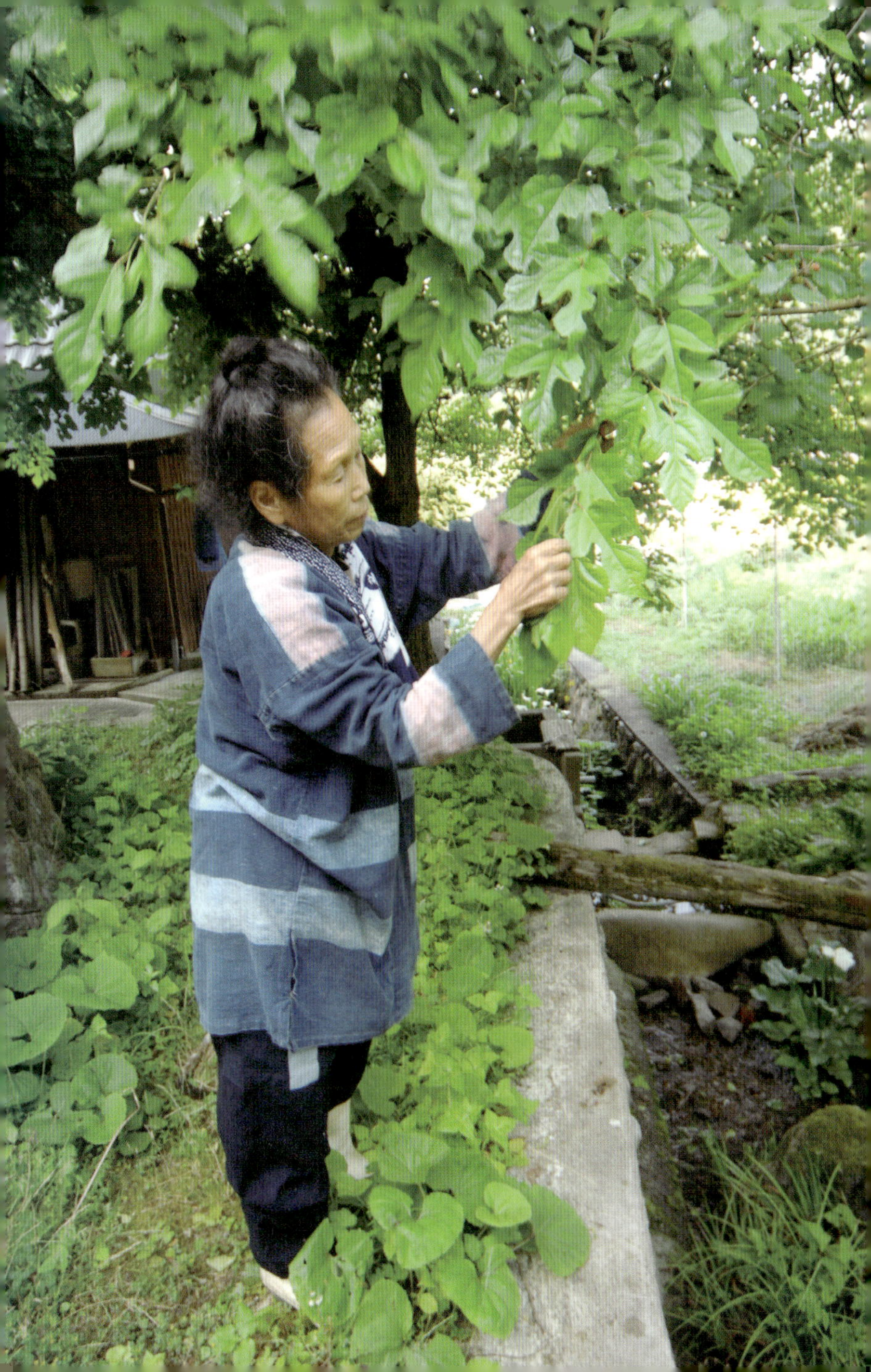

山ウド

家の裏に生えている大事な山ウド。
山の食べ物が少なくなって、鹿が食べにやってくる。
上からムシロを被せたり、
トタンを被せたりしてもう大変。
かけるのを一晩忘れたら、
みんな鹿に食われて丸裸になってしまった。
下のほうはもう硬くてガリガリ。
皮を薄くむいて天ぷらにするといい。

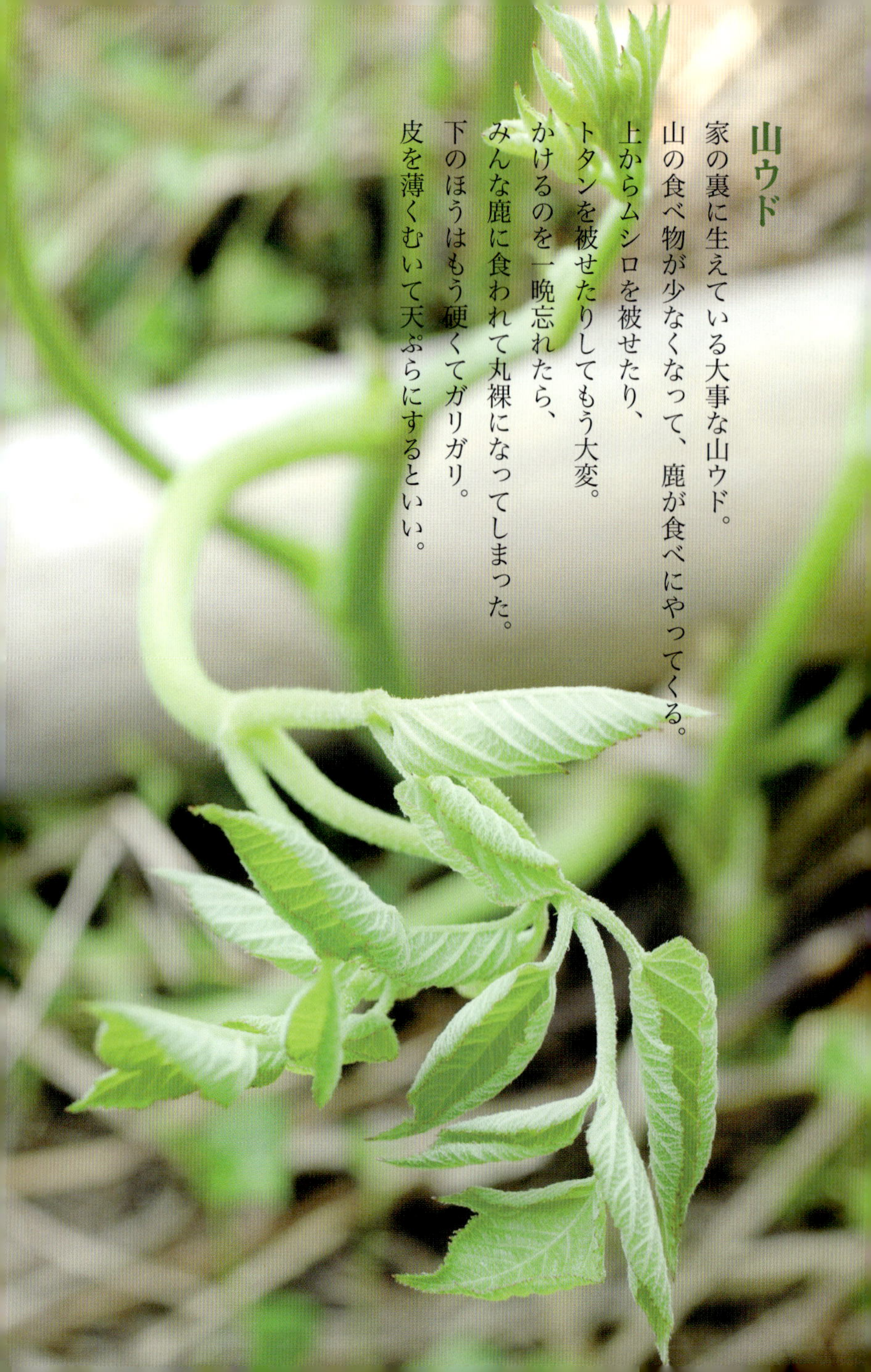

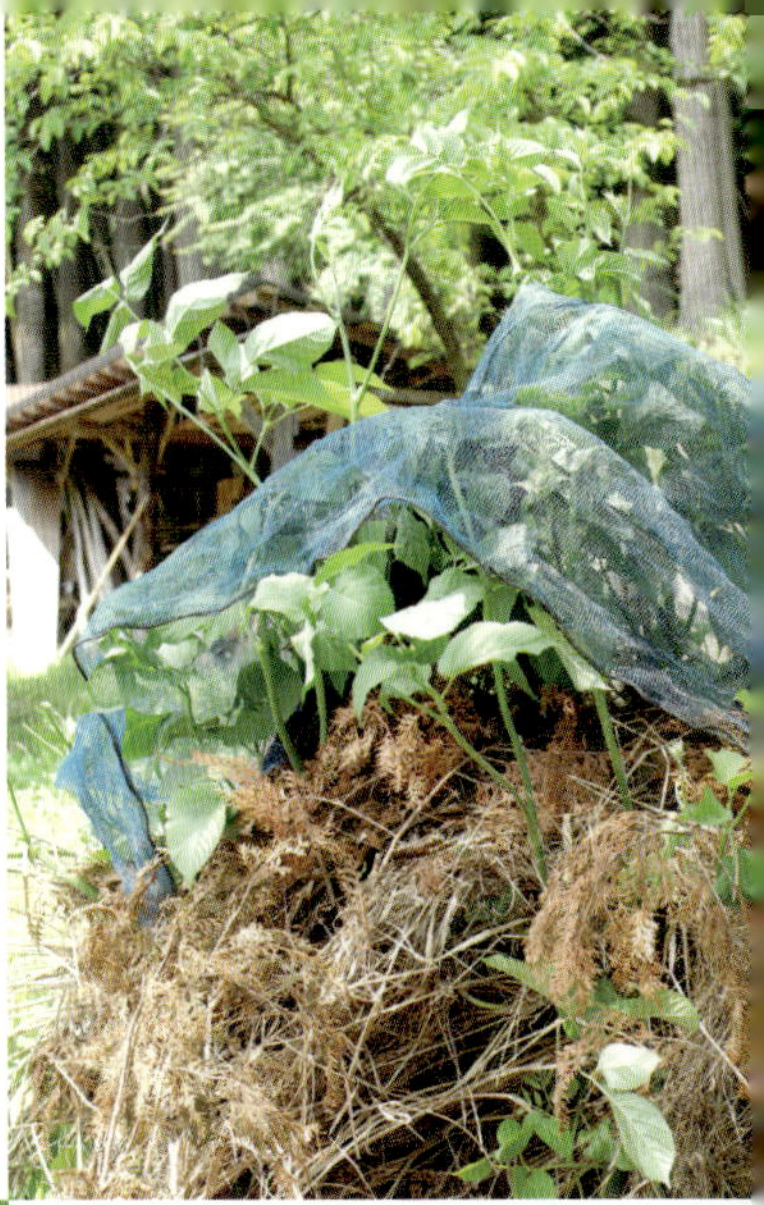

ちょっと油断すると、
ホレこのとおり。
動物は何がほんとうに
おいしいかを知ってるんやろね。

鹿よけ対策は
してるんやけど……

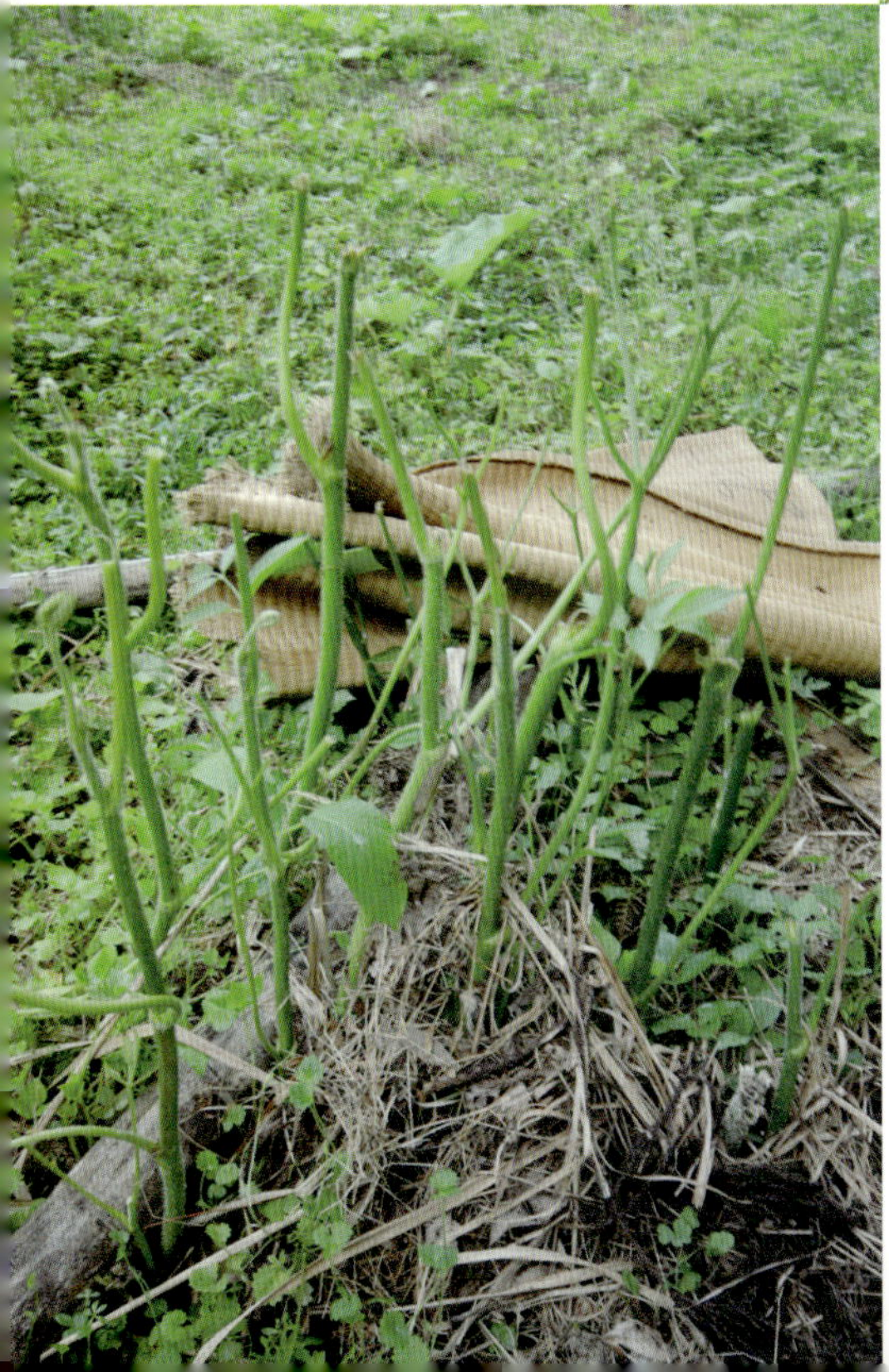

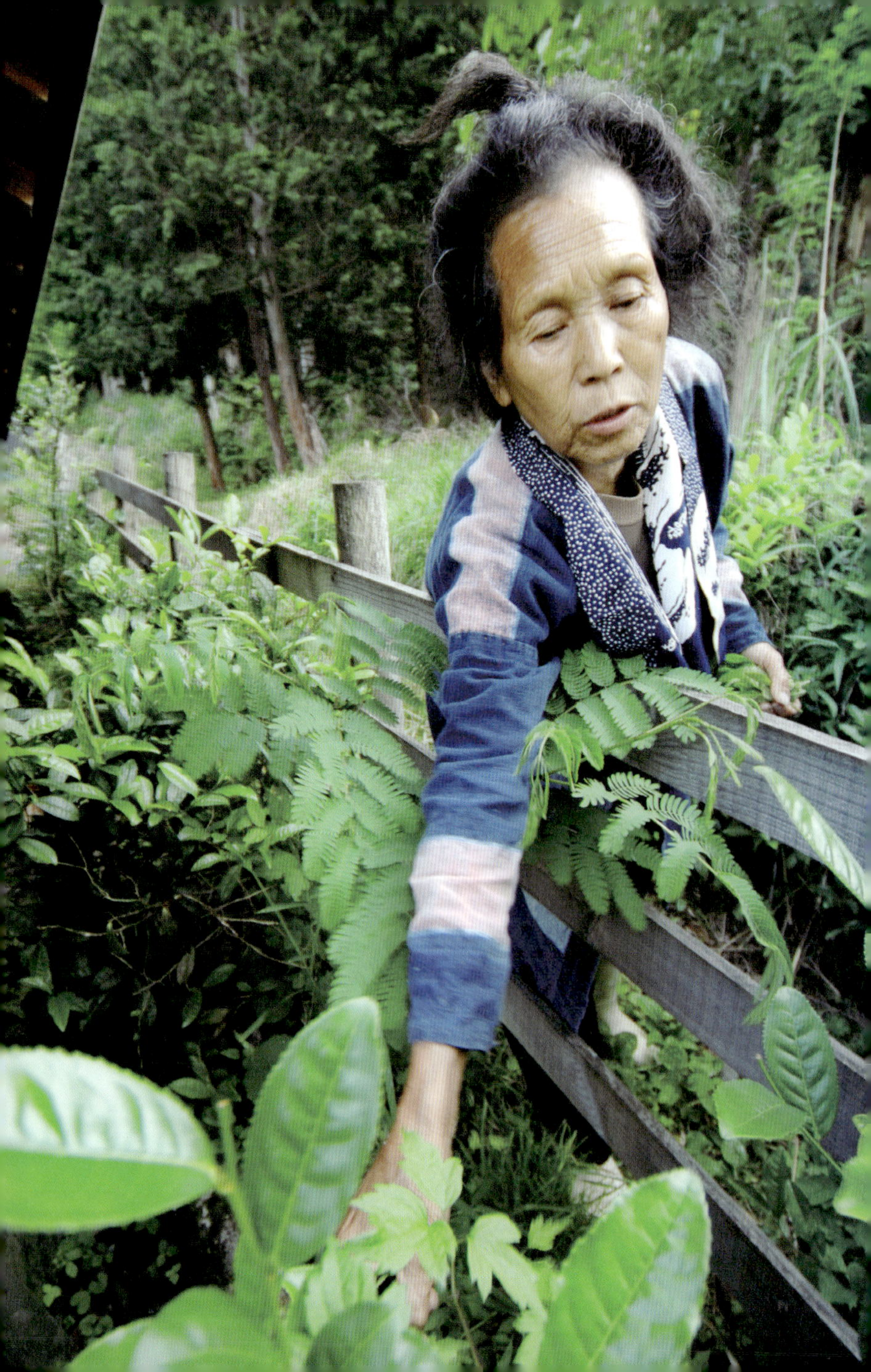

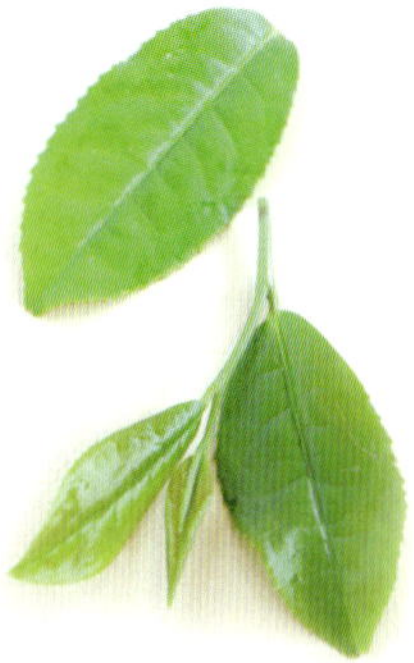

お茶の新芽

お茶は煎じて飲むだけのものじゃない。
お茶の新芽や若葉は、食べてもおいしいんよ。

アザミ

アザミの葉も天ぷらに。大きな葉はトゲがあって痛いけど、
小さくて柔らかいうちは食べても大丈夫。
上のほうは固くてチクチクするから、
下の柔らかいところを取るように。ギザギザのやつでなく、
ころんと丸いのを選んで。

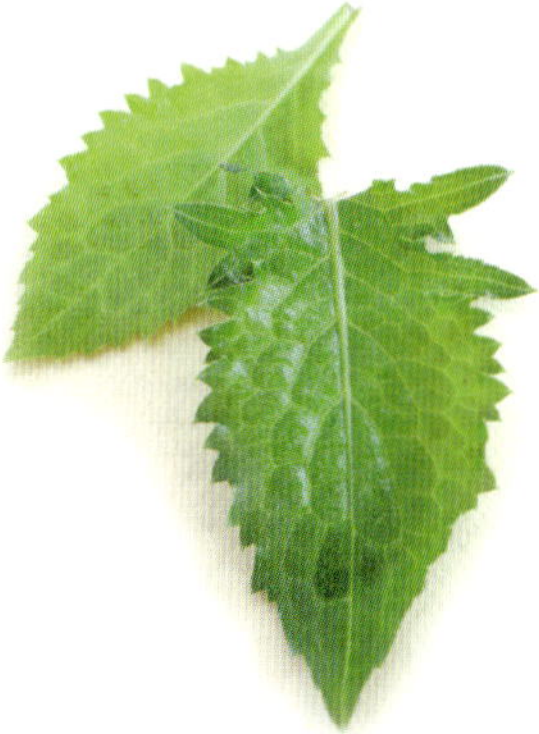

イノコヅチ

田舎ならどこにでも、もう生えてない所はないっていうぐらい、生えている。天ぷらはそのまま。和《あ》え物にするなら、一度茹でて「しょう油洗い」（一〇三ページ参照）をして、和えるだけだから、簡単に食べられる。もう少し成長すると種が増えて、ベタベタからだにまとわりついて厄介《やっかい》。

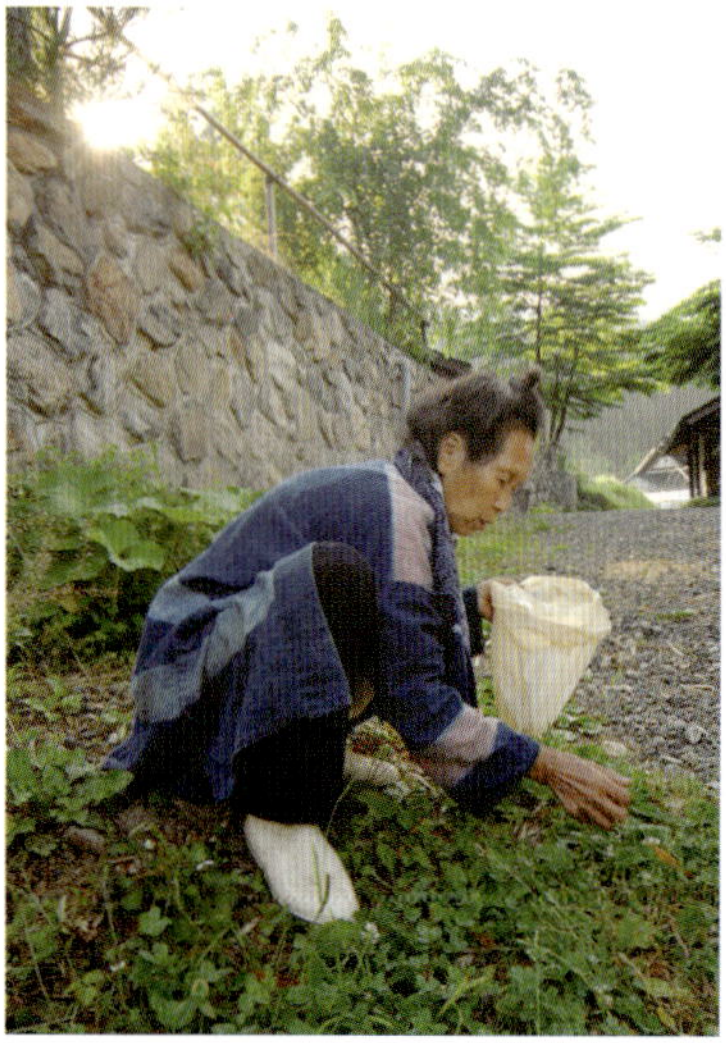

ここに、ほら！

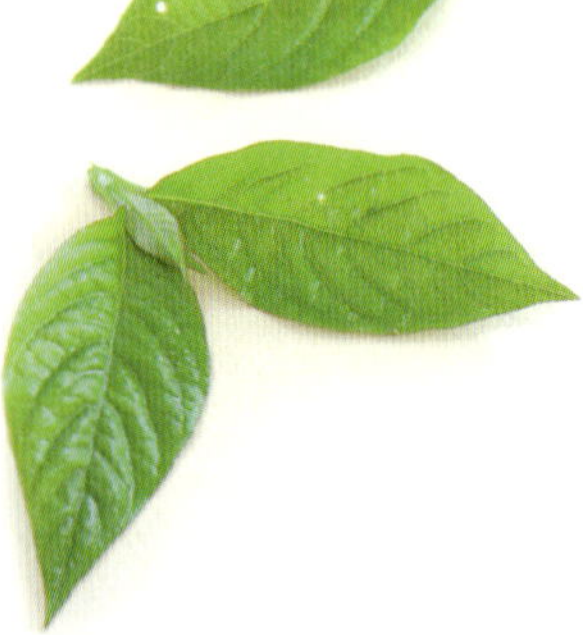

あっちなんか、
もうあんなに!!!

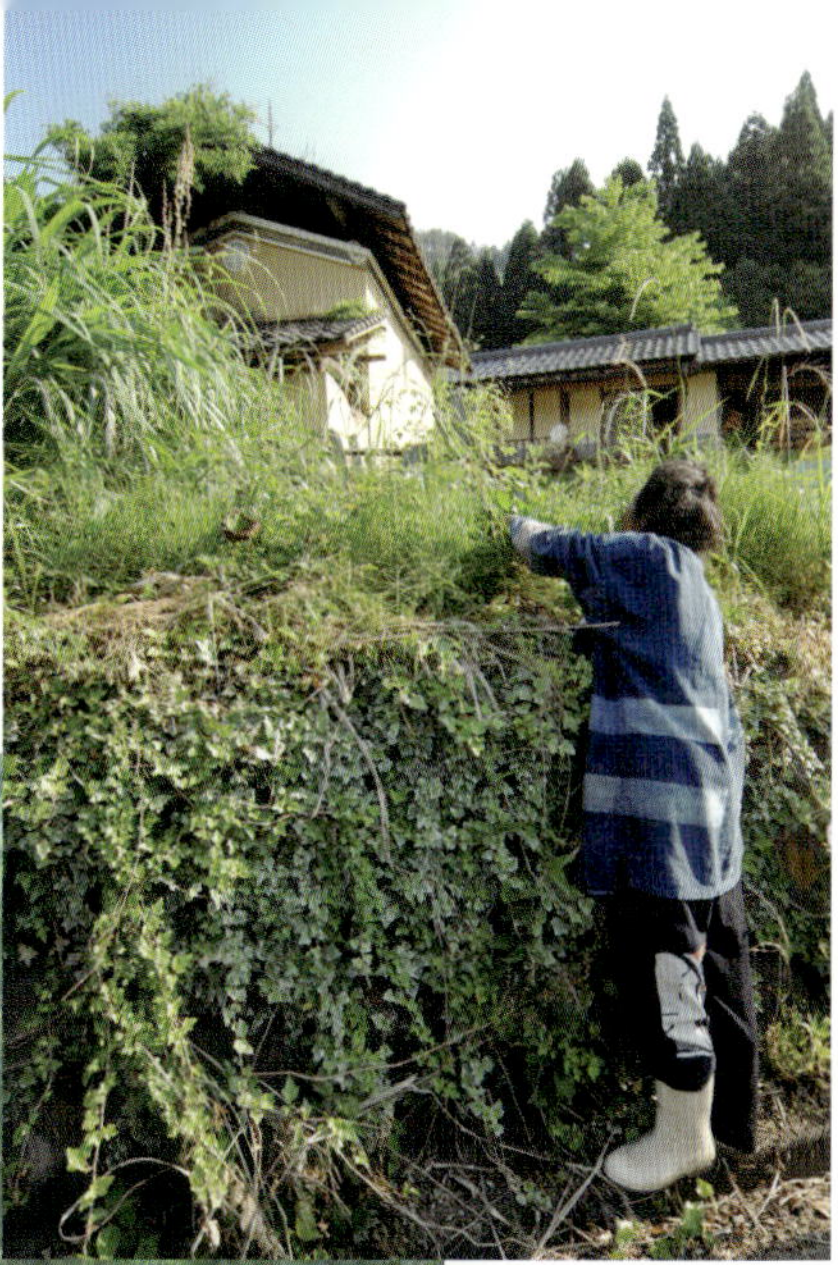

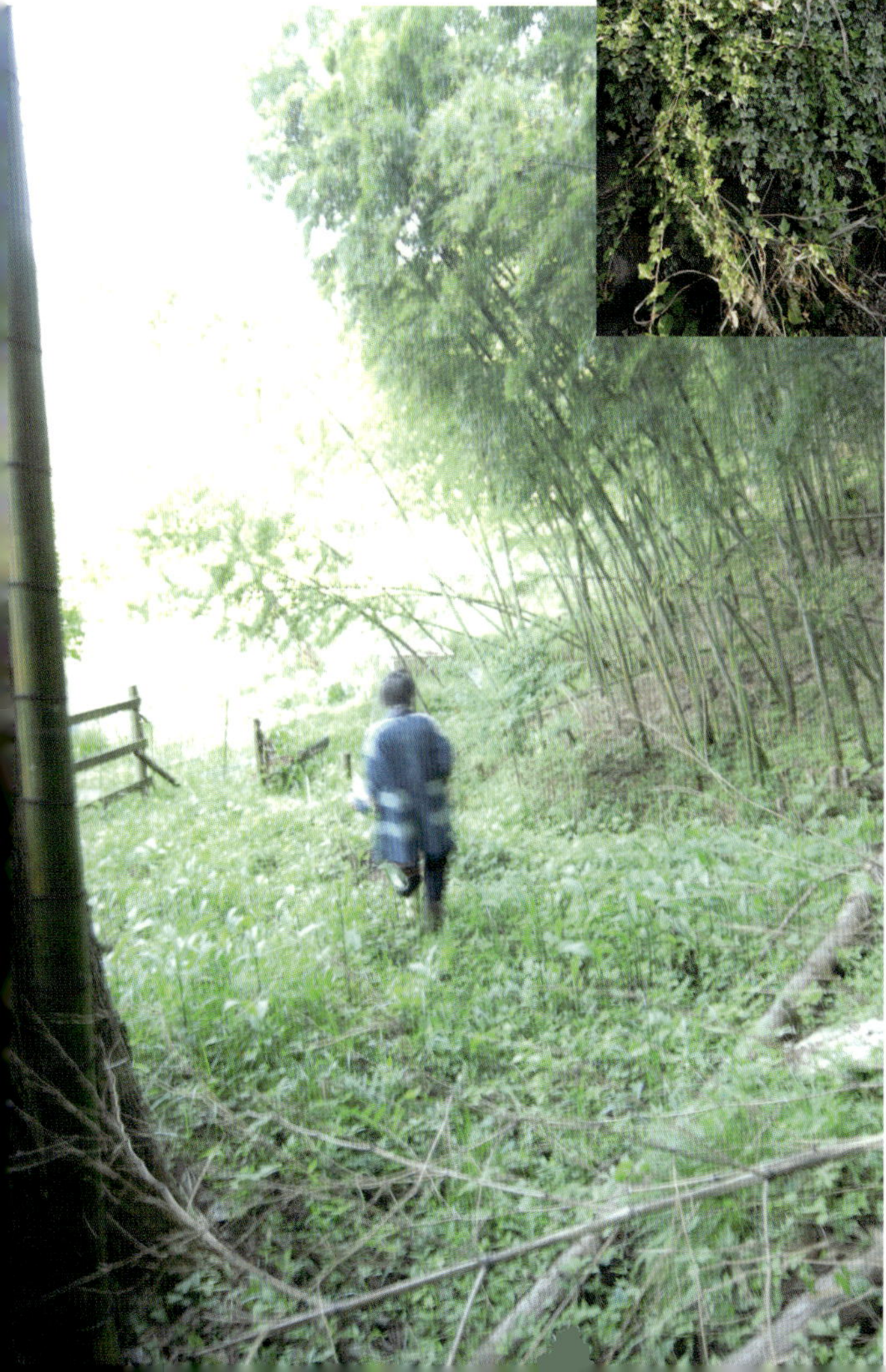

ほらほら、
ここにも!!

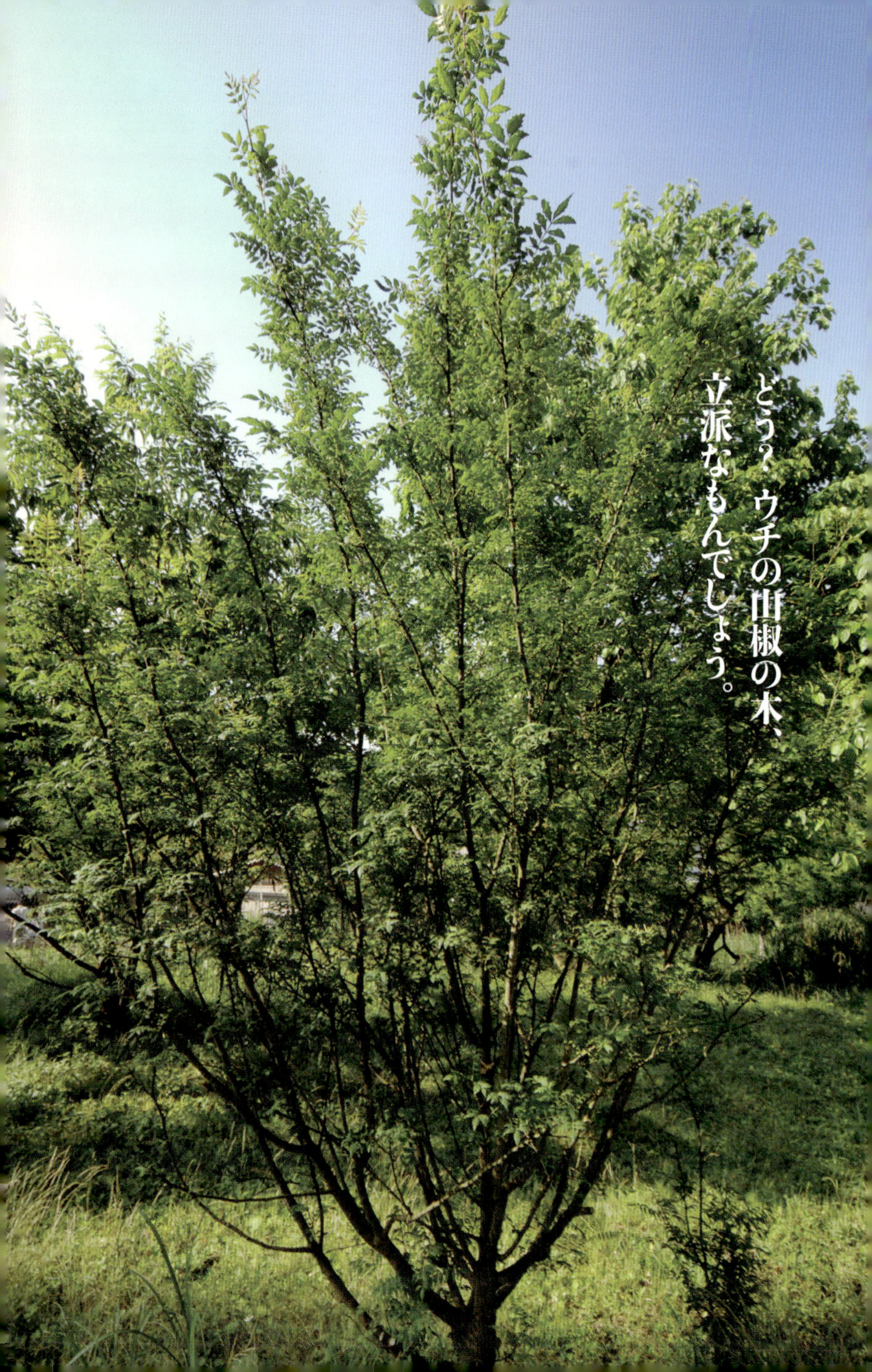
どう？ ウチの山椒の木、
立派なもんでしょう。

料理教室の朝、袋を手にして、家のまわりでどんどん草を摘んでいく。どれも摘んだその日にしか味わえない尊い草たち。粉と衣をつけて一枚ずつ天ぷらを揚げて、タレをからめてご飯に乗っければ、「葉っぱ天丼」のできあがり。誰に食べさせても、

「えっ、これホントに葉っぱだけ？　おいしい」

って、びっくりされる。
五、六月の野草は、生命力にあふれている。身近な草を大事に摘んで、ぜひ食べてほしい。

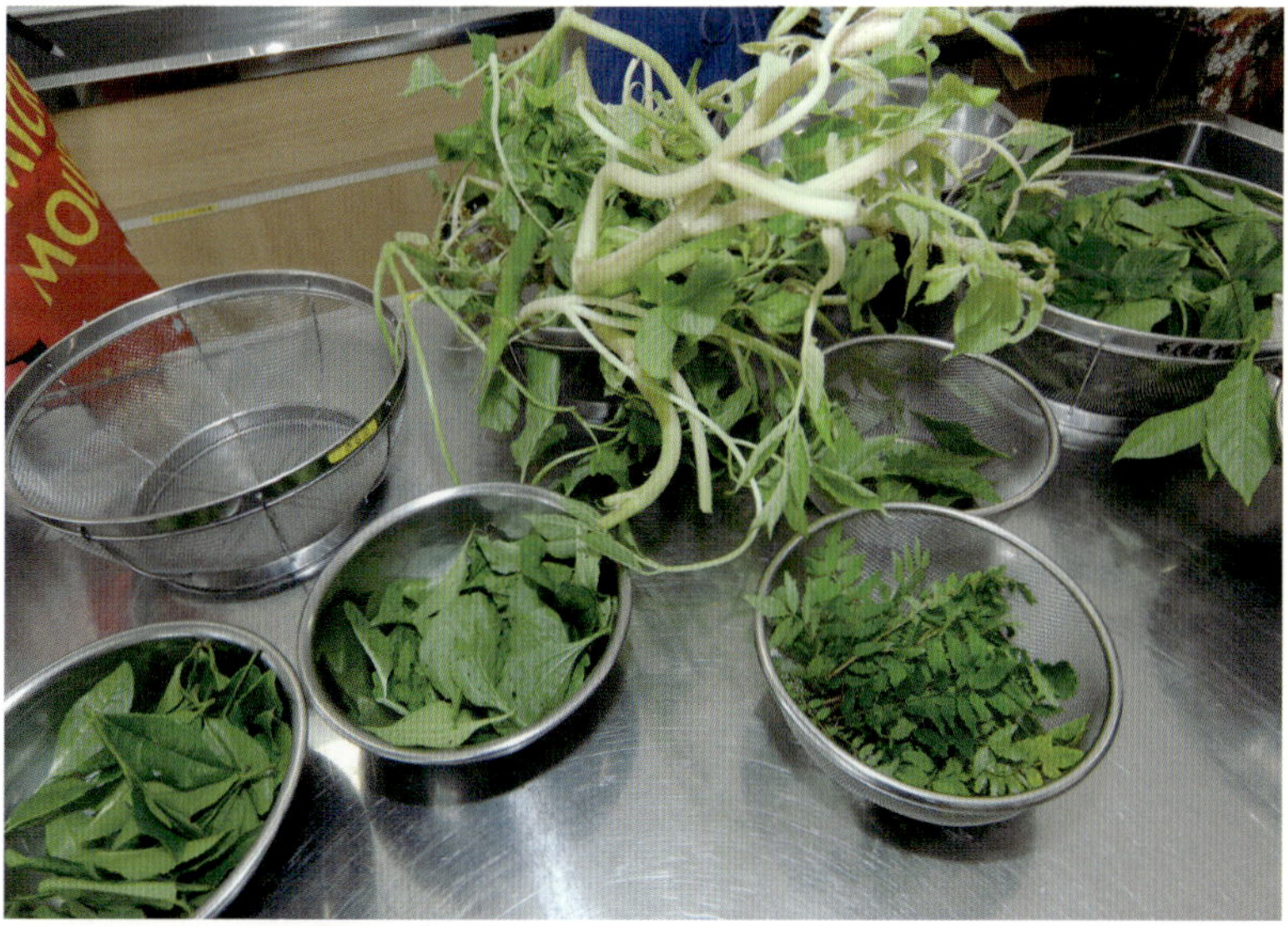

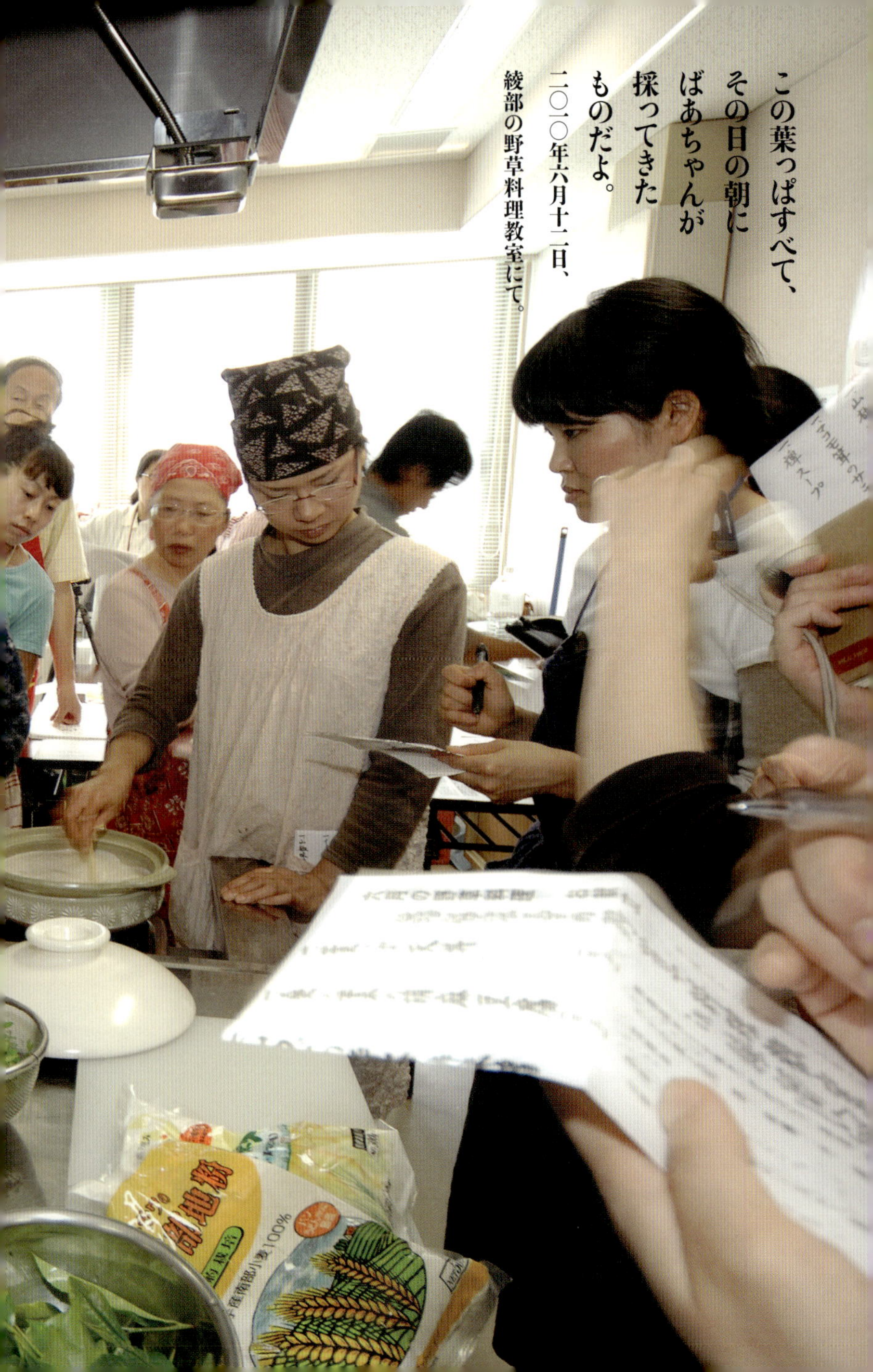

この葉っぱすべて、
その日の朝に
ばあちゃんが
採ってきた
ものだよ。

二〇一〇年六月十二日、
綾部の野草料理教室にて。

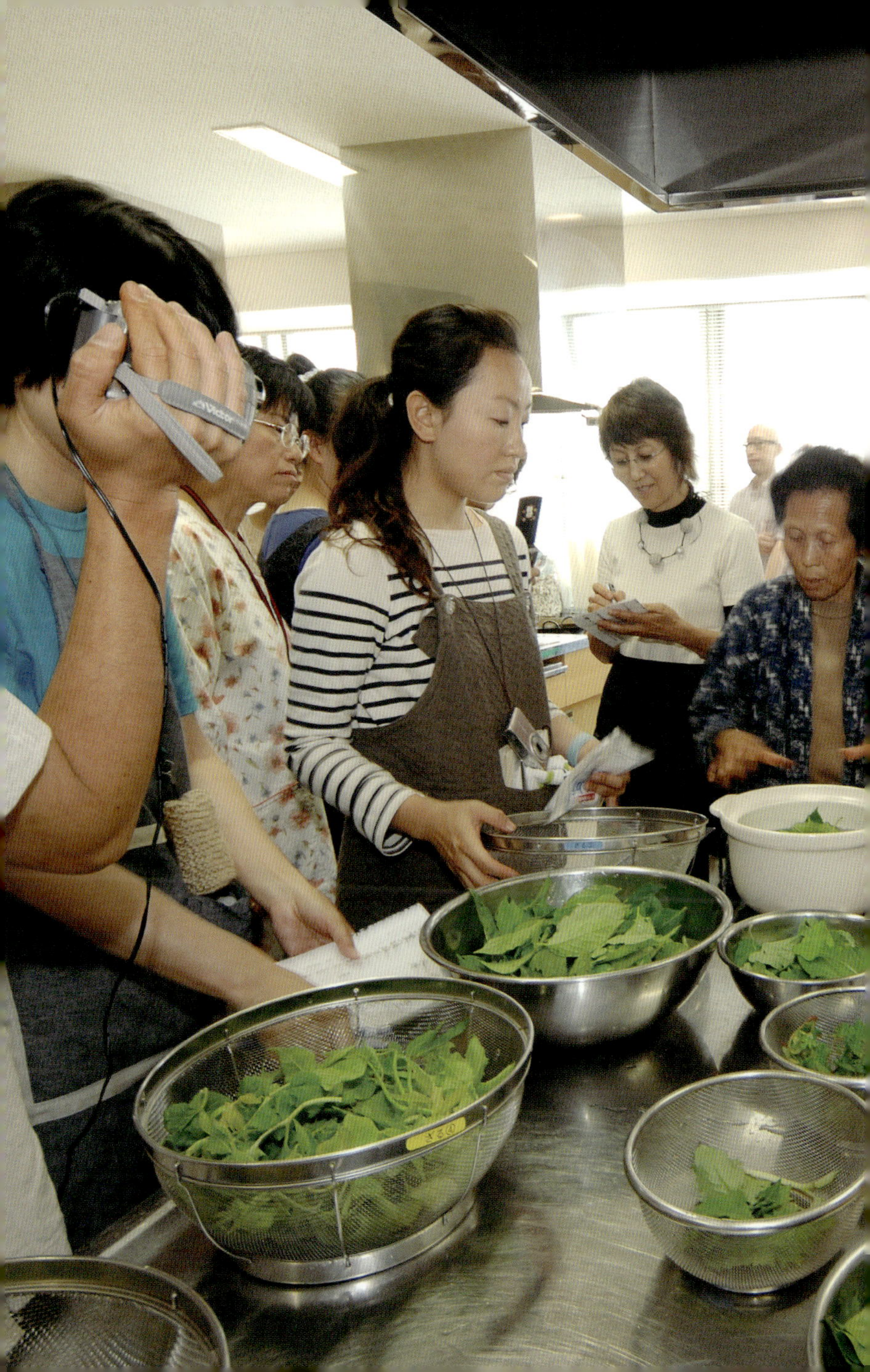
Victor

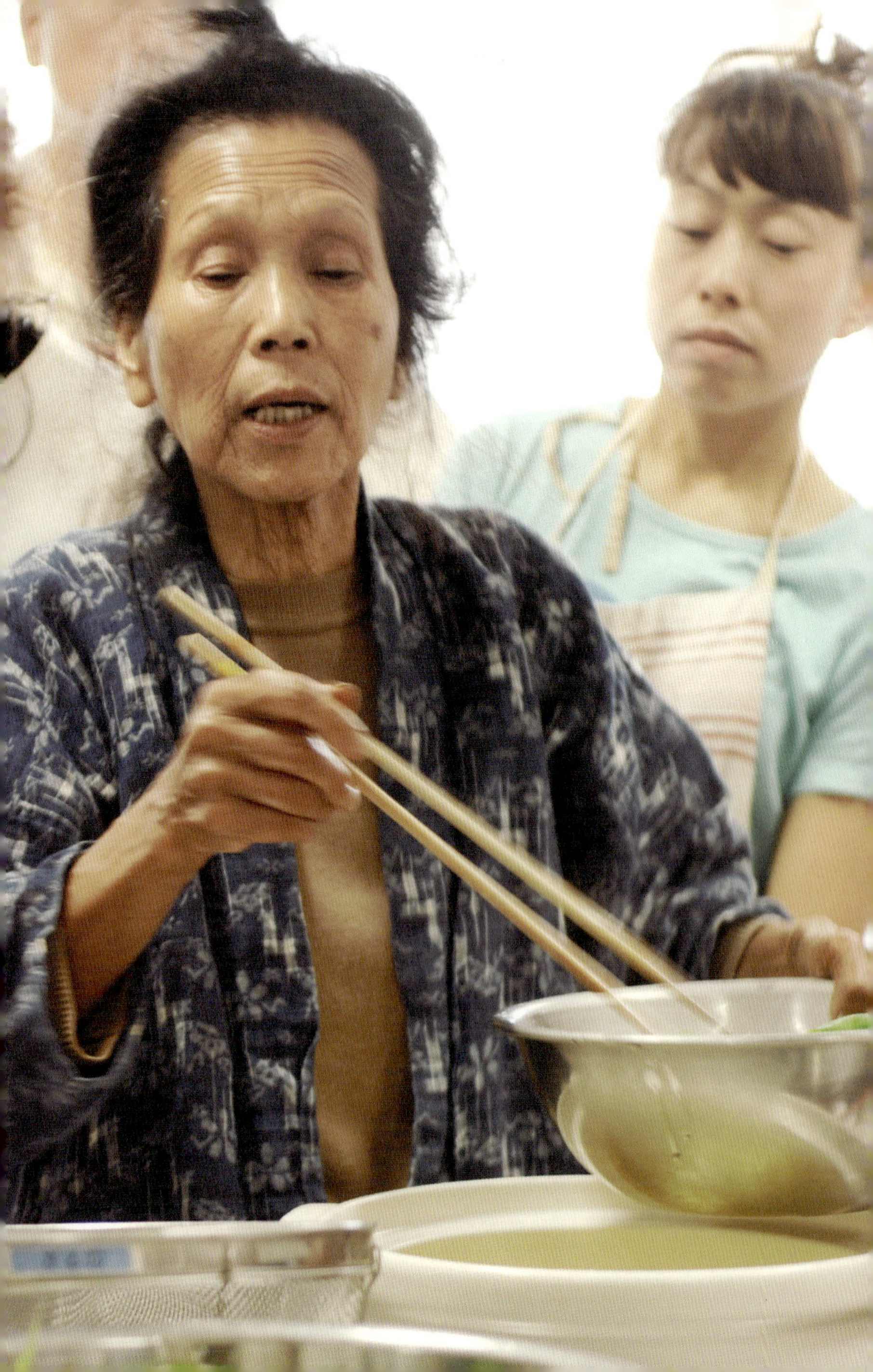

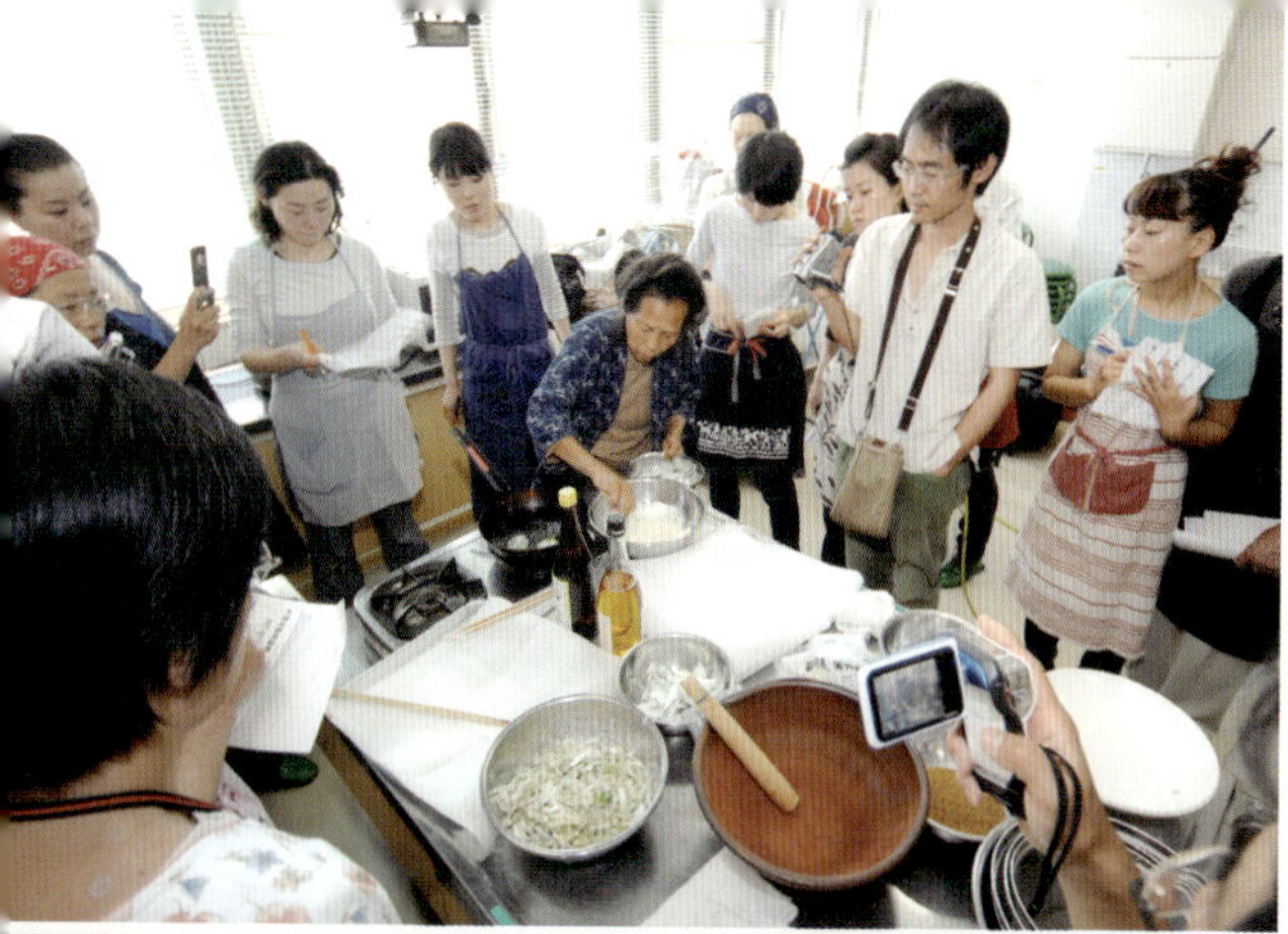
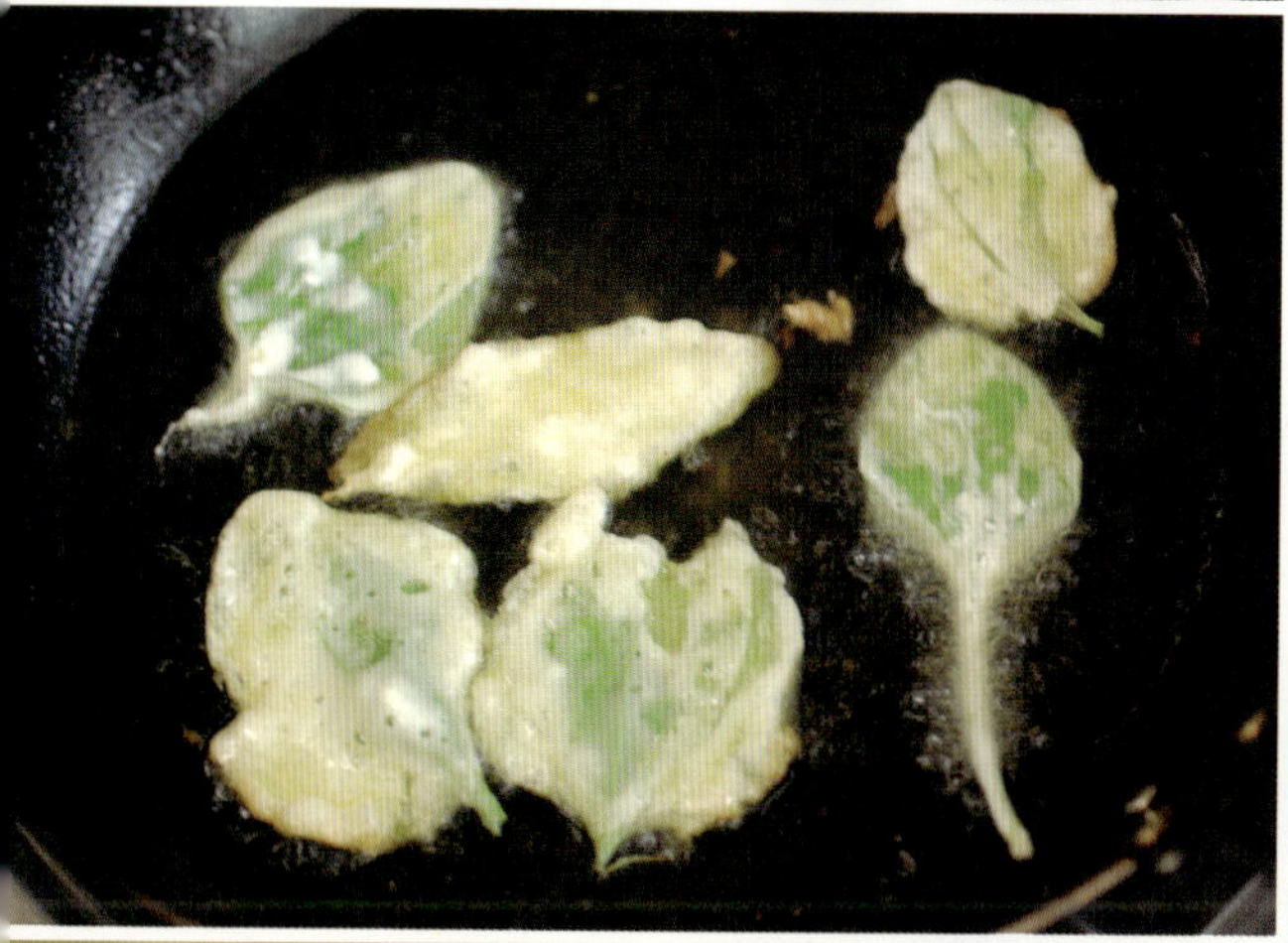
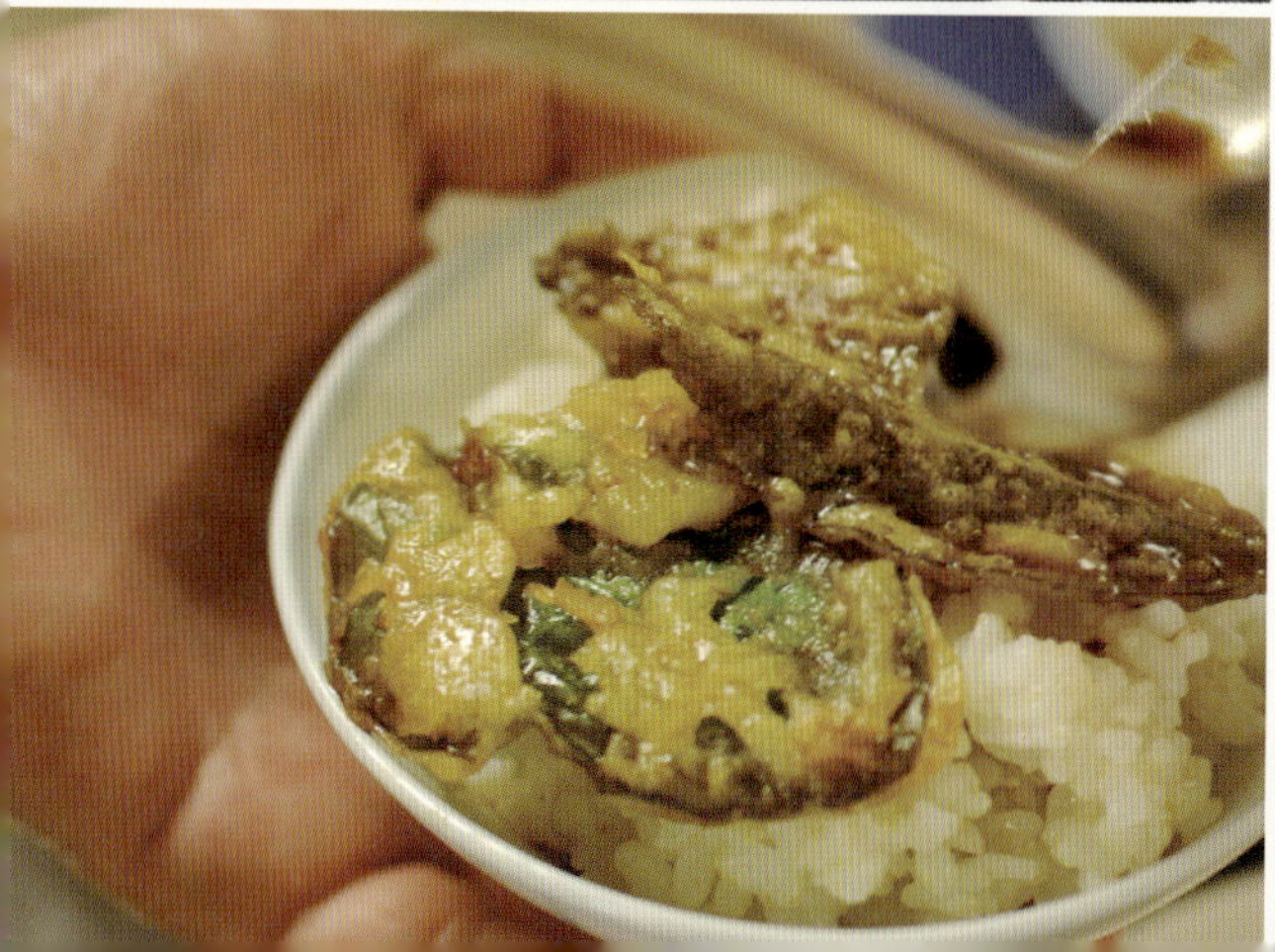
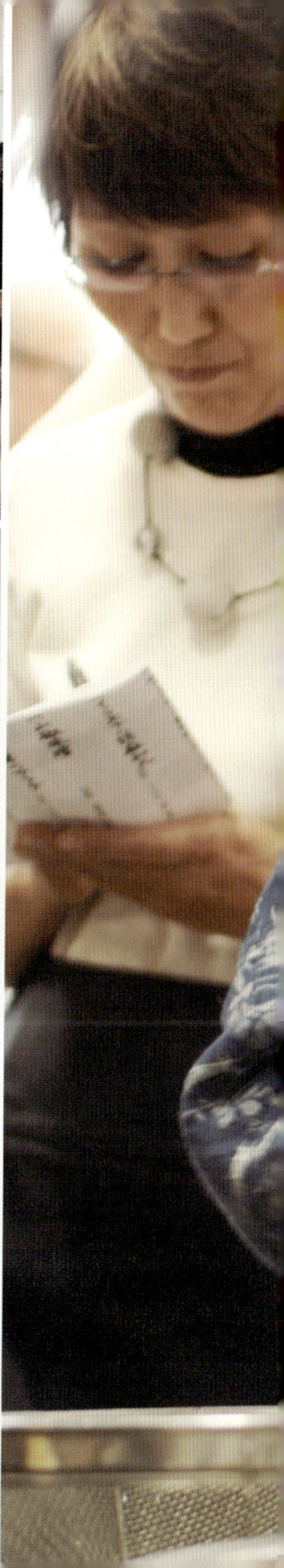

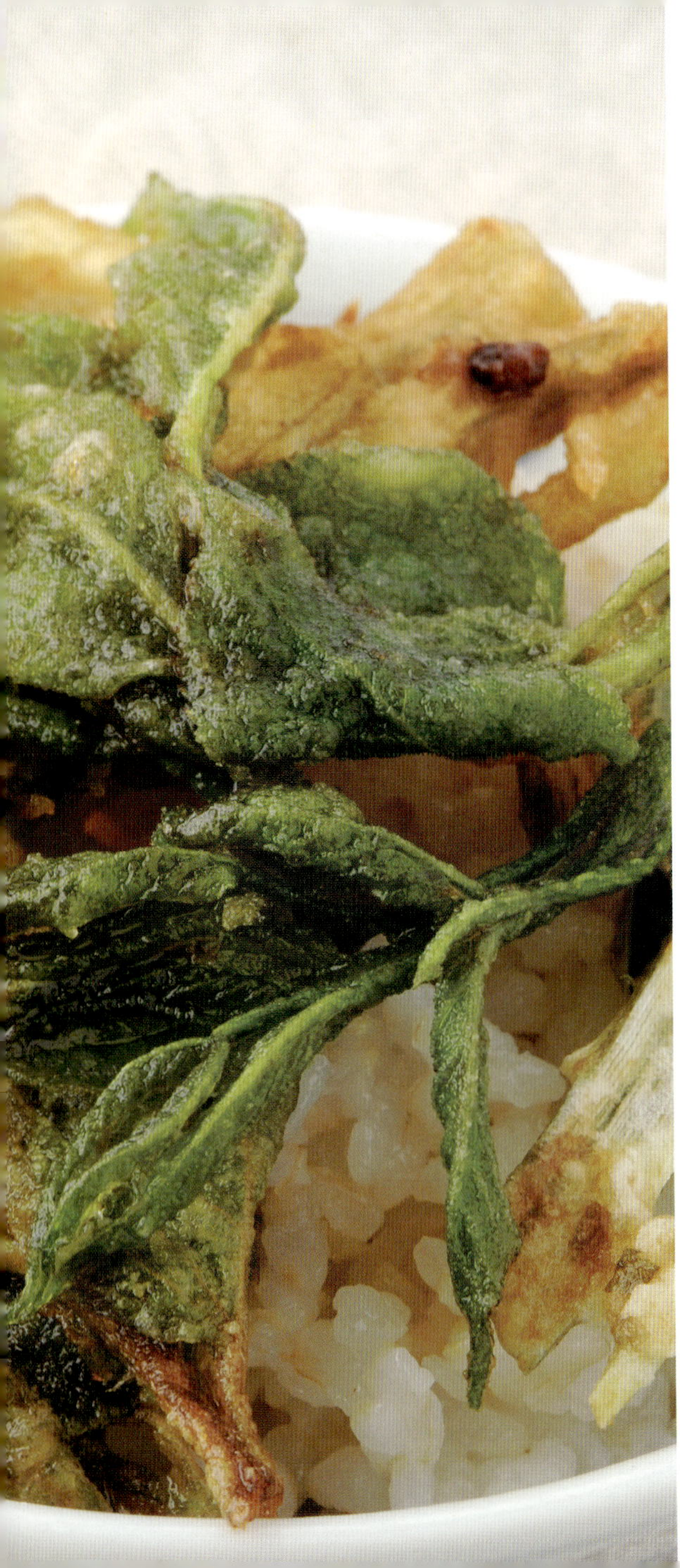

葉っぱ天丼

その日の朝摘んだ葉っぱに、小麦粉をまぶし、衣をつけて、天ぷらに揚げる。タレは、酒とみりんと水とおしょう油だけ。出汁《だし》はいっさい使わない。とっても簡単。だけどおいしい。

【材料】
無農薬米（3分搗き）　オオバコ
桑の葉　お茶の葉
山ウドの葉と皮　小麦粉　酒
みりん　しょう油　水　なたね油

【作り方】
❶葉っぱを洗い水で濡らし、表面に小麦粉をつける。
❷小麦粉：水＝1：1、ひとつまみの塩を加えて衣をつくる。
❸①の葉っぱに②の衣をつける。菜箸を使い、衣のついた葉をギュッとしごき、余分な衣と水分を落とす。
❹菜種油で揚げる。6分《ぶ》ほど揚がったら、ひっくり返すだけ。できるだけ箸でさわらないこと。
❺酒、みりん、しょう油、水を加えて火にかけ、弱めの中火でゆっくり沸かしてタレをつくる。
❻タレに浸けた天ぷらをご飯の上に乗せ、その上からさらにタレをかけていただく。
※ばあちゃんの料理には、ほとんど「分量」が書いていない。それは、いちいち計ったりしないで、その時の加減で決めているから。これを読んでつくる人は、調味料を少しずつ入れて「いい加減」や「いい塩梅」を自分でさがして決めてちょうだい。

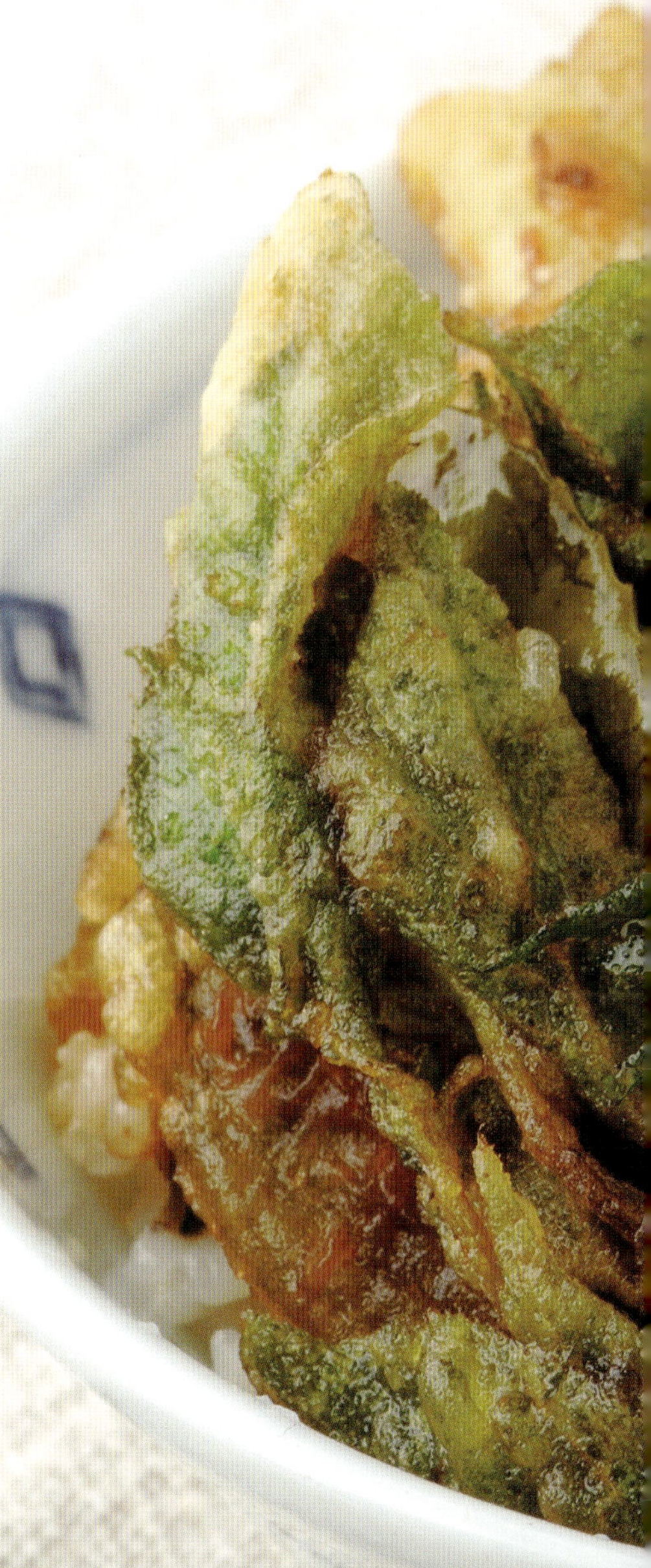

同じ葉っぱを使って、天丼以外にこんな副菜もつくったよ。レシピは載せないけど、みんなもいろいろ試してみるといい。自分で試して自分で発見していくのが大事なんだし、それが楽しいんだから。ばあちゃんも毎日発見だよ。

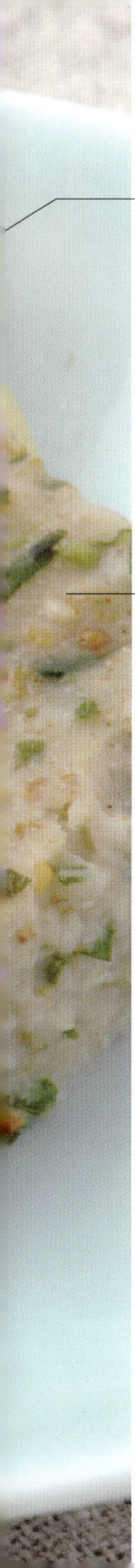

マコモタケのサラダ

冷凍保存したマコモタケを薄くスライス。ごまと豆乳でできたマヨネーズ（とうにゅうず）で和える。マコモタケについては、「マコモタケづくし」の章でまとめて述べるからね。

桑の葉のごま豆腐

金ごまとごまペーストをふんだんに使い、細かくきざんだ桑の葉を混ぜる。昆布出汁と塩で味つけし、葛粉でモチモチ感を出す。わさびをちょいと乗せていただくと、おいしいよ。

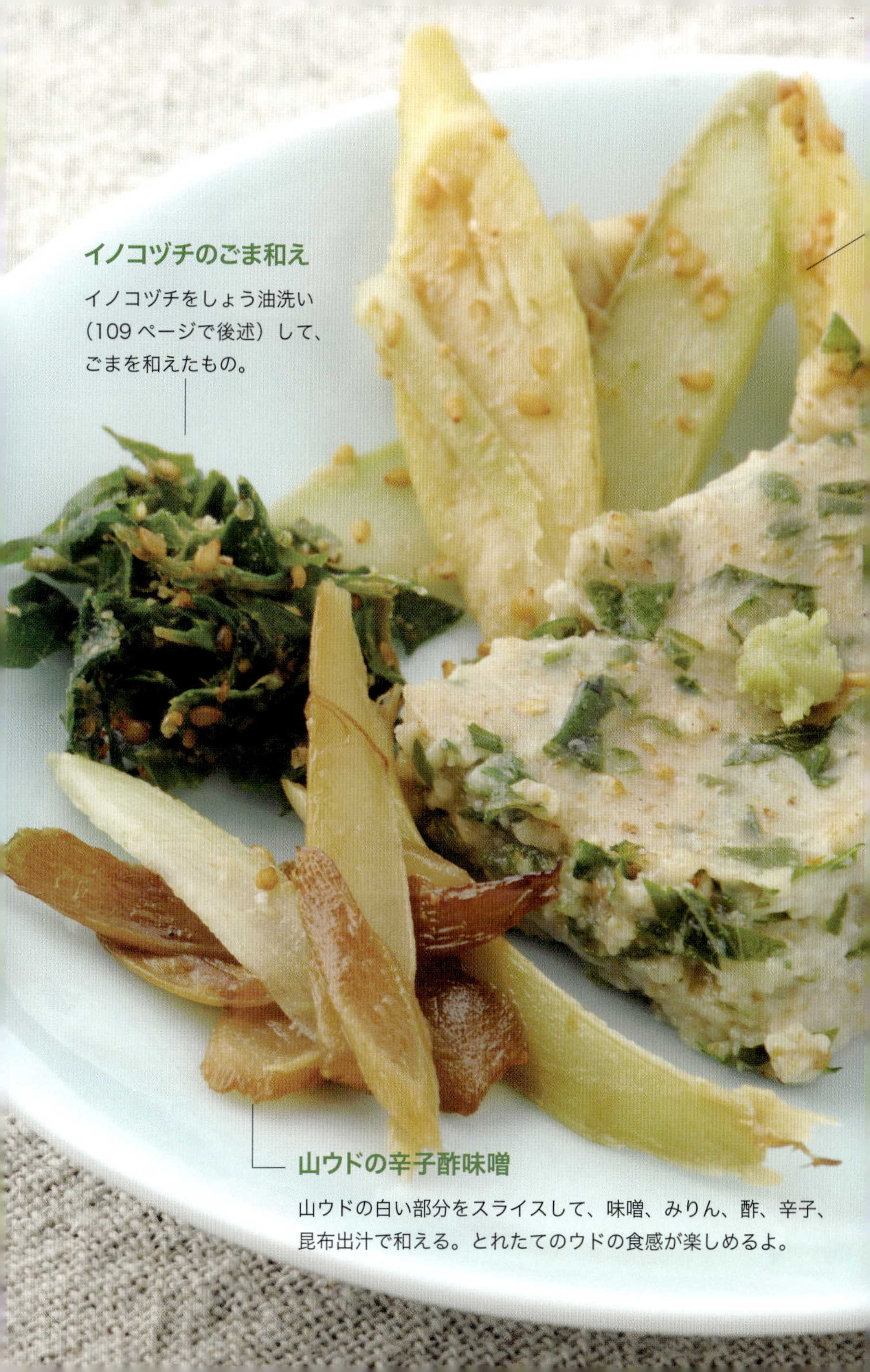

イノコヅチのごま和え

イノコヅチをしょう油洗い（109ページで後述）して、ごまを和えたもの。

山ウドの辛子酢味噌

山ウドの白い部分をスライスして、味噌、みりん、酢、辛子、昆布出汁で和える。とれたてのウドの食感が楽しめるよ。

稗《ひえ》のスープ

この日は野草以外の、稗のスープもつくった。
貧血や、からだがものすごく冷えるときは、
稗を使った料理を食べるといい。
「冷えには稗」と覚えていて。
からだの奥からあったためてくれるから。

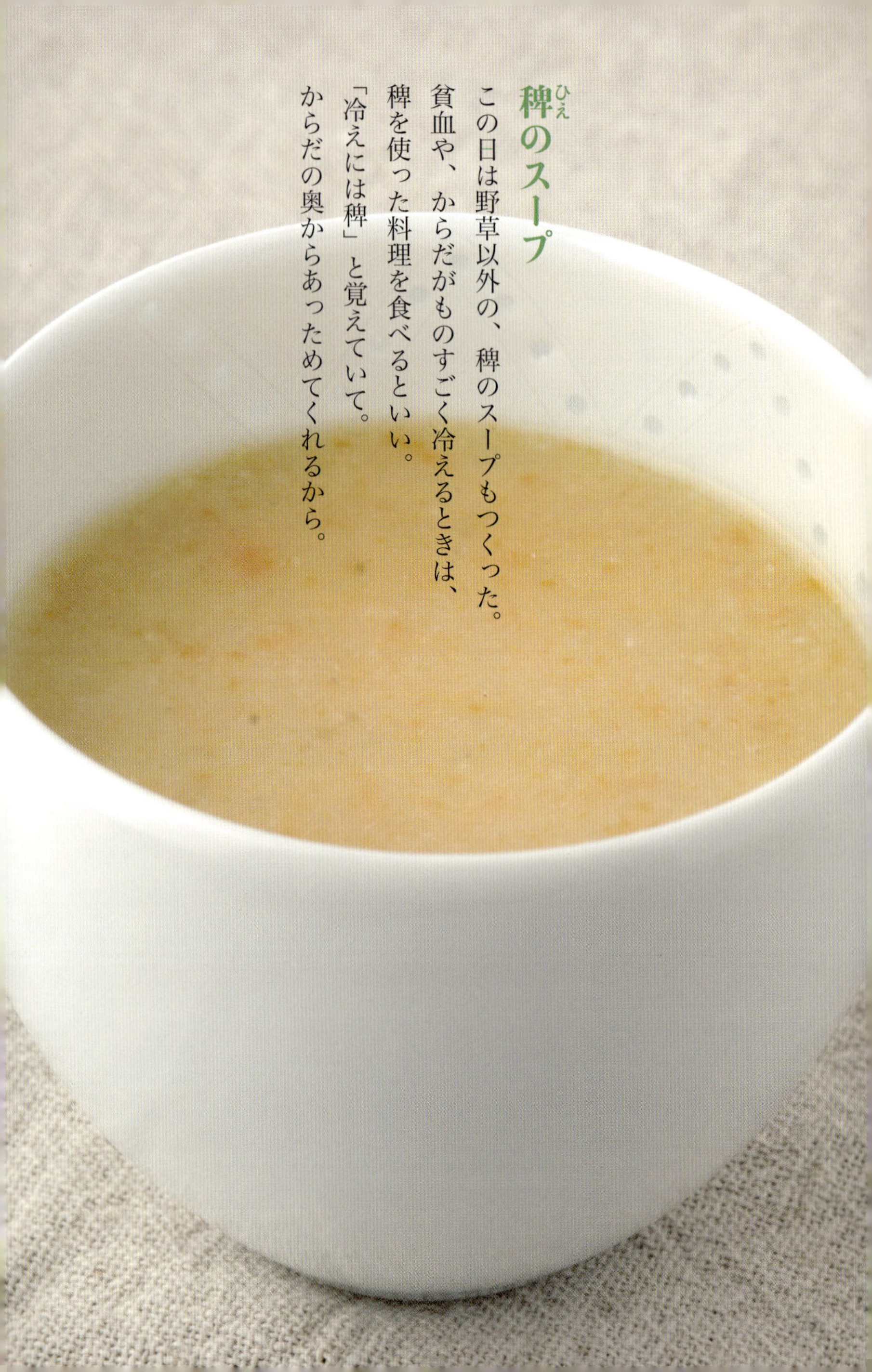

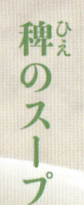

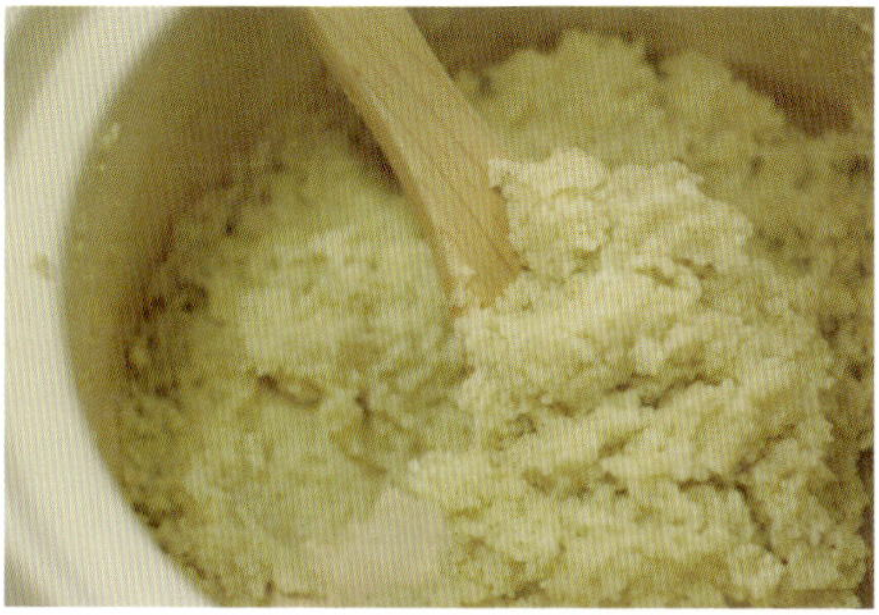

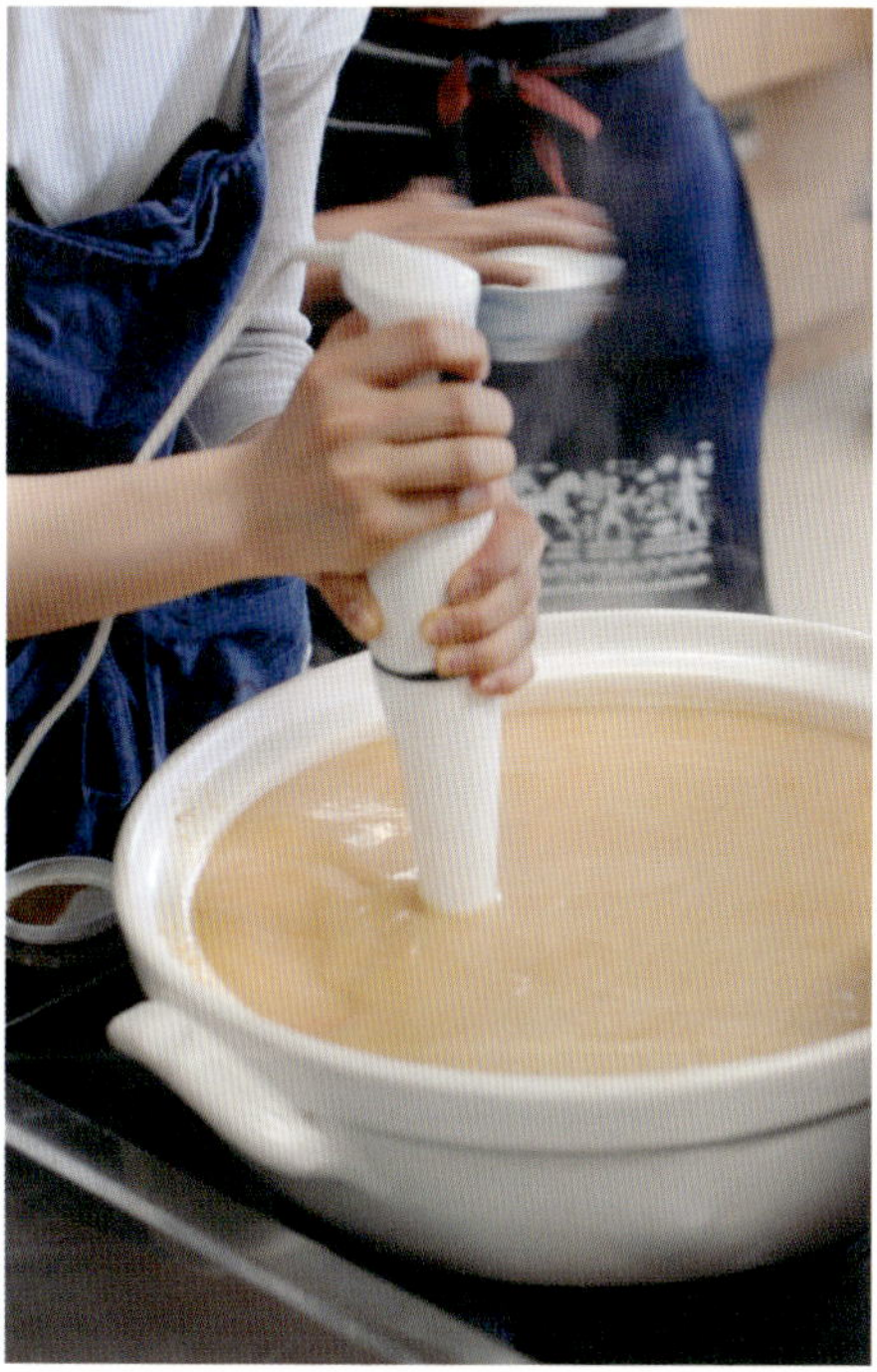

【材料】

稗　昆布出汁　タマネギ
イノコヅチ　ごま油
ごまペースト　しょう油　塩
コショウ

【作り方】

❶稗は、ひと晩水に浸しておく。

❷土鍋にごま油を入れて、スライスしたタマネギを炒める（ジャガイモやニンジンを加えてもよい）。

❸さらに稗を加え、右回転で炒める。

❹全体量の 2.5 倍の昆布出汁を入れて柔らかく炊き、グツグツ煮上がってきたら、しゃもじで 2 ～ 3 回混ぜる。ごく弱火にして 15 ～ 20 分蒸らす。

❺ミキサーにかけて全体をなめらかに（※料理教室では土鍋を火にかけたままバーミックスを使用）。

❻ごまペーストを加え、塩、しょう油、コショウで味を整える。

❼最後にイノコヅチのみじん切りを散らすとなおいい。

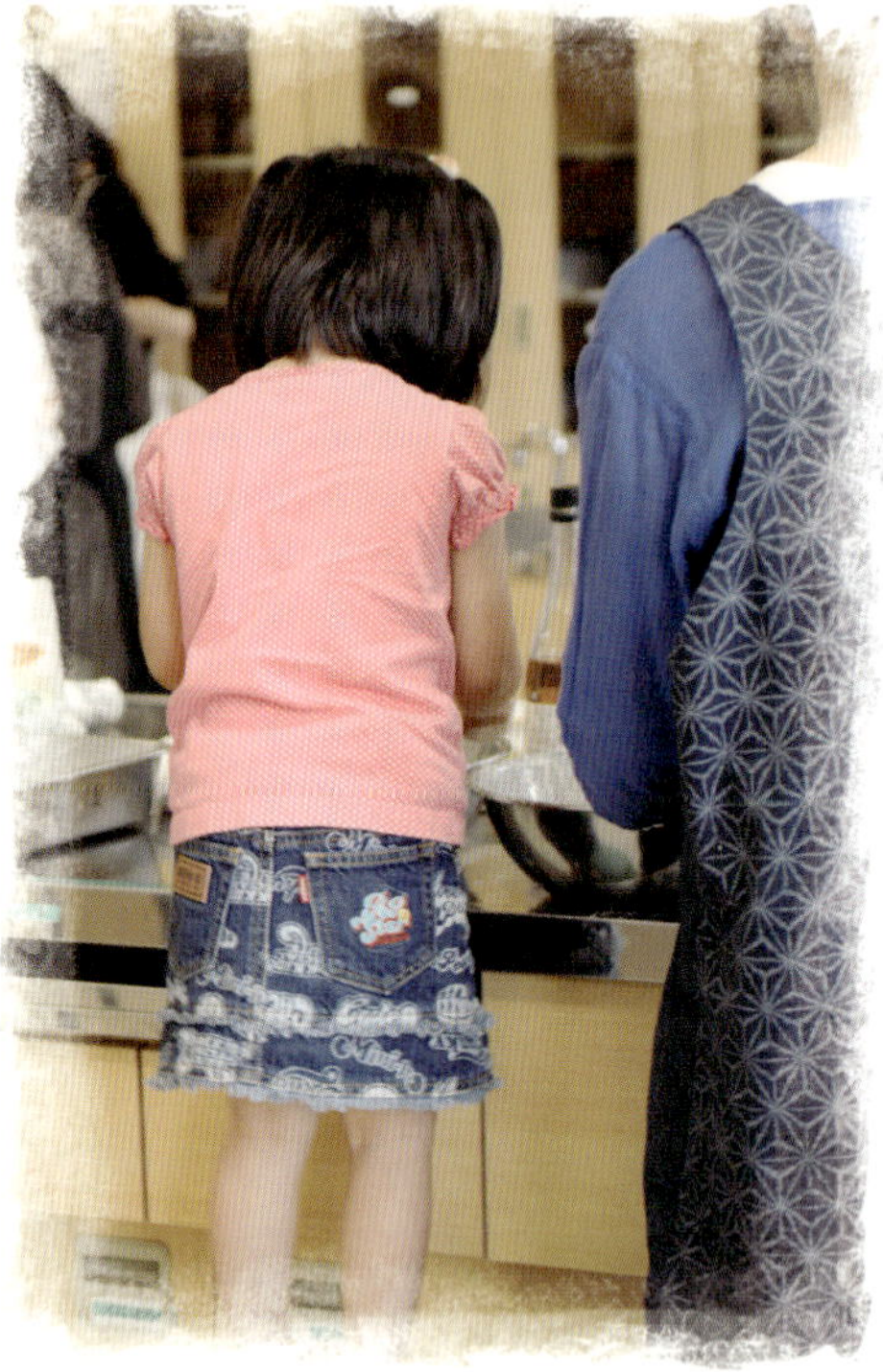

摩訶不思議な草、ヨモギ

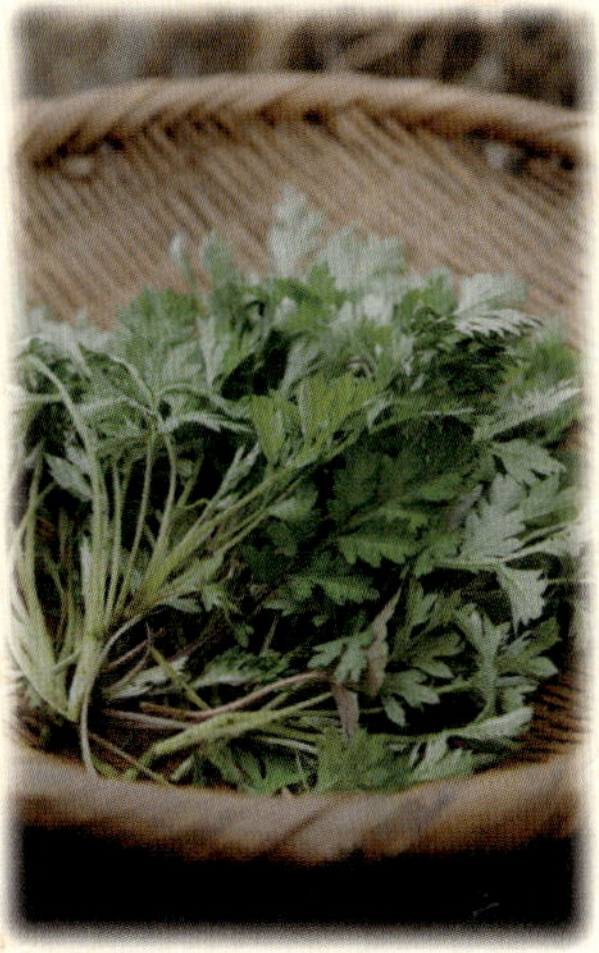

昔は、春になると、野に出てヨモギを摘む習慣が、日本中どこにでもあった。とれたてのやわらかな新芽は、格別にうまい。私たちはそれを天ぷらにしたり、味噌汁に入れたり、ヨモギご飯にしたり、草餅に入れたり……もう野菜感覚で食べる。摘みたてを油炒めにすると、それはそれはおいしいから、私はもう毎日のように食べている。干してお茶にして飲んだりもする。

ヨモギを食べる生活をしていると、血液がきれいになっていく。貧血の人には、造血、つまり血を増産してくれる作用がある。

五月を過ぎた伸びたヨモギは、刈り取って干しておきたい。農家の人が草刈り機で刈っているのを、いつも拾ってくる。村の人たちにとってヨモギは、いらないゴミ、雑草。私にしたら、宝物。この草で「手当て」を受けて治る人が、いっぱいいるんやから。

軒下に干しているのは、食べるヨモギではなく、「手当て」に使うヨモギ。ゴワゴワになってるのを束ねて、たーくさん干しておけば、足湯や腰湯、お風呂にも使える。

都会に住んでいても、ヨモギをたくさんとっておくといい。マンションだろうがアパートだろうが、雨に当たらんよう軒下へ吊るして干しておけば、大丈夫だから。

止血剤で浄血剤で増血剤

ある時、手伝いに来てくれた大阪の酒井さん、鉈《なた》で足を切ってかなりの重傷。貧血を起こして、唇は紫色。もうブルブル震えてる。噴水みたいに、血がピューッと噴き出てくる。慌てて救急車を呼ぶんじゃなく、とにかく手当て。ヨモギを摘んで、手で揉んでそれを傷口に貼り付ける。そして彼女に、

「とにかく水を飲むのを止めなさい。血液が薄くなると、治りが遅くなってしまうから。喉が渇いたら、黒焼き玄米茶をなめる程度にしなさい。飲みたい気持ちはわかるけど」

と、我慢をさとす。

こうして彼女は、その晩はウチに泊まった。そして次の日、私は玄米の焼きおにぎりを二十個ぐらいつくって、玄米の黒焼きの玄米茶をたくさん彼女に持たせた。

「あなたはまだ動けないから、この玄米おにぎりを持って帰って食べなさい。そして水分は極力摂《と》らないように。甘い物や果物はいっさい食べないで。サラダもダメ」

そうして彼女は、次の日車を運転して綾部から大阪まで帰って行った。私が手当てに使ったのはヨモギだけ。血は止まるし、痛みも止まる。サカイさんも後から、

「ヨモギって、すごい。黒焼き茶と玄米の焼きおにぎりもすごい」

と驚いていた。彼女はこの体験を、縁ある人に伝えて共感している。

ヨモギの干し葉を足湯に

疲れたとか、頭が痛い、肩が凝《こ》ってつらい……そんな時は、ヨモギの足湯がいい。

干し葉を鍋に入れてコトコトコトコト……二十分ほど一回煮出す。そこに塩を入れて、お風呂よりちょっと熱めのちょうどいい温度にして、足を突っ込んで、まあ二十分ぐらい。その間にどんどん冷めていくから、そばに熱湯を置いといて足していく。これをやると、からだがあったまるし、悪い毒素が足から抜けていくから、からだがとてもポカポカして楽になる。

今はこんな時代だから、添加物、農薬……あらゆる毒ばっかり食べている。人間のからだは毒のかたまり。調子が悪くなってあたりまえ。老廃物や毒素は簡単に出ていかない。ヨモギをお日さんに当ててカラカラに干して、陽性にする。また火にかけてグラグラ陽性に煮出す。出てくる茶色は陽性の色。そこへまた陽性な塩を入れて、そのチカラで全身の毒素を出す。家庭でできるから、ぜひやってみて。風邪をひいてなかなか治らない。そ

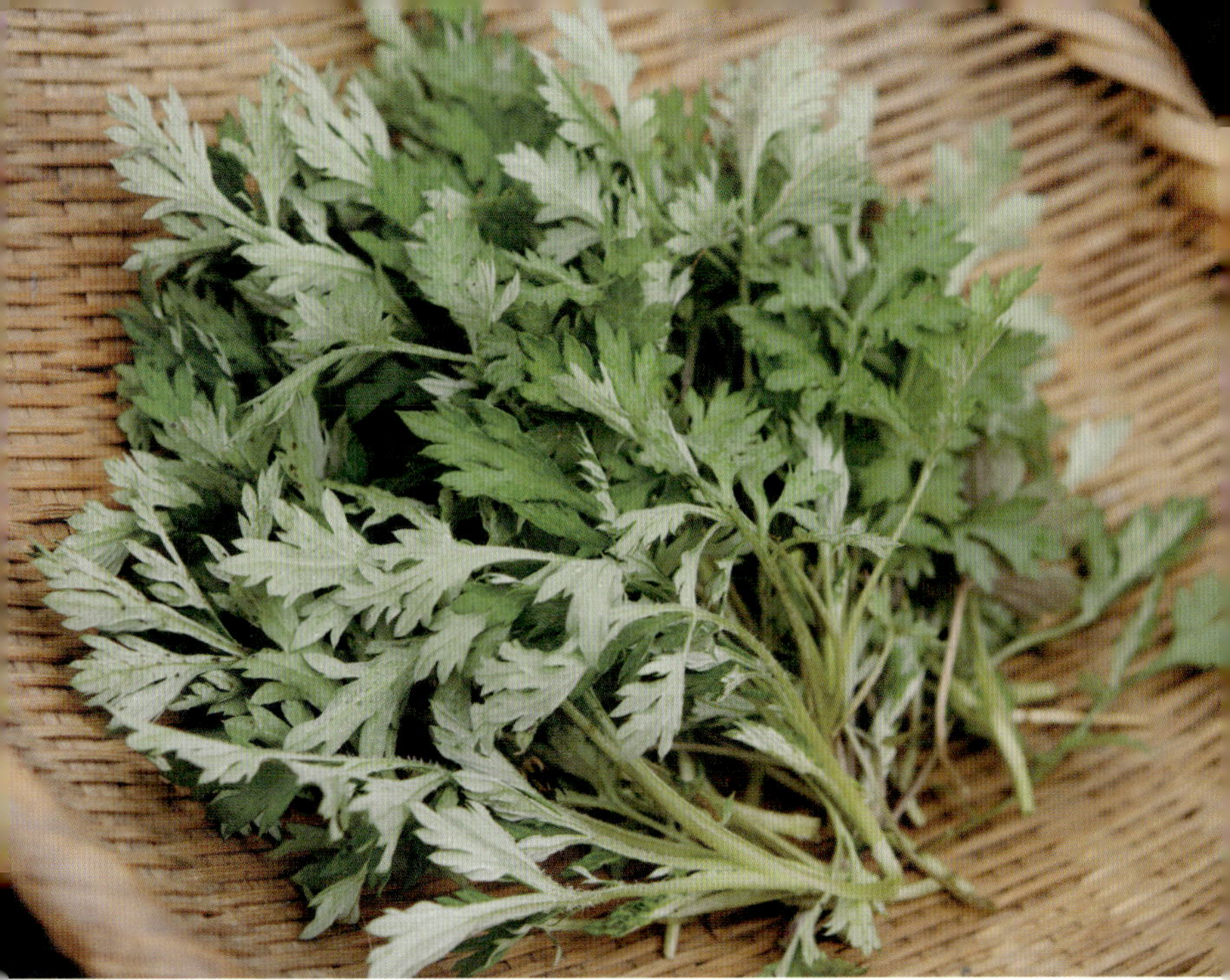

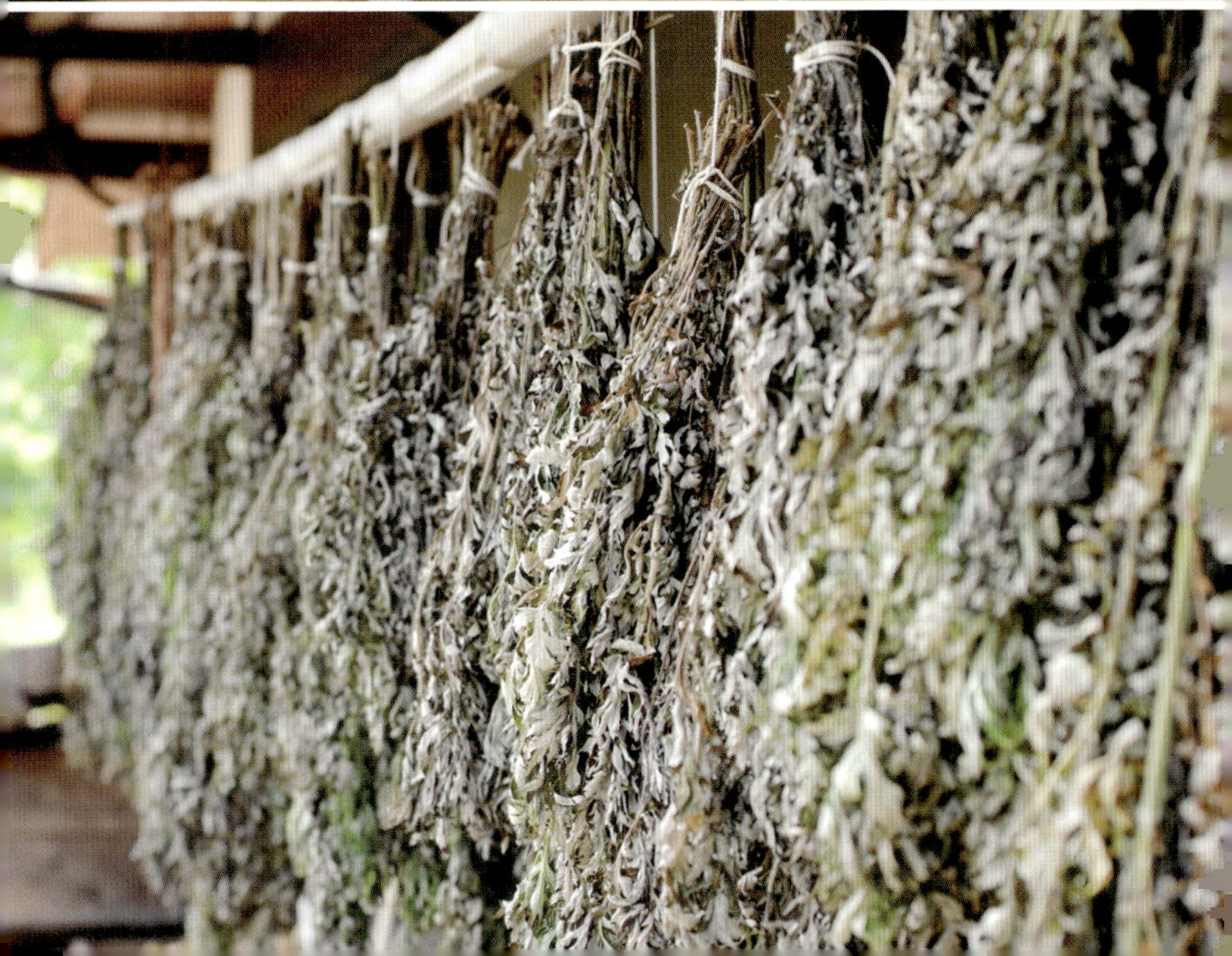

んな時も、草に助けてもらいなさい。

病気やケガをしたときは、誰もが落ち込んでしまう。だけど、そんなに悲観することはない。なぜなら人間のからだには、ケガしたり病気をすると、「治ろう、治そう」っていうはたらきがあるから。それが自然治癒力。免疫が落ちてない限り、ちゃーんとからだのほうが回復してくれる。

ところが、果物、サラダ、甘い物……陰性のものを食べると、自然治癒力も免疫力もはたらかない。そして結果的に医者に頼るようになる。それは他力本願治療。今は仕事のない時代。お金も稼げない。保険料も払えない人がたくさんいる。病気になって治す暮らしより、食べ物や草のパワーを勉強をして、ふだんから病気にならない暮らしをすればいい。

日射病に

夏、強い日射しの下でクラっとして「日射病かな？」と思ったら、ヨモギを採ってきて、帽子の中へ生葉をしっかり入れて、被ってみるといい。それだけでスカーッとするから。頭の痛いときも、めまいがするときも、それを被ってじーっとしてるだけ。だんだんよくなるはず。

ヨモギというのは、いろんな薬効成分を持っていて、昔の人は、それを手当てに使っていた。数ある野草のなかでも、ヨモギの力は本当にすごい。摩訶《まか》不思議な草だ。

※ばーちゃんのよもぎだけの本が出ているぞー。

ヨモギの回転焼き

【材料】
ヨモギ　小麦粉　葛粉　水小豆
糖蜜　塩　油

【作り方】
❶小豆をひと晩水に漬け、中火から弱火にしてコトコト煮る。柔らかくなったら、糖蜜と塩を入れて味付けする。
❷ヨモギは新芽ならそのまま、5月頃ならクヌギの灰を入れて茹でる。みじん切りにしたら、すり鉢で潰すようにする。
❸小麦粉と葛粉に水を加え、生地をつくる。おたまで持ち上げたとき、ポタポタ落ちるぐらいが目安。そこへ②のヨモギと塩を入れる。
❹回転焼きの鉄板をカンカンに熱し、油を引いて生地を入れる。
❺生地の周囲が乾いて、鉄板からはがれるようになったら、餡を入れ、さらに上から生地をかけ、串でひっくり返して両面をこんがり焼く。

ヨモギの天ぷら

【材料】
ヨモギ（やわらかな新芽）
小麦粉　塩　水　油

【作り方】
❶ヨモギは水で洗い、少しだけ水気をとっておく。
❷ヨモギの葉の表面に小麦粉をまぶす。
❸小麦粉と塩を1：1で混ぜ、衣をつくる。
❹②のヨモギに③の衣をつけ、油で揚げる（この時、極力箸でさわらないこと）。
❺全体の7分ぐらい揚がったら、ひっくり返して残りの3分を揚げる。

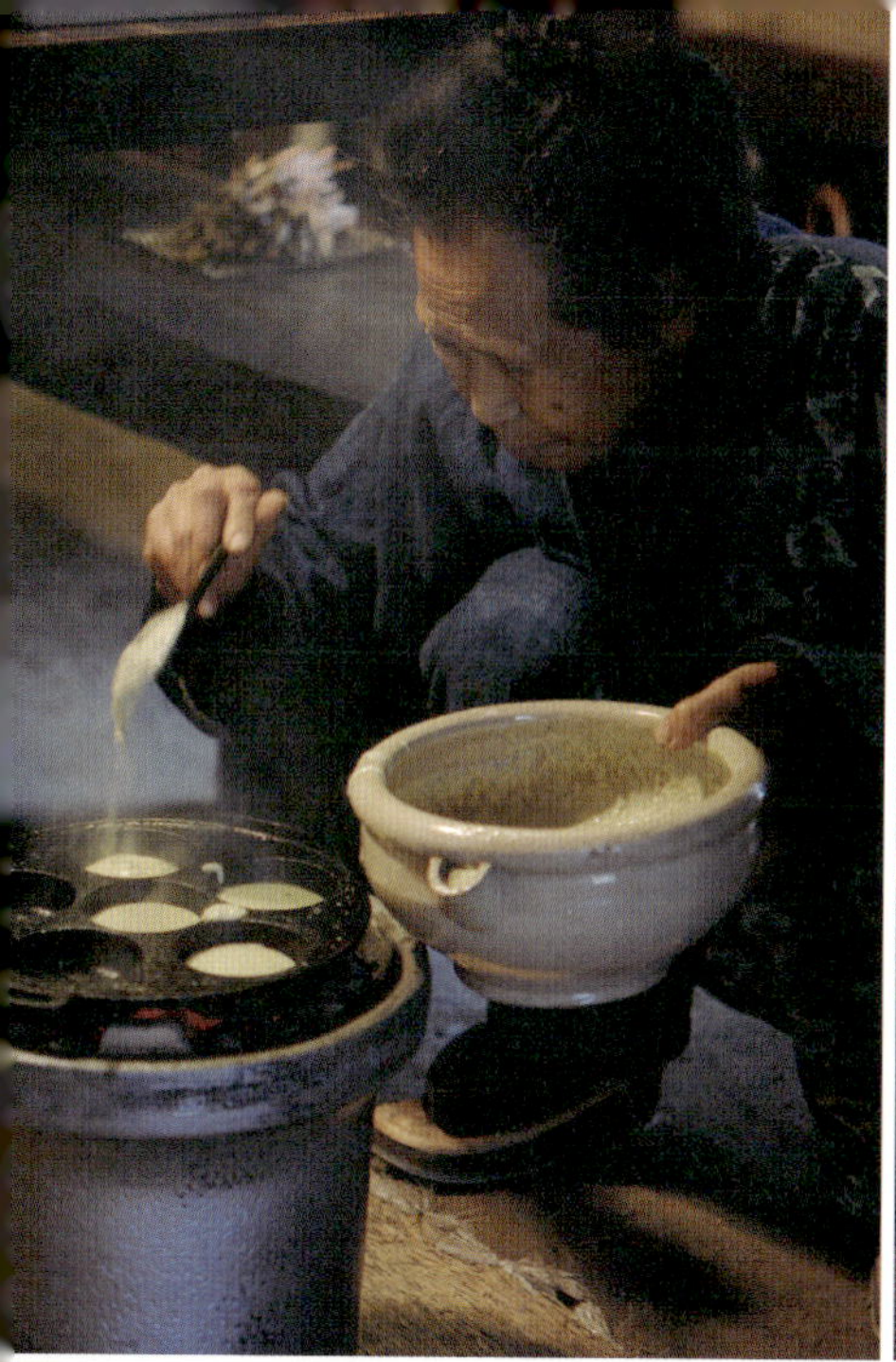
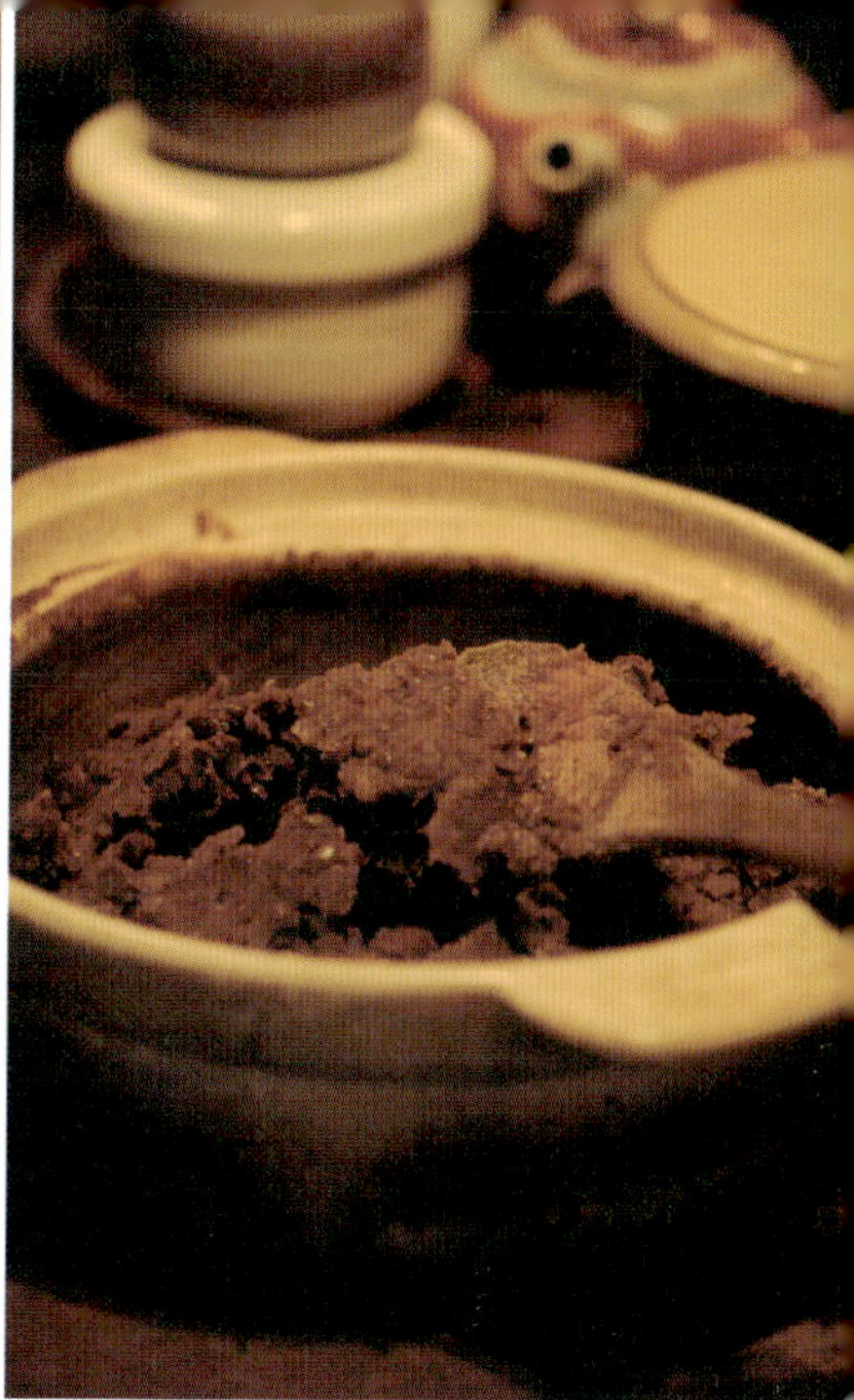
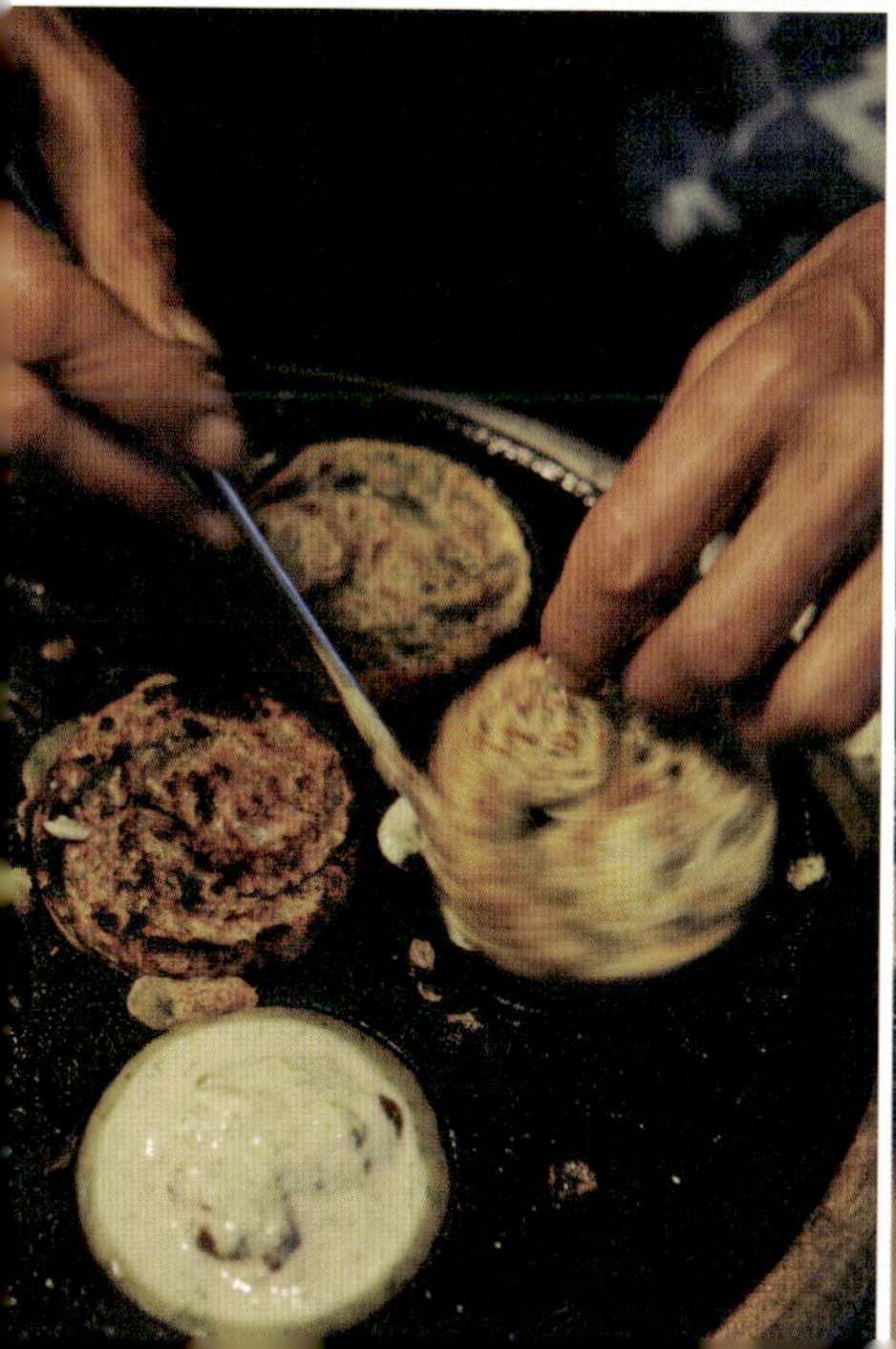
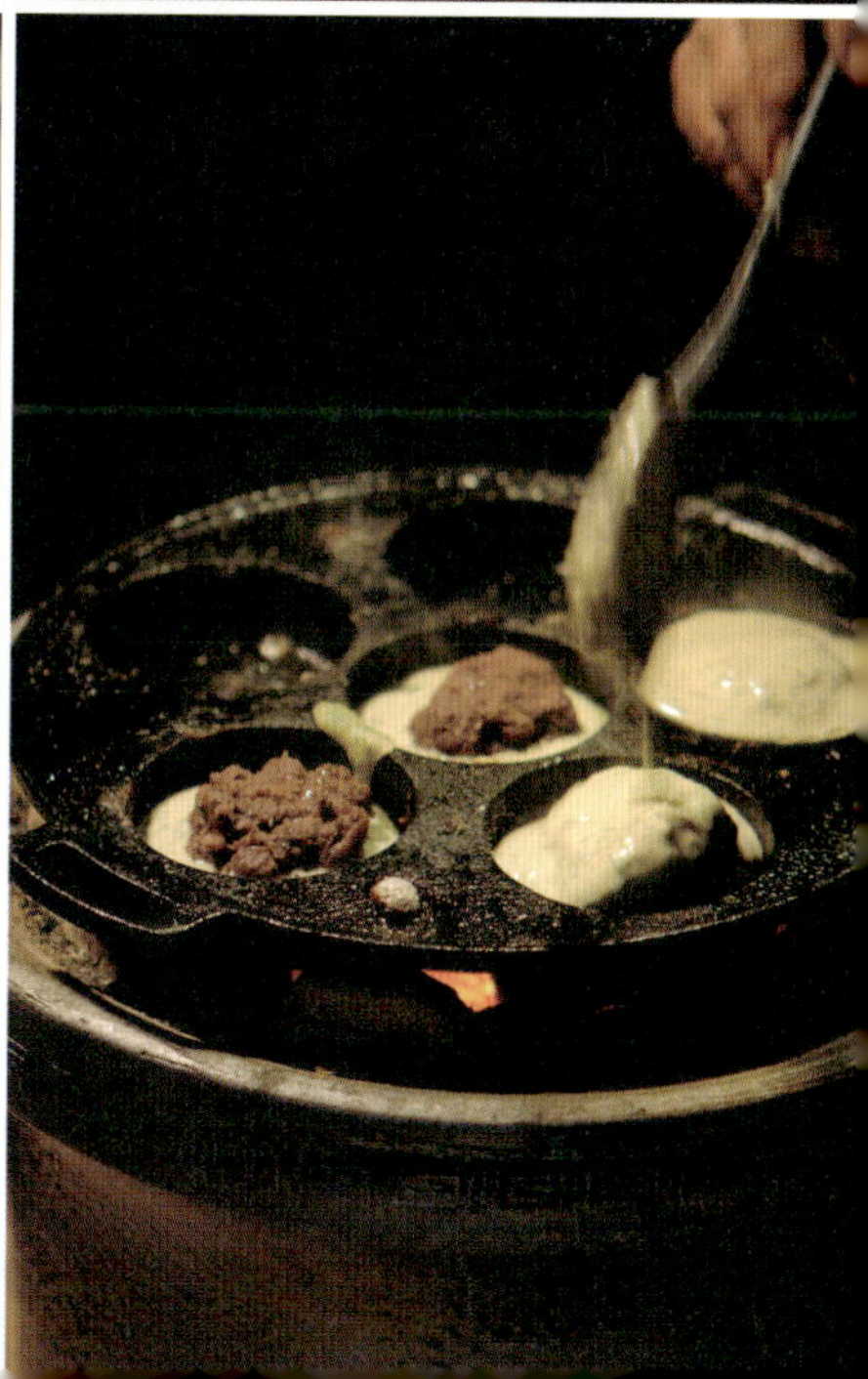

炎症は、災いの元

人間は、すごく陽性な生き物で、真っ赤な血液をもち、三六・五度の体温をもつ高温動物。そしてまた涙、汗、おしっこ……。からだから出るあらゆるものに塩気があるから、高塩《こうえん》動物でもある。

陽性の体温を持っている人間が、陽性の赤い血と肉と体温を持った動物の肉を食べると、血液が酸化現象を起こし、高カロリーのカロリー過多になって、炎症を起こすようになる。人間の陽性と、陽性の動物性食品によって、口内炎、歯肉炎、胃炎、肝炎、腎炎……からだじゅうに炎症性の病気が出てくる。あたりまえのはなし。

陽性な人間が陽性な肉を食べることによって、炎症を起こし、これがさらに進んでいくと、「災い」になる。災いは自分でつくっている。

「災」という字は、上に「く（苦）」が三つ重なる、苦の連続。この災いがさらに大きくなったのが、災難。今まさに災難時代。

だから、病気も不幸もよそから来る、と思ったら大きな間違い。一人ひとりがつくっている。「病気から逃れられますように」「不幸がなくなりますように」って神仏に念じたところで、何も解決しない。食べることで招いた災いは、食べることで治していかなければ。

まずは食を日本の和食へ変えるところから。災いの元となる炎症を起こさないようにするには、喰い改めるしかないね。心のくい改めと口の喰い改めでしょう——私はそう考えている。

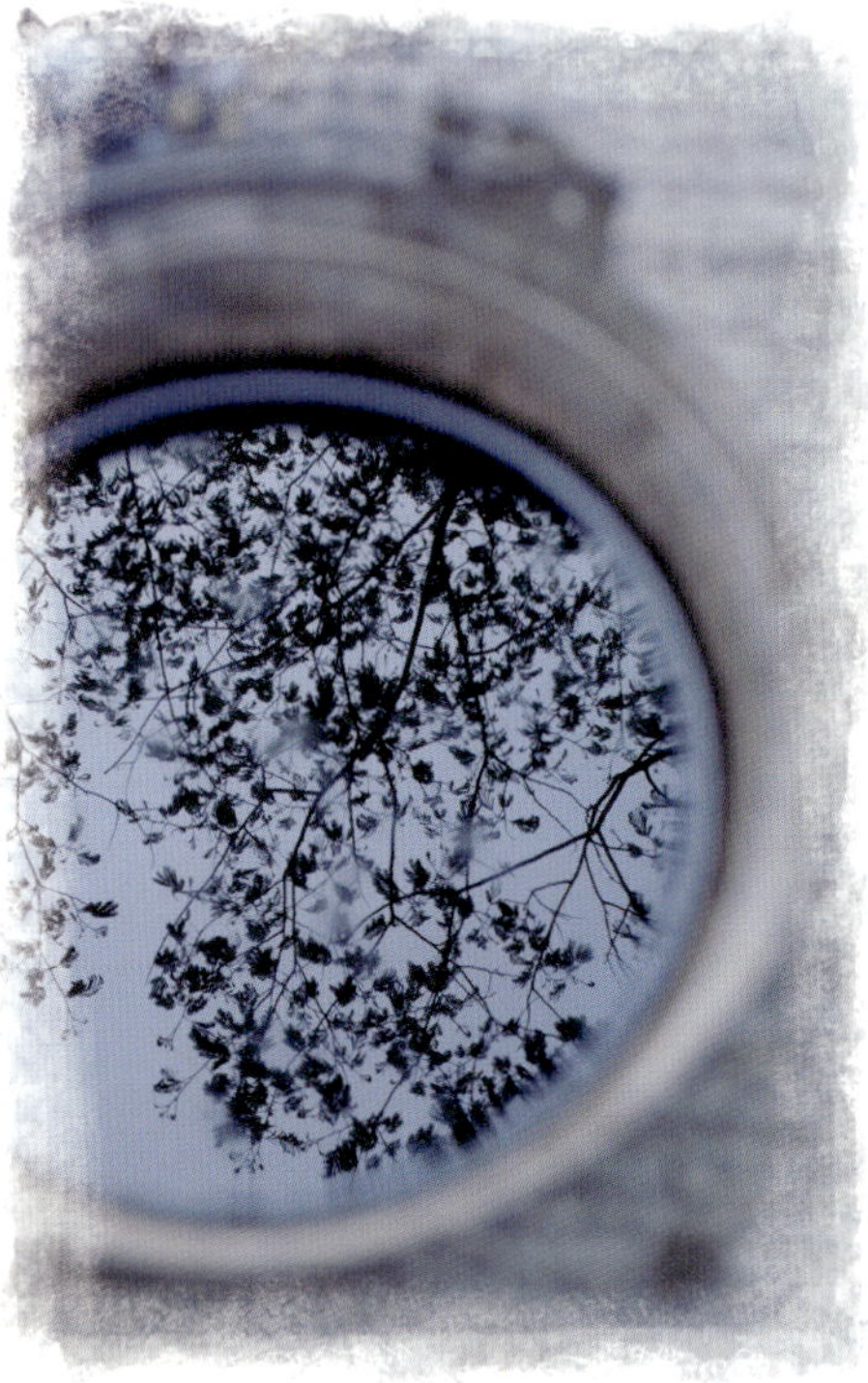

野の草々のはなし

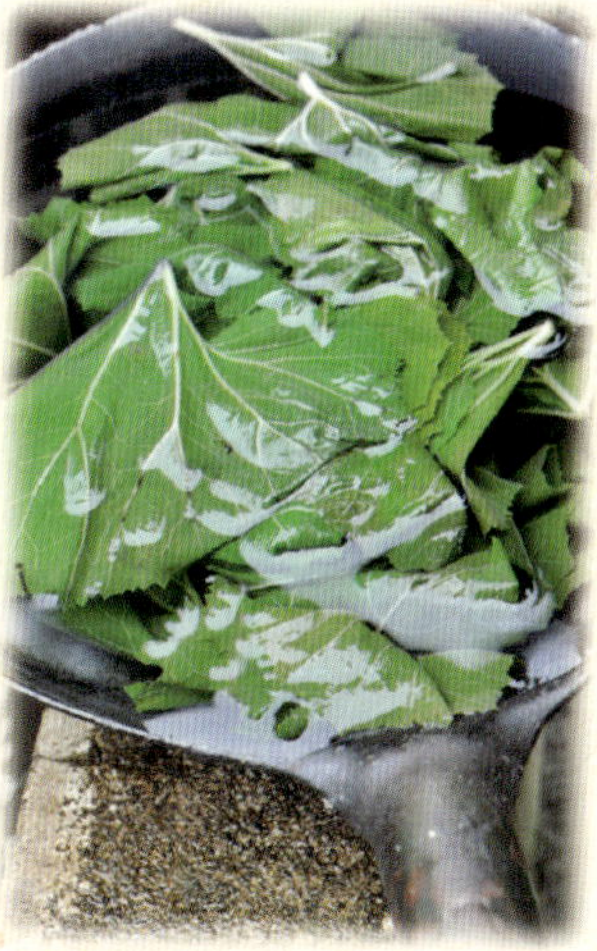

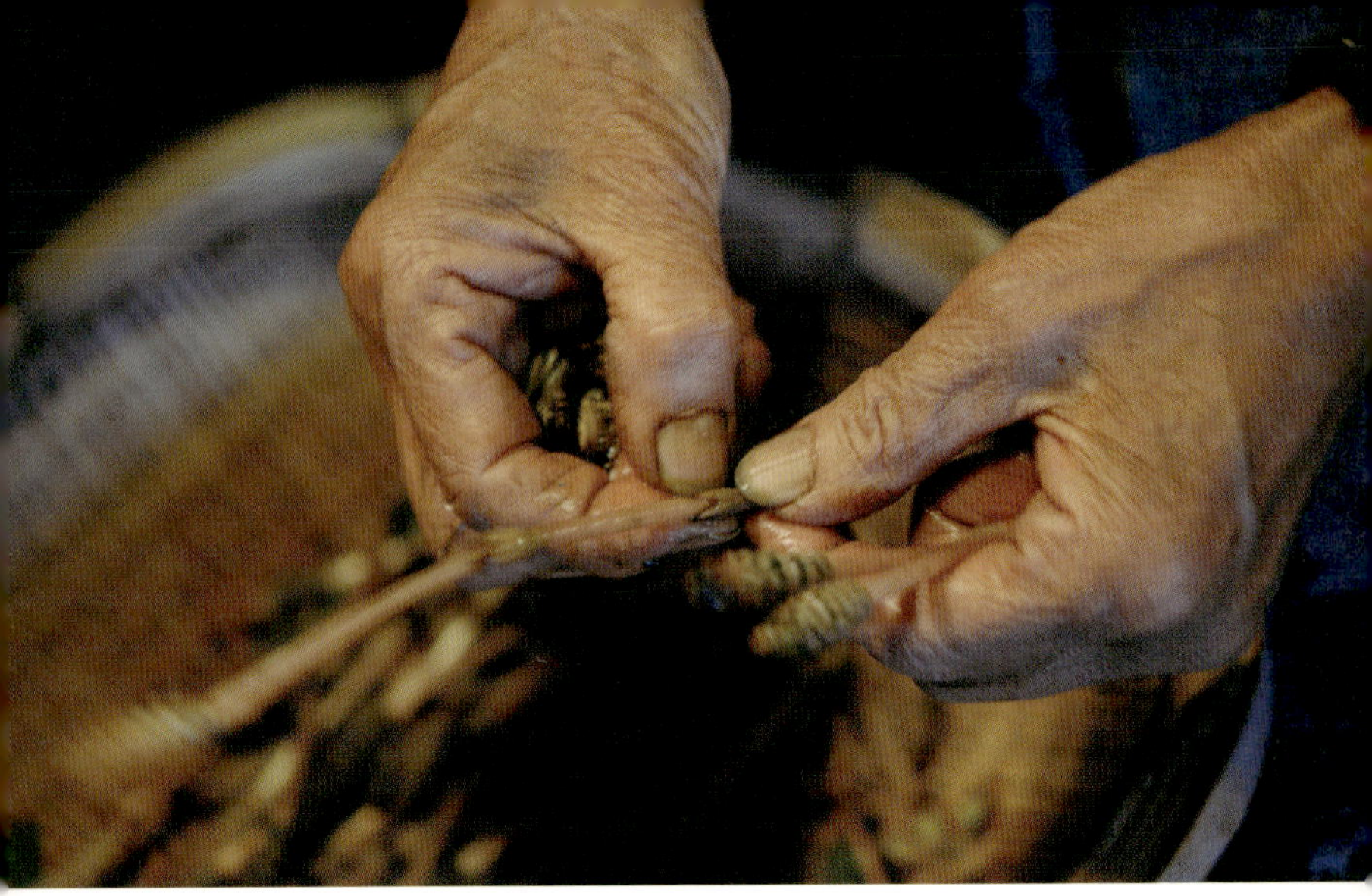

ツクシの炒め物

四月、ツクシがぴょこぴょこ生えてきたら、野に出て摘んで、炒め物にしていただく。
日本古来の調味料はシンプルに、ごま油としょう油だけ。
それなのに、なぜか極上の出汁がきいている。絶品。
体が喜ぶ、命が喜ぶ。

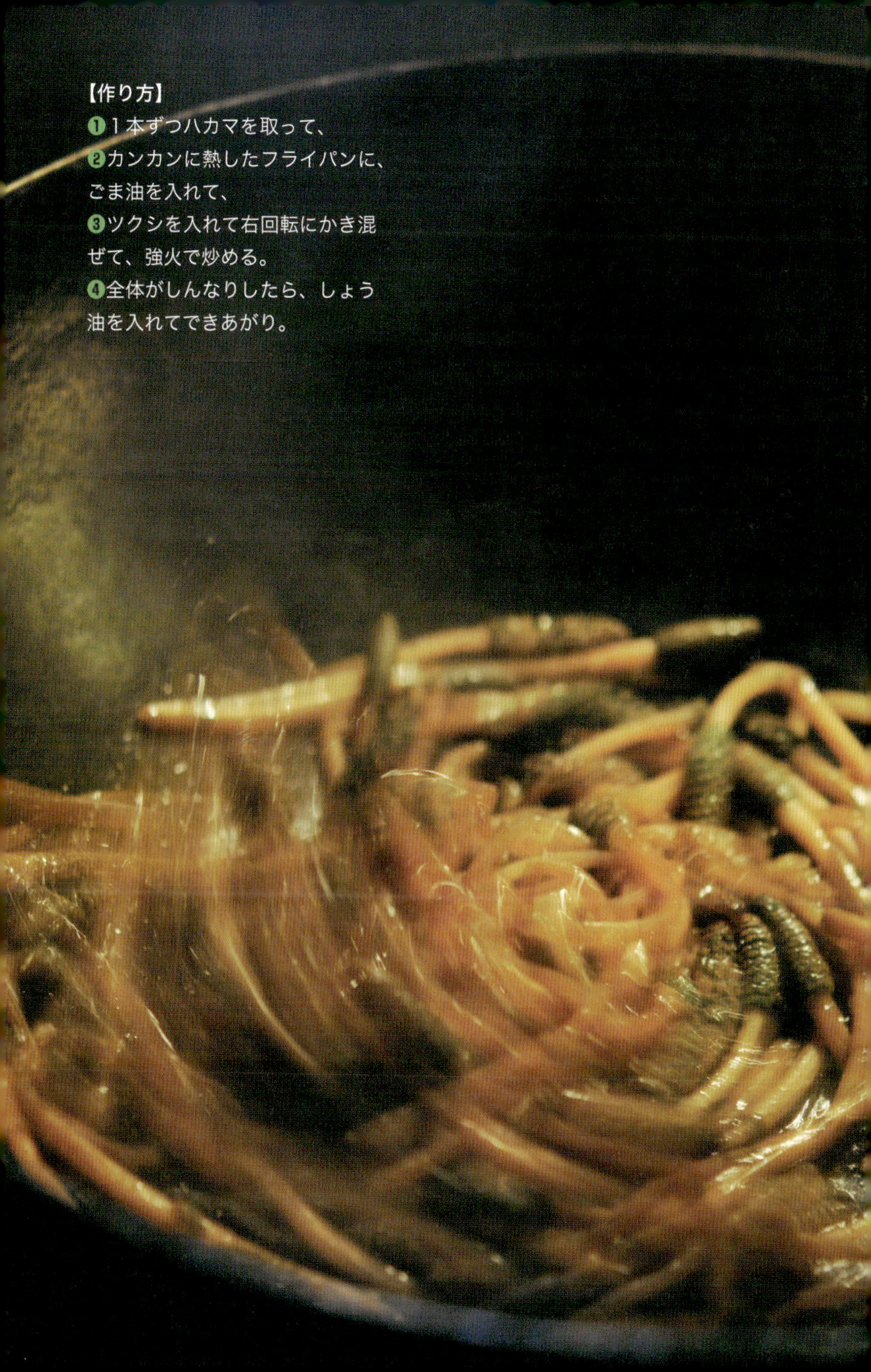

【作り方】

❶１本ずつハカマを取って、
❷カンカンに熱したフライパンに、ごま油を入れて、
❸ツクシを入れて右回転にかき混ぜて、強火で炒める。
❹全体がしんなりしたら、しょう油を入れてできあがり。

天然アサツキの一味和え

先がピンピンと尖った天然自然のアサツキは、包丁でザクザクと切って、しっかり手でつかんで和えただけ。

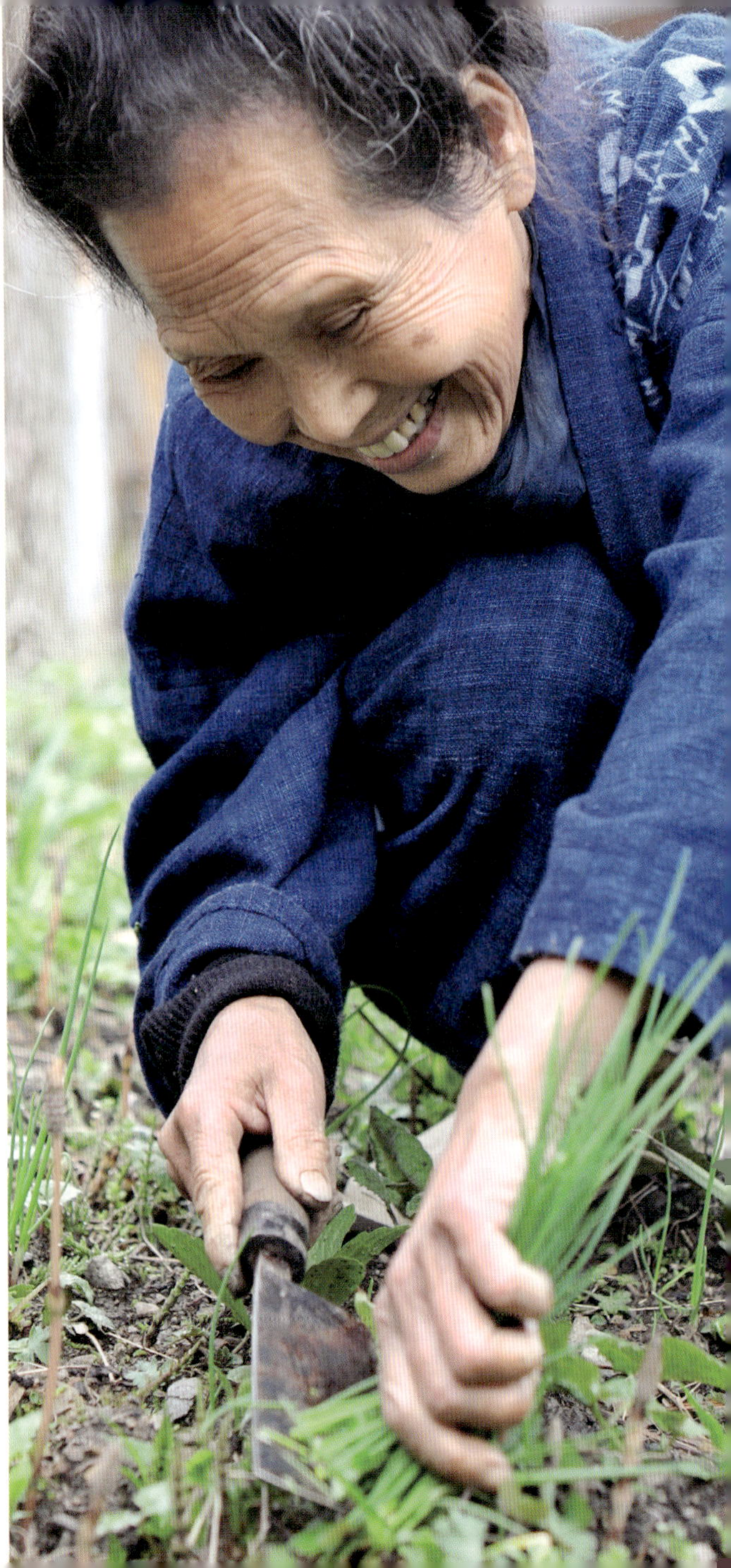

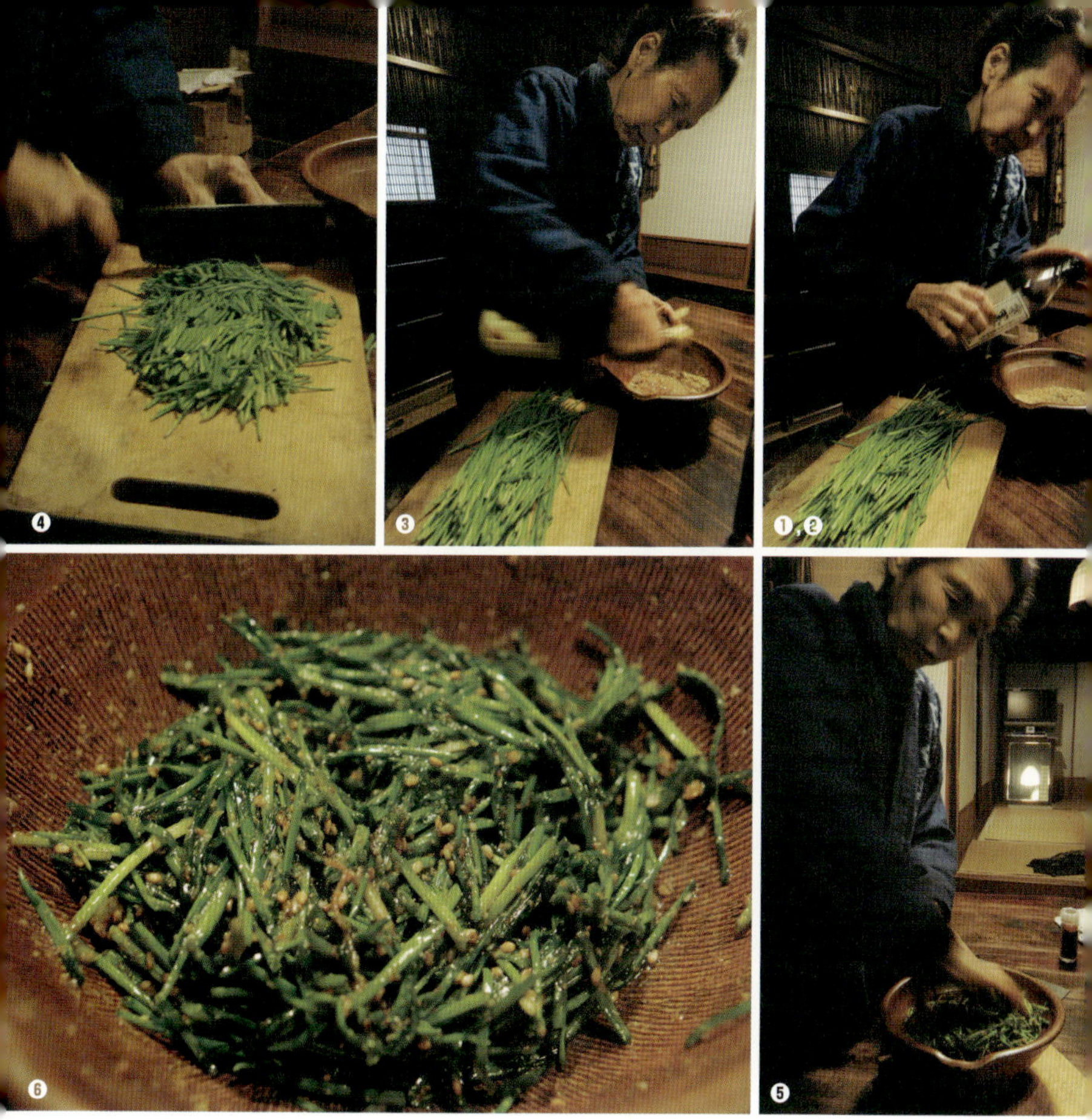

【作り方】

❶白ごまを炒って、すり鉢ですり、そこへごま油を加える。

❷一味を入れる。

❸しょう油を入れる。

❹採ってきたアサツキを、ザクザクと切る。

❺アサツキをすり鉢に入れ、手で混ぜる。ぐわーっと右回転で握り込む。

❻完成。

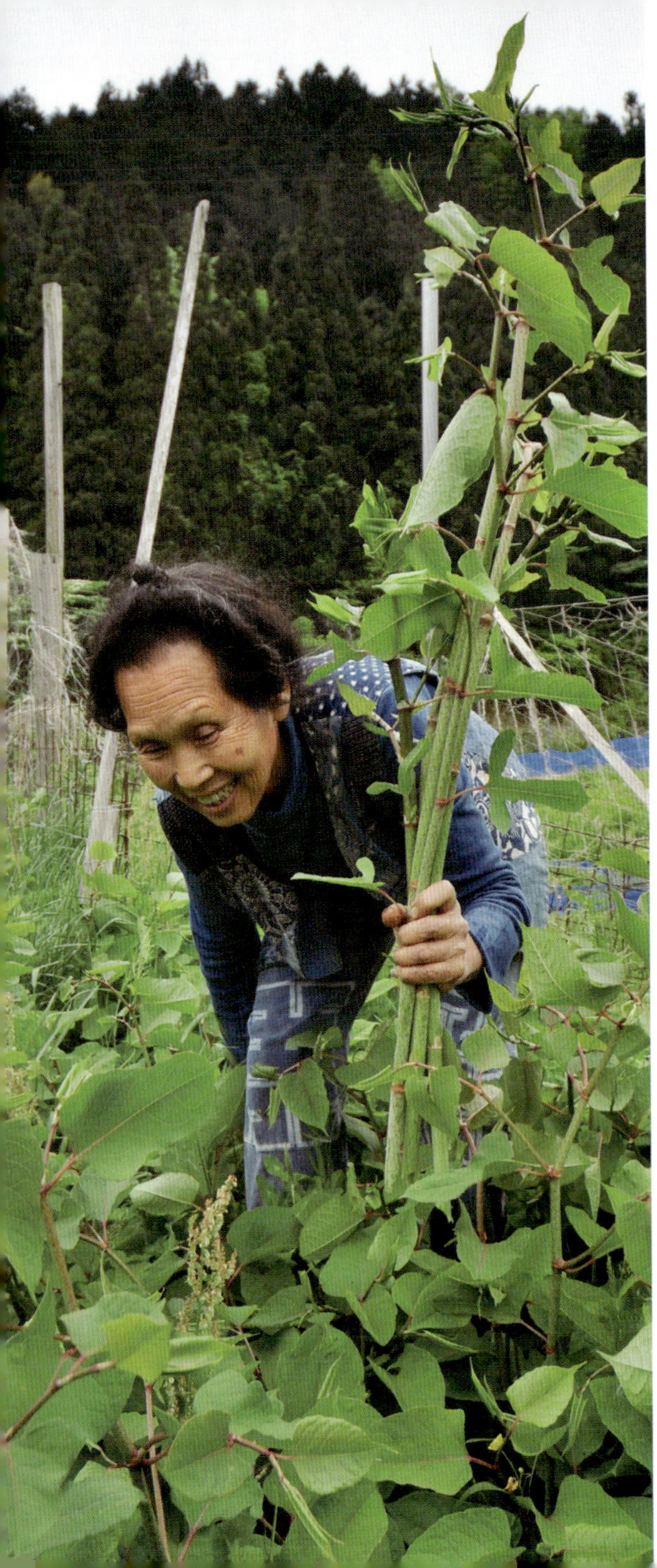

イタドリの炒め物

五月のイタドリは、まるでペンネのよう。

【作り方】

❶イタドリを土鍋で茹で、包丁でカットする。あくもとる。

❷ごま油でサッと炒める。

❸酒、みりん、しょう油を加えて中火で煮詰める。

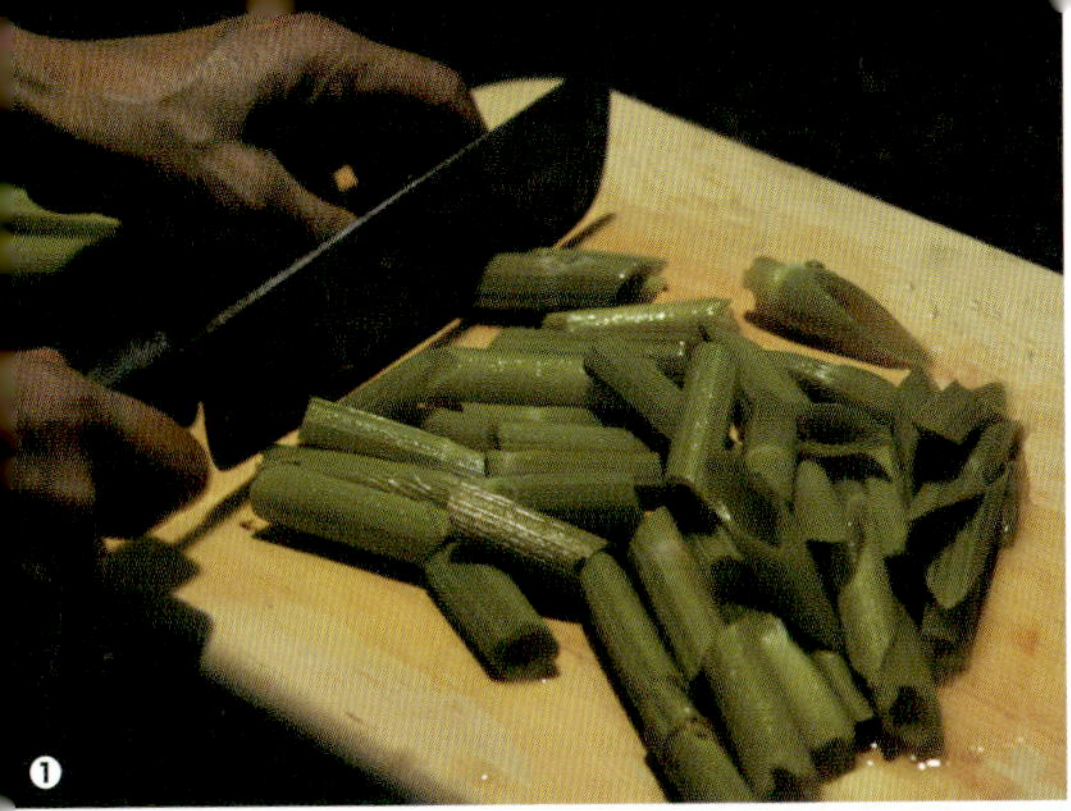
❶

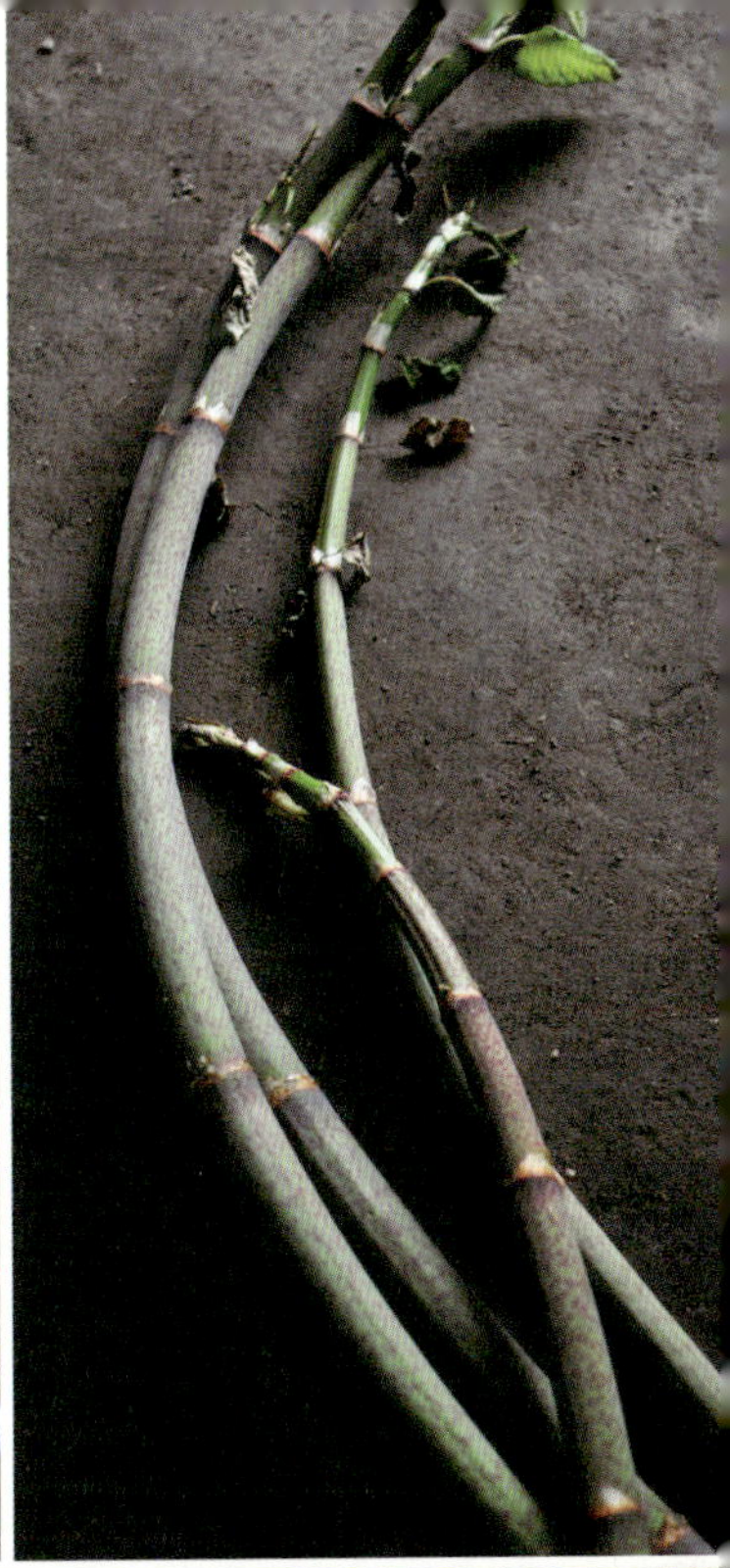

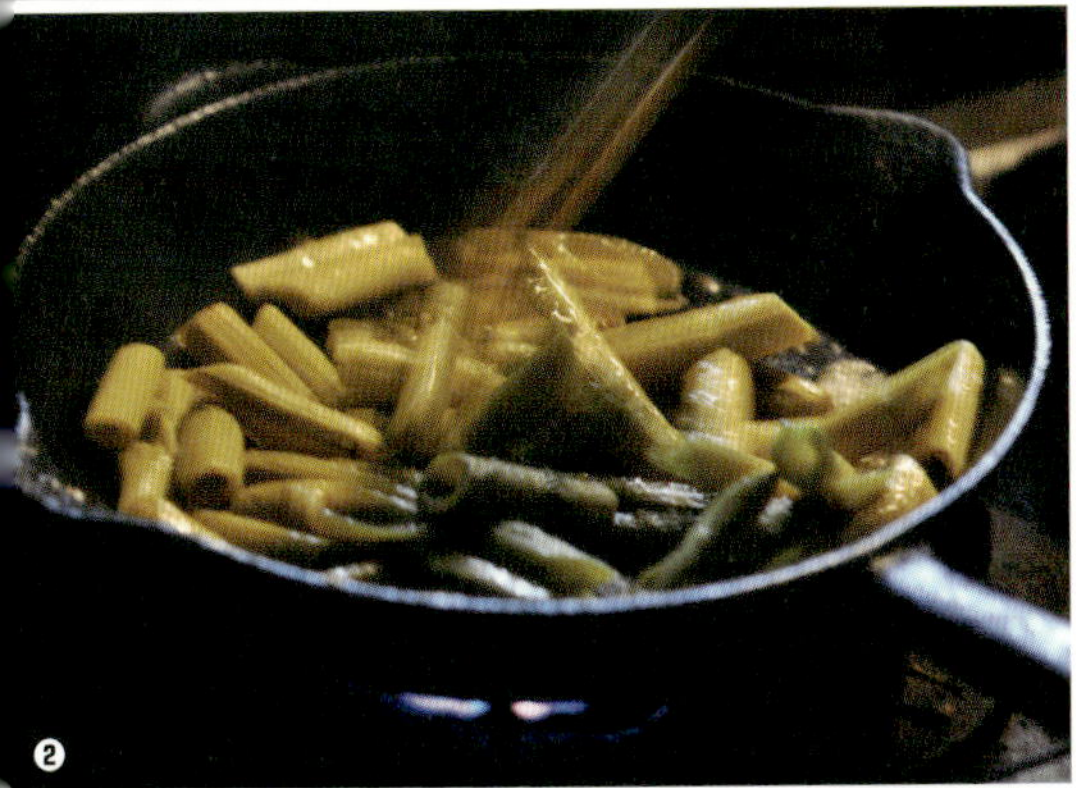
❷

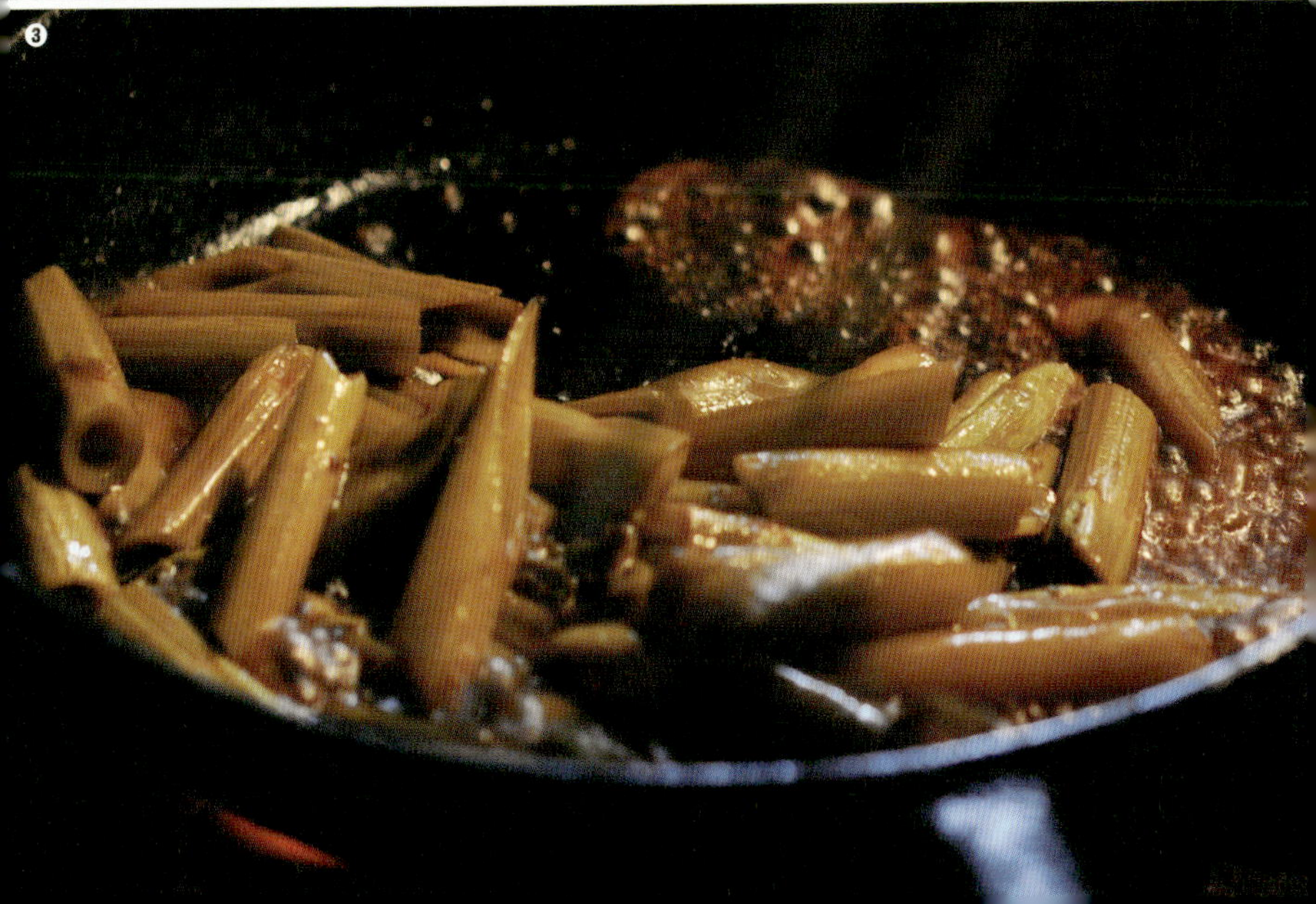
❸

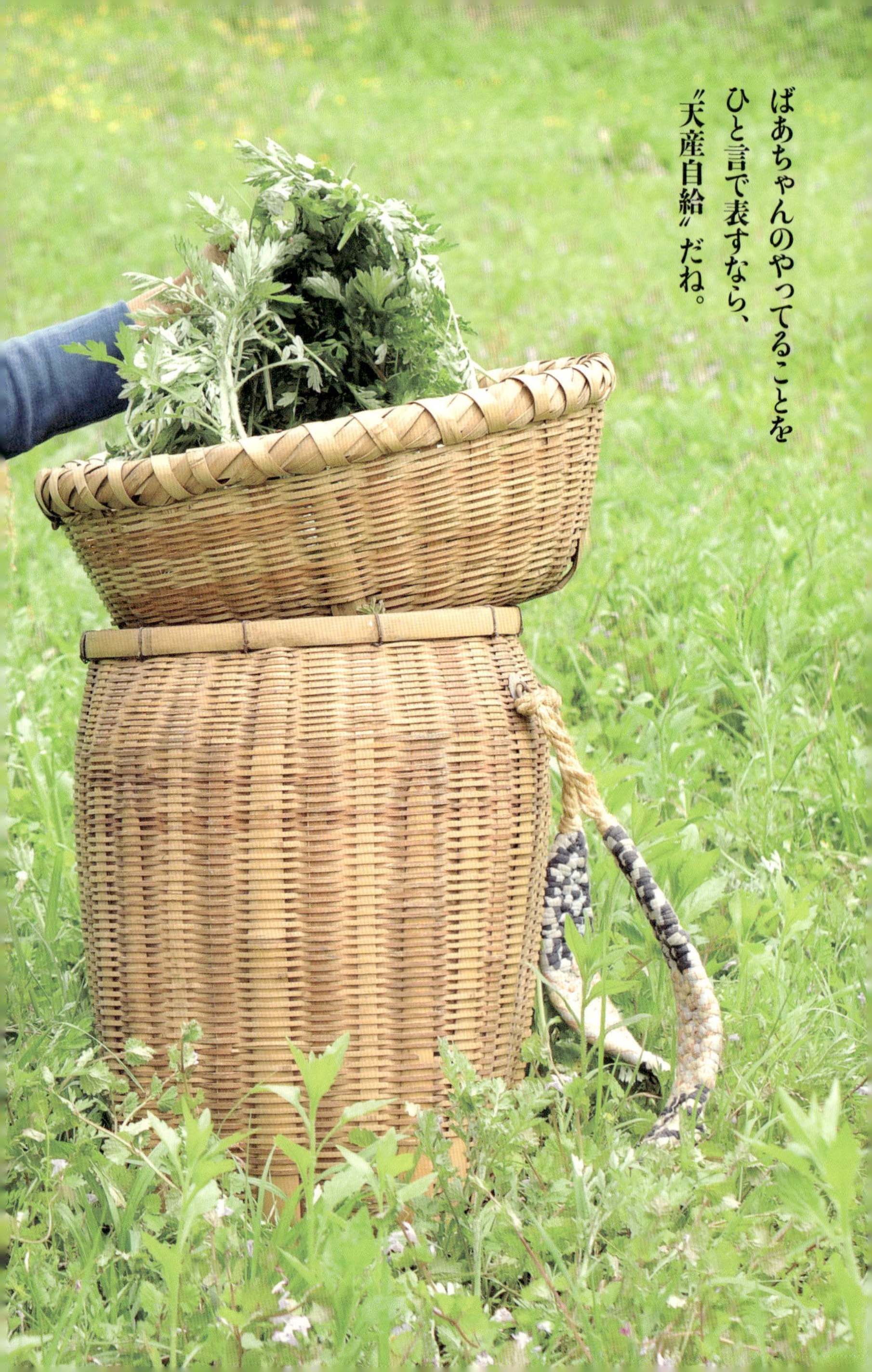

ばあちゃんのやってることを
ひと言で表すなら、
〝天産自給〟だね。

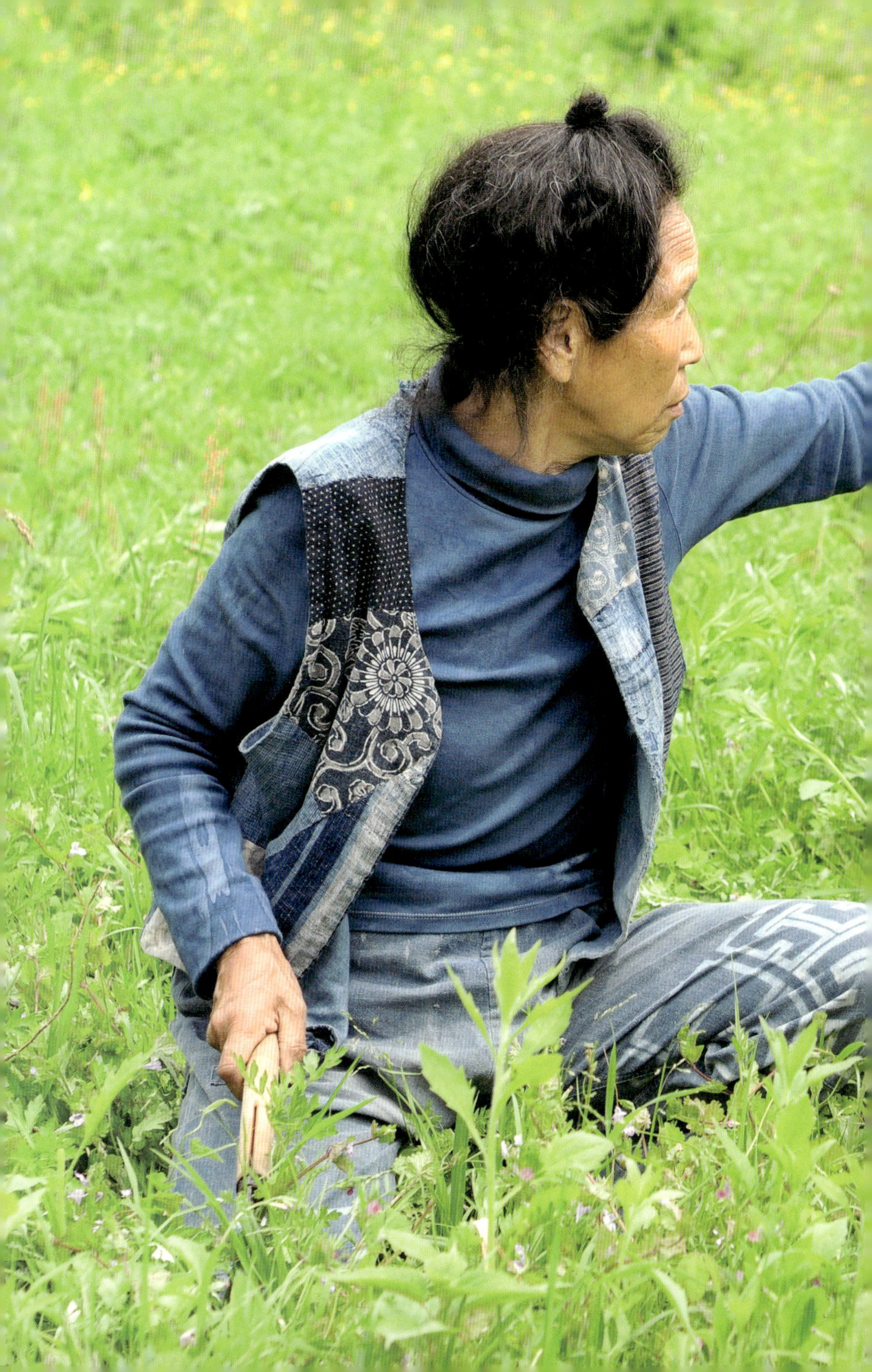

フキの話

フキの葉が生えてきたら、鎌で刈ってくる。近所の人たちは、フキの茎だけ食べて、葉っぱはみんな捨ててしまうから、私はそれも「いらないの？」って言って拾ってくる。だって捨ててしまうのは、あまりにもったいないから。

フキは春から九月頃まで食べられる。でも、時期が遅くなるほどアクが強くなるから、四〜五月は塩、六〜七月は糠、八月は灰でアク抜きをして、その後水に二〜三時間さらすこと。とくに夏のフキはアクが強いから、クヌギの灰でアク抜きするといい。茎も葉も同じようにアク抜きすると、おいしく食べられる。

アク抜きして、酒と薄口しょう油で煮て、おにぎりに巻いてもおいしいし、絞って広げてお日さまに干せば、立派な保存食にもなる。フキの葉っぱの保存法は、葉っぱを茹でて干したのと、茹でずにそのまま干したものと、二通り。それが冬の保存食になる。

フキの葉っぱを保存しておいて、冬の寒い時期、ドジョウやナマズが手に入ったら、いっしょに炊いたり、スープにして。これを食べると、からだがホカホカになるんだよ。

フキの葉の茹で干しは、ごま油で炒めて、酒と醤油とみりんで味付け。砂糖はいっさい使わない。そのまま干したフキの葉っぱは、カラッカラに干して、揉んでコロッケに入れ

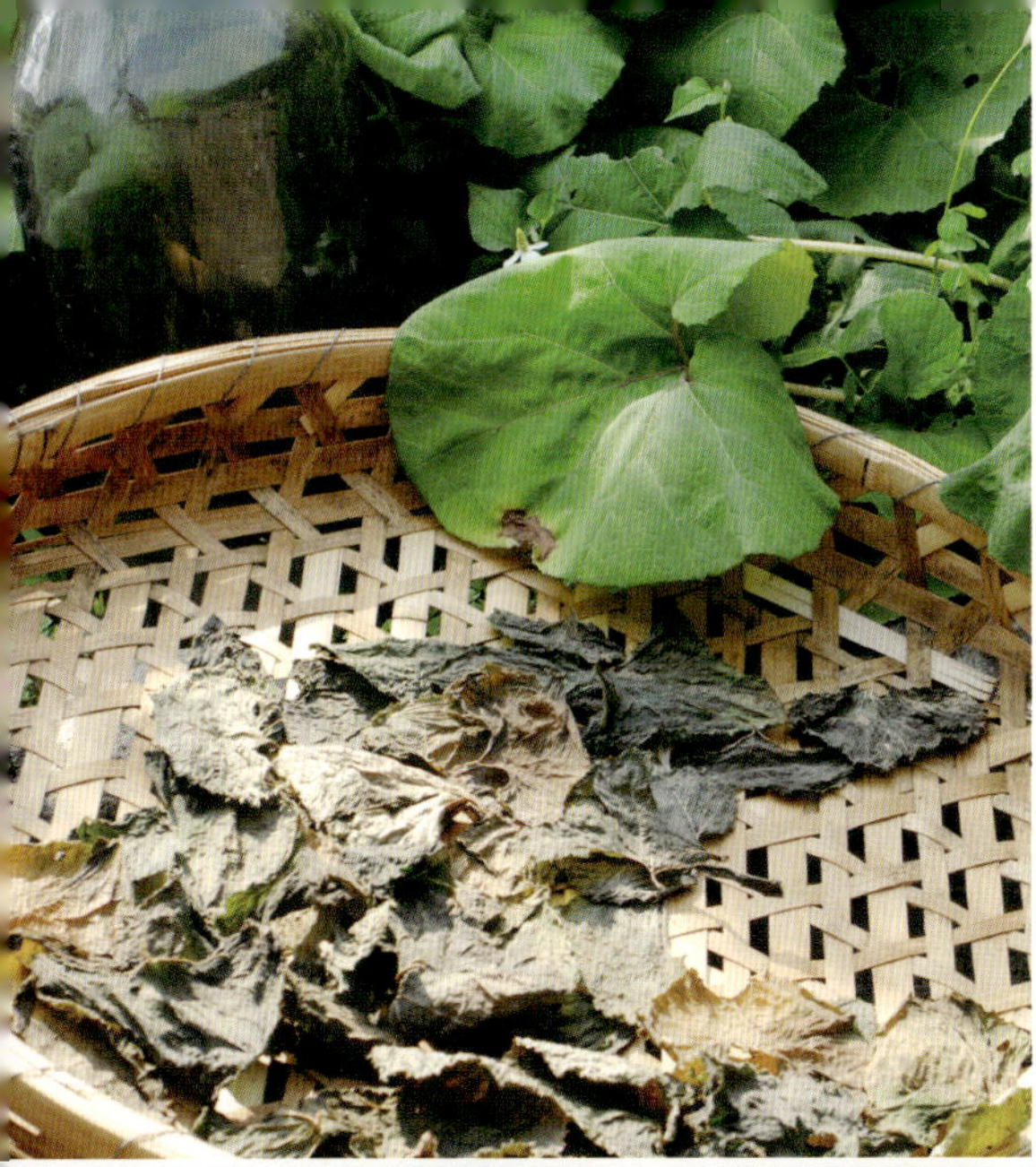

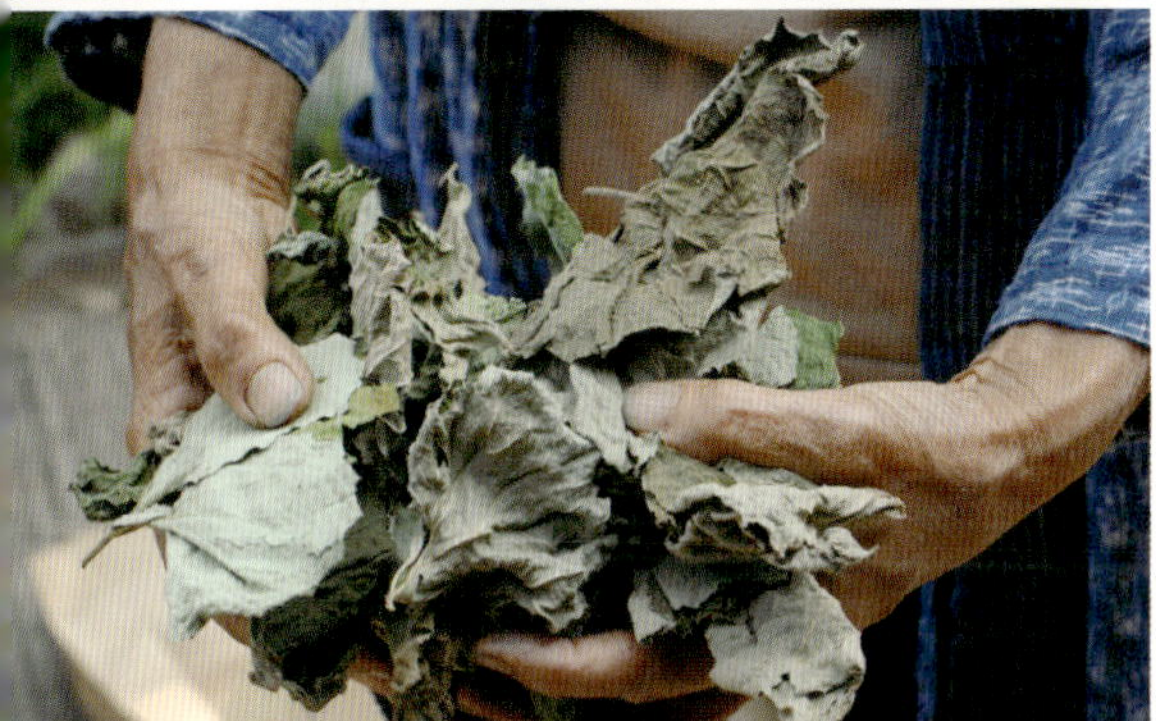

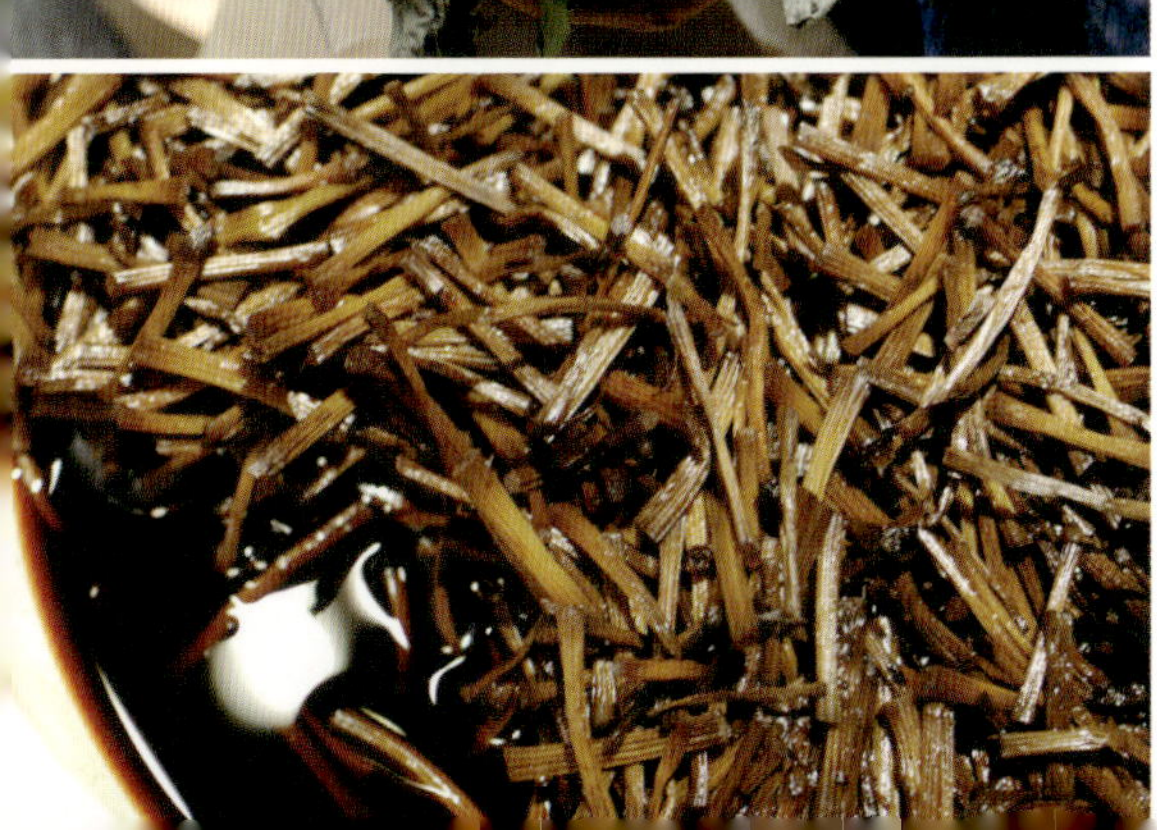

たり、フリカケにしてもおいしい。茹でて干してよし。生のまま干してよし。なんでも応用、活用して、昔の知恵を使って生きていかなくちゃダメよ。

写真は、上が生えているフキと、それを干したもの。真ん中が一度茹でてから干したもの。下がフキの茎のしょう油漬け。

ササの葉茶

ササは、ガスで炙《あぶ》ればすぐお茶になる。ササ茶には珪素《けいそ》が多いから、血液の中でカルシウムイオンが増えて、骨の原料をつくる。だから、骨がだんだん丈夫になる。妊娠中に飲むと、立派な子が産まれてくるし、子どもたちにどんどん飲ませると、丈夫になる。

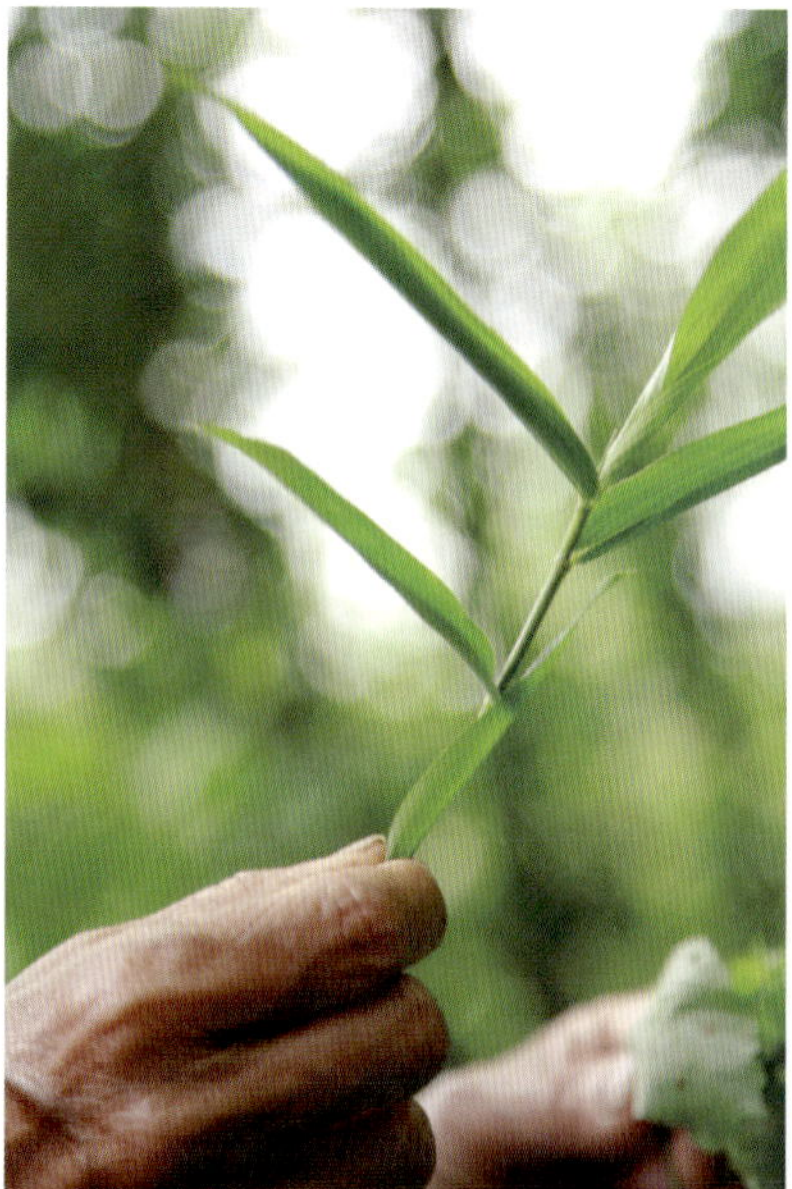

ハコベの灰でマッサージ

ハコベというのは、ものすごい貴重品。おっぱいが出る草でもある。ハコベは灰にして、歯茎のマッサージに使うといい。ハコベの葉を干して、カラカラになったら、マッチで火をつけて燃やす。その灰を瓶に入れてとっておき、焼き塩と混ぜて歯茎に塗って、朝昼晩とマッサージ。歯周病で歯茎が腫れる人は、焼き塩といっしょにマッサージを繰り返すと、歯医者に行かなくていい。

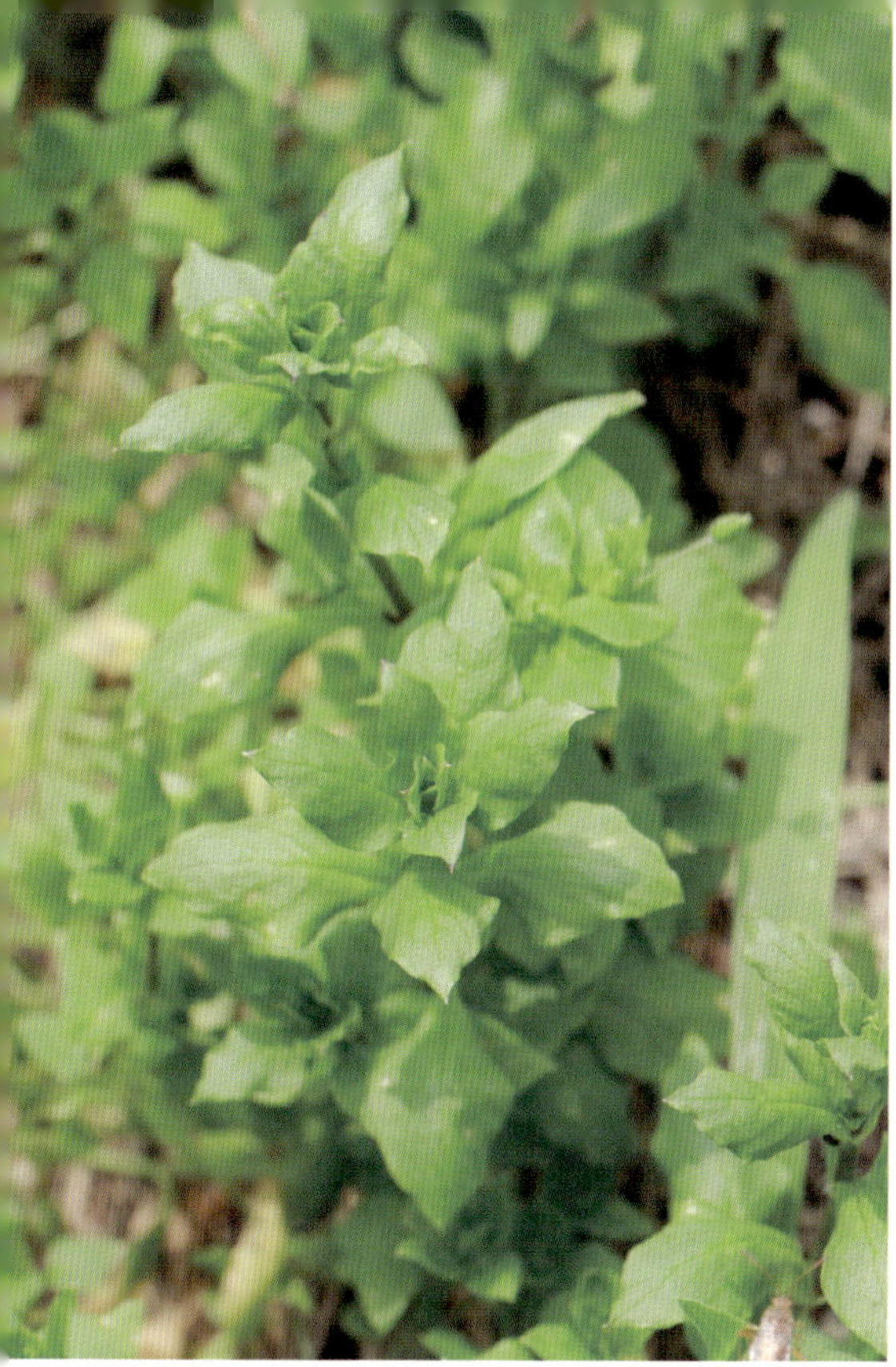

マッサージというのは、歯ブラシでやるより、手の指でこするほうが、「手当て」になる。だってお釈迦さま……というか、昔の人は、お腹が痛い、喉が痛い、ほっぺたが痛い、そんな時どうするかと言うと、「ああ痛い」って、自然に患部に手を当てている。そもそもそれが「手当て」の始まり。

ハコベ以外には、ドクダミも効く。歯茎だけでなく、できものや腫れ物ができたら、ドクダミを火で炙って貼り付けると、腫れが治まったり、化膿が治まったりする。昔の人は、いつどこで誰でもちゃーんと家庭でやっていた。私たちはこれを復活させないとダメ。

ドクダミは十の薬？

ドクダミは、昔から「じゅうやく」＝十薬といって、からだの悪い人の十の毒を、からだから引き出す力を持っていると言われていた。ところがこれは、臭いを嗅ぐとわかるように、他の草とはぜんぜん違って、ものすごく臭い。ってことは、ものすごく陰性が強い。ドクダミのお茶は、ふだん肉を食べている人には効果があるけれど、菜食の人やマクロビの人が飲むと、血が薄くなって体温が下がってしまう。スギナ茶も同じ。血が薄くなって貧血を起こして、ひどくなると倒れてしまう。

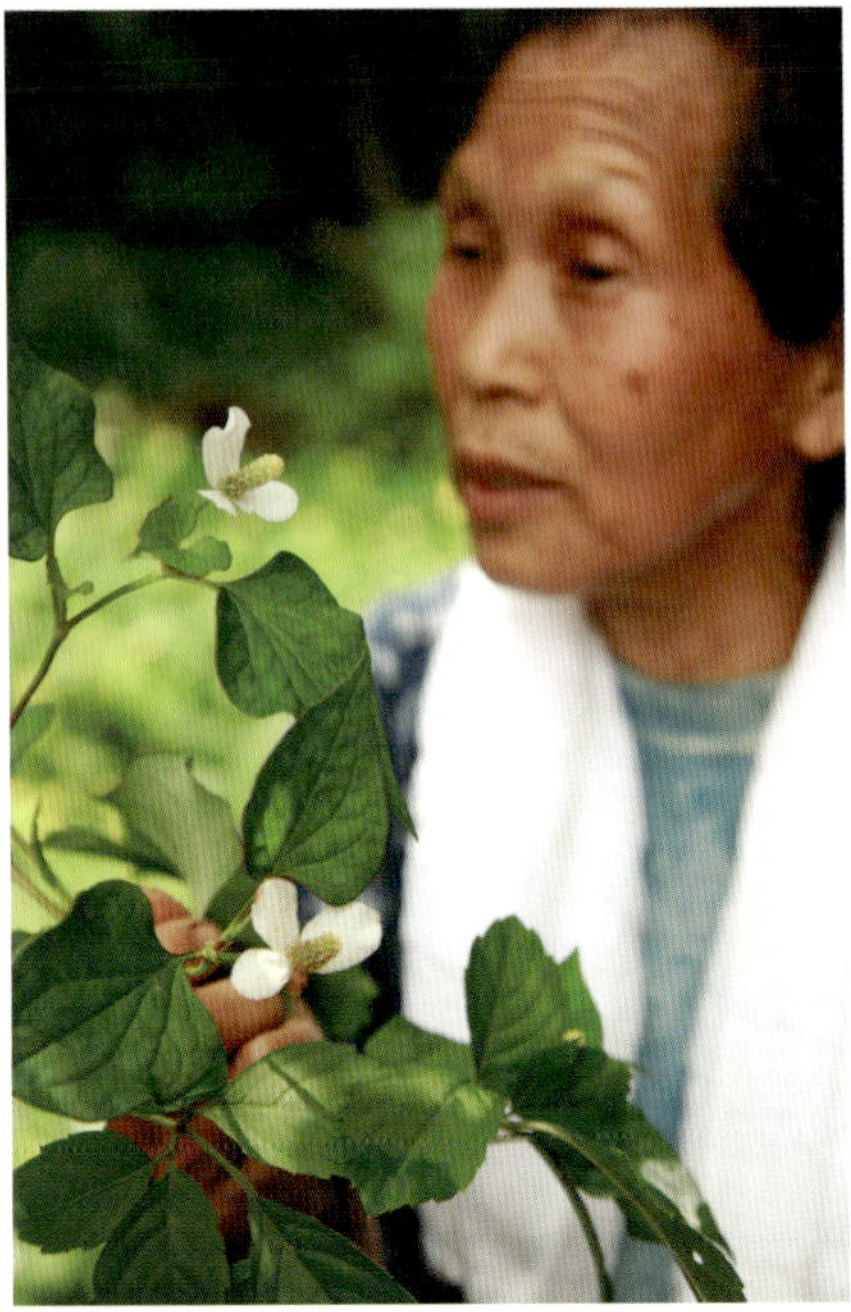

陰陽がわからないまま飲む人が、たくさんいるから、厄介。ドクダミばっかり煎じて飲んでた人が、私のところへやって来て、

「若杉さん、ドクダミを十日ばか

り飲んでたんだけど、私、調子悪いの」

「そればかり飲んでたら、あたりまえよ。あれは貧血を起こすって、言ったじゃないの!」

スギナ茶も陰性が強く、シュウ酸があるから、貧血の原因になるんだよ。多少飲むのはかまわないけど、はぶ茶とか、はと麦とか、玄米の黒焼きとか、他のものとブレンドして飲むのがいいと思う。ドクダミ茶は高血圧の人は向いているけど、つづけてはいけないよ。

大豆について

江戸時代の文献に「米はその性《せい》温《おん》なり。小麦はその性微寒《びかん》なり。大豆はその性寒《かん》なり」という一文がある。

意外に知られていないけれど、大豆は極陰性の食べ物。陽性な人は食べてもいいけれど、貧血・冷え性・低体温の人が食べると、いろいろな症状が出て苦しむ。

もしかすると、食養をやってる人のなかで「大豆が悪い」と言っているのは、私だけかもしれない。熱が出たとき、豆腐を頭に当ててみるといい。素早く熱を下げるから。ところが氷枕で冷やすと、毛穴がしまって、熱が中にこもって、なかなか下がらない。発熱は、豆腐で冷やしたほうがいい。それくらい陰性が強い豆なのだと覚えていてほしい。

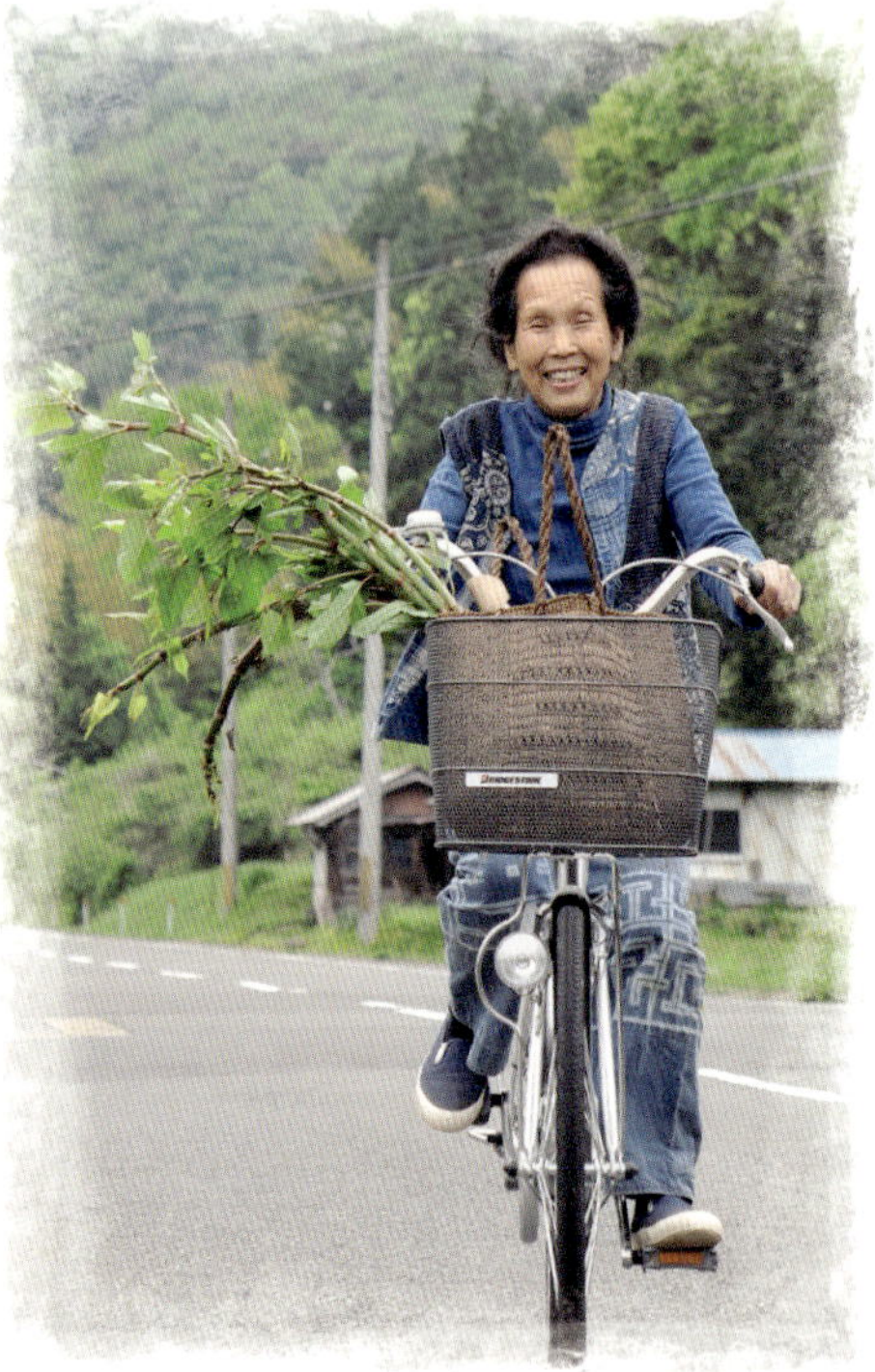

夏の野草料理教室

栃木県茂木町にて

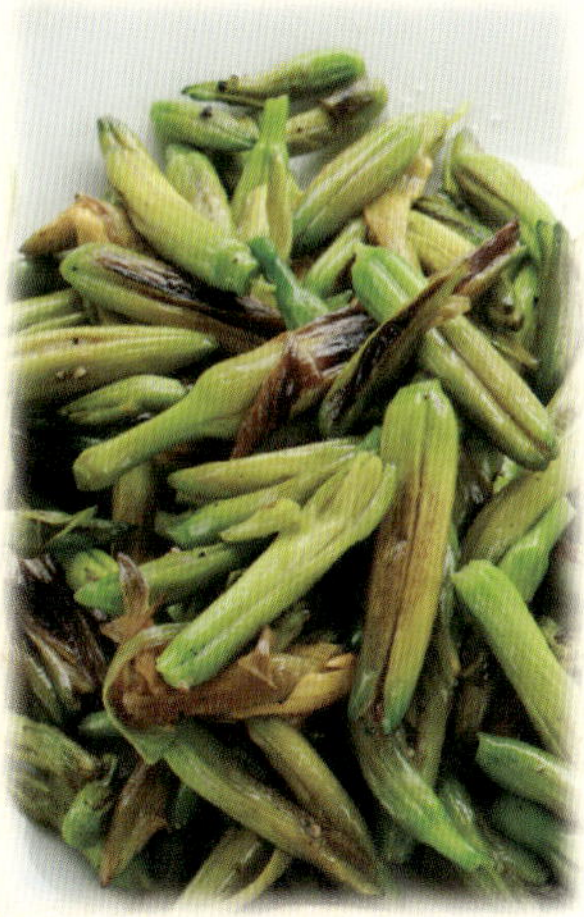

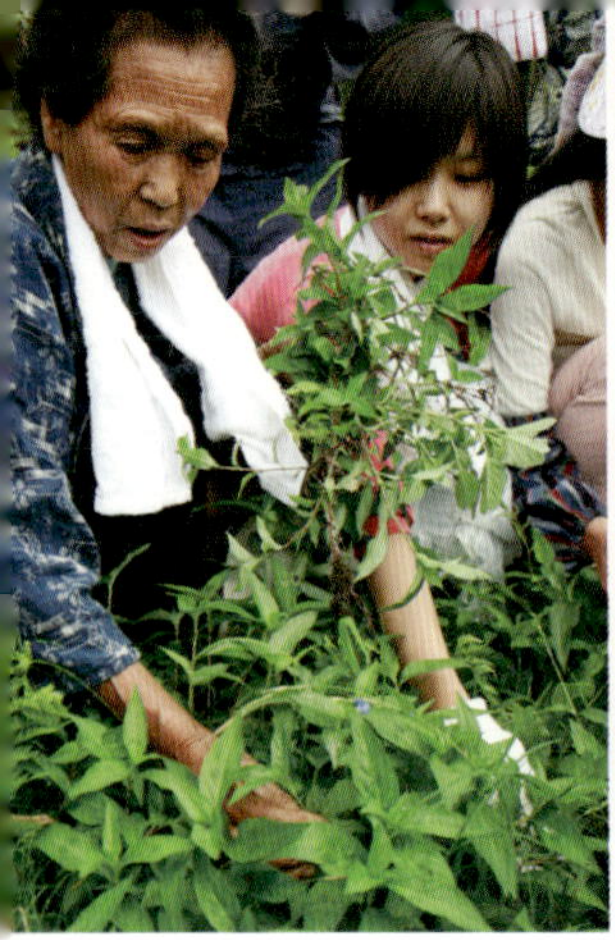

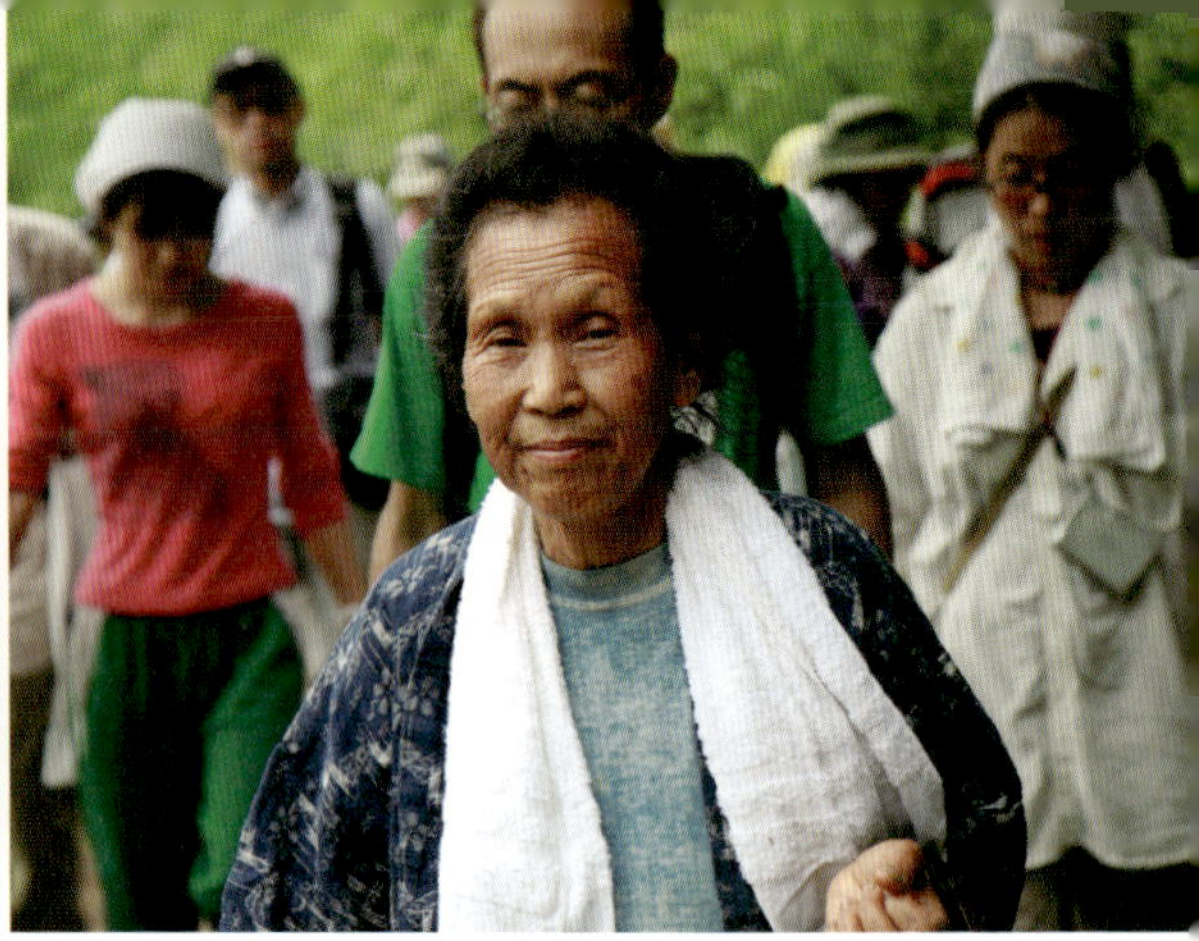

栃木県茂木での野草料理教室

ある年の七月の暑い日、東京のＮＰＯ法人「メダカのがっこう」の人たちと、栃木県の茂木《もてぎ》町へ向かった。ここは野草の宝庫。綾部とはまた違った野草がたくさん生えている。

陽子さんと出会ったのは、かなり前。私の野草料理の本（『若杉友子の野草料理教室』）をつくってくれた高草洋子さんに連れられて、綾部の家へやってきた。それからのおつきあい。

メダカのがっこうでは、自然や動物たちを大切に守りながらお米をつくっている農家を、応援している。昔ながらの味噌やしょう油もつくっている。

陽子さんは、都会生まれの都会育ちなのに、日本の田んぼとお米、農家を守ろうという心意気は半端じゃな

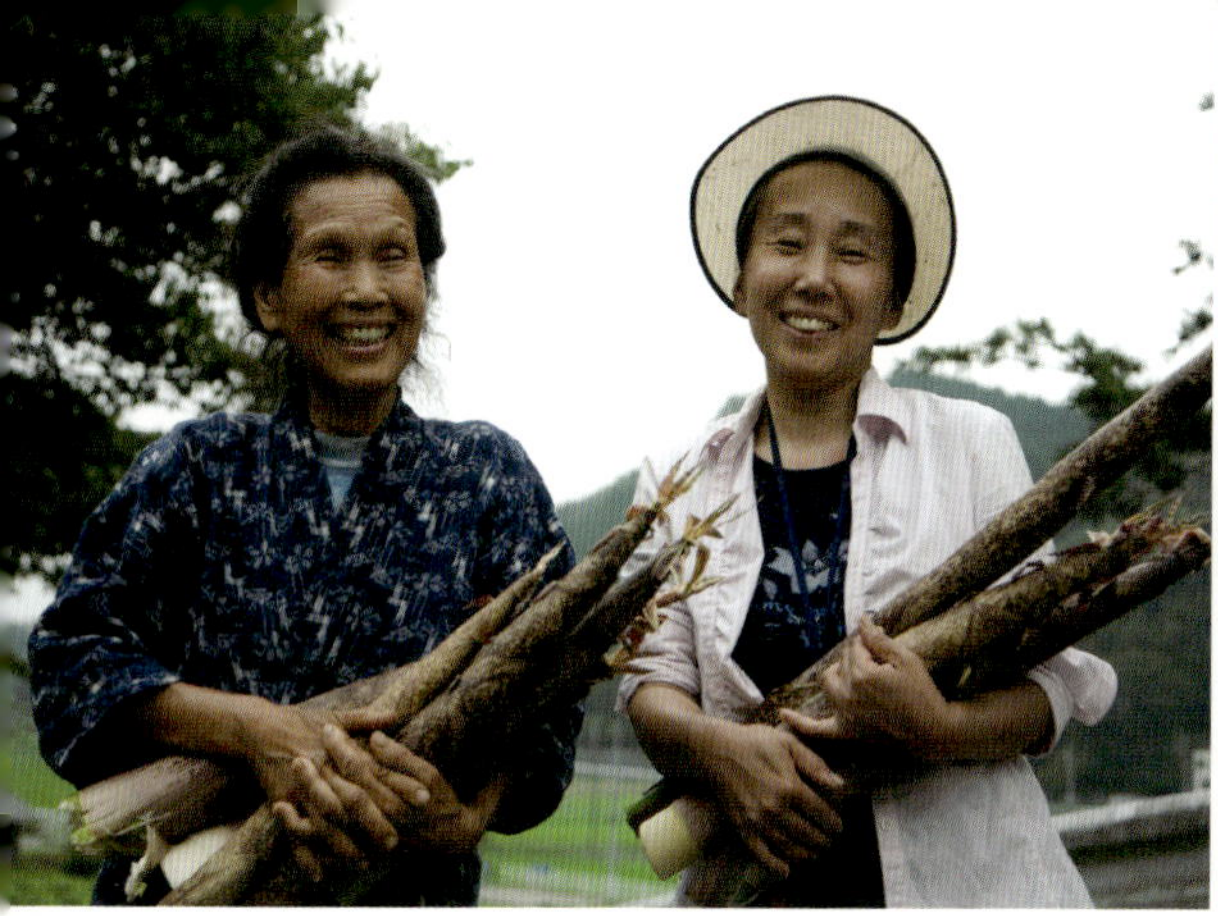
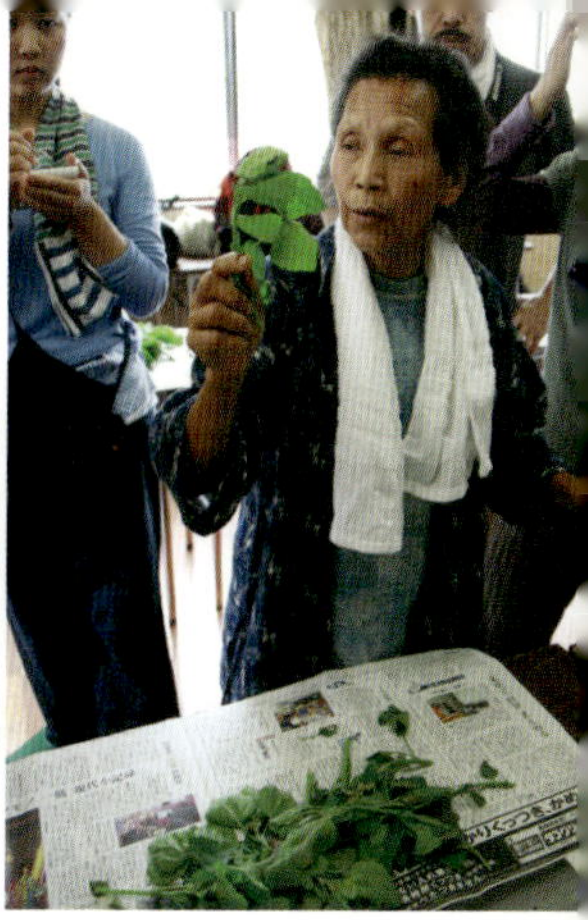

い！　だから、私も時々東京に行って、料理教室をやっていた。
この日の茂木は猛暑。そんななか、生徒さんといっしょに野草摘みに出かけた。どんどん摘み取ってそのまま台所へ。私も生徒さんも、汗をダラダラかきながらの料理教室。
食べられる草は、夏でもいっぱいある。野草は野菜の原点だから。

栃木県茂木での野草料理教室のようす。一番左の写真の右が中村陽子さん。茂木の農家の方からおみやげのタケノコをいただいて、ふたりともニッコリ。

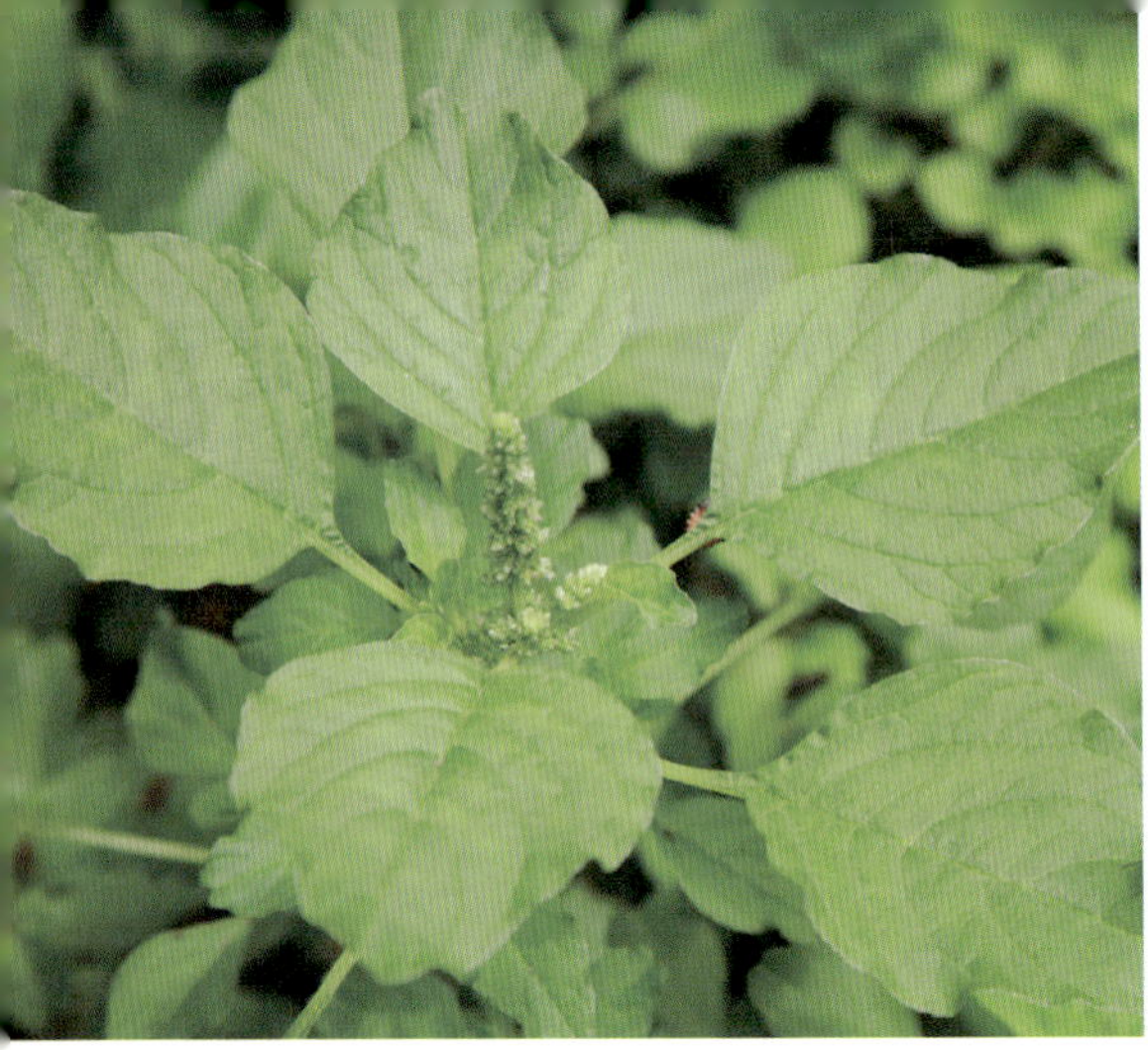

イヌビユ

茂木には、イヌビユの群生地がある。初めてここを見つけたときは、
「うおぉーっ！」
って思わず雄叫《おたけ》びをあげるほど、うれしかった。天にも昇るような気持ちってのは、このことやね。日本国中さがしても、こんなに生えているところは、めったにない。持ち主の農家さんは、除草剤をいっさい使わない人。偉い人。

イヌビユは、比較的アクがなくておいしい野草。野菜感覚で食べられる。夏が最高においしい時期だから、踏まないように、大切に。

イヌビユは、味噌汁やスープに入れてもいいけど、和え物にも最高。食べなきゃ損々。

熱湯に塩を入れて二分ぐらい茹でたら、十〜十五分水にさらした後、ギュッとしぼる。しょう油と水を三対七から四対六の割合で混ぜたしょう油液をつくって、その中へ十〜十五分漬け込む。すると茶色い汁が出てきて、野草のアクが取れる。これが「しょう油洗い」。出てきた汁を飲もうとする人がいるけど、アクは〝悪〟だから、飲んでもロクなことはない。

「磯部和え」は、板海苔を炙って、それをちぎって、ボウルの中にしょう油、水を入れて……こうして板海苔から出汁をとる。あとは茹でてアク抜きしたイヌビユを、ザクザク切ってしぼって和えるだけ。それでものすごくおいしい、これは絶品。

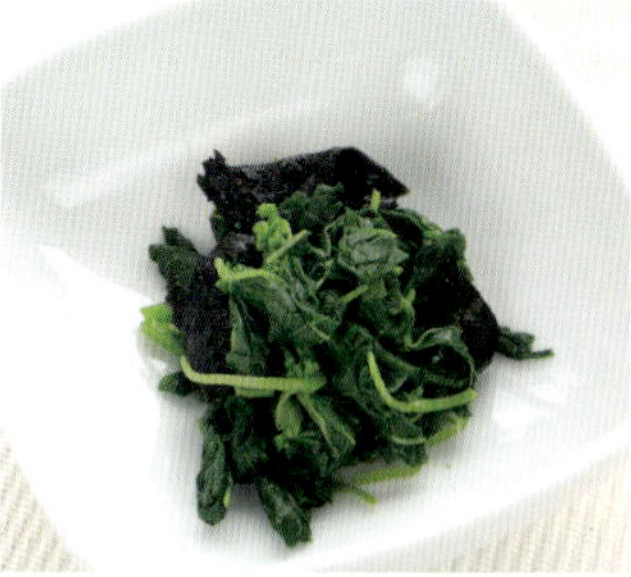

イヌビユの磯部和え

【材料】

イヌビユ　海苔　薄口しょう油　濃口しょう油　水

【作り方】

❶海苔を炙る。

❷２種類のしょう油と水を適量入れ混ぜる。

❸②に①の海苔を入れ、しばらくおくと、海苔からいい出汁が出る。

❹しょう油洗いでアクを取ったイヌビユをギュッとしぼり、ザクザクと切る。

❺④と③を手で右回転で混ぜる。

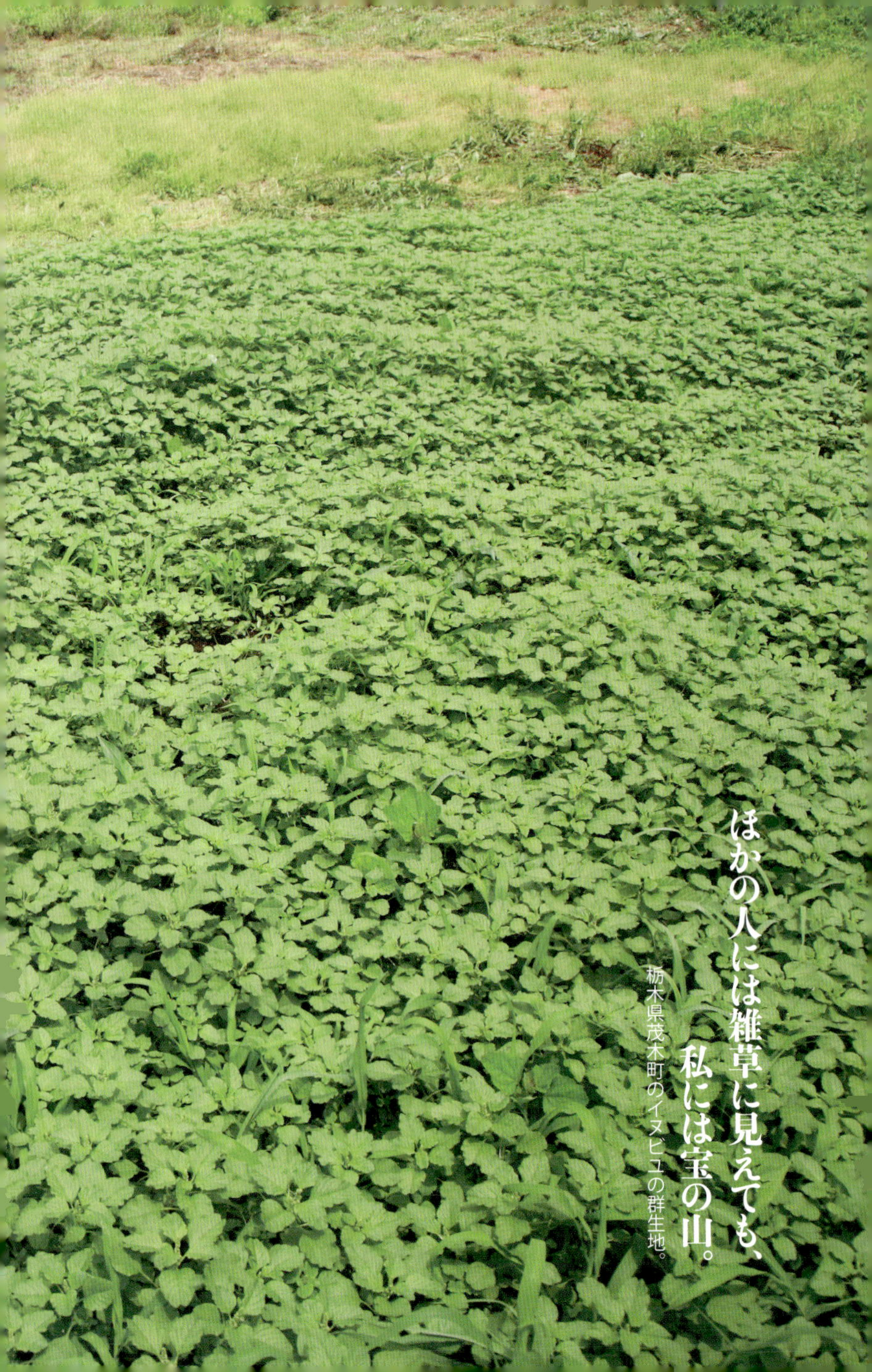

ほかの人には雑草に見えても、
私には宝の山。

栃木県茂木町のイヌビユの群生地。

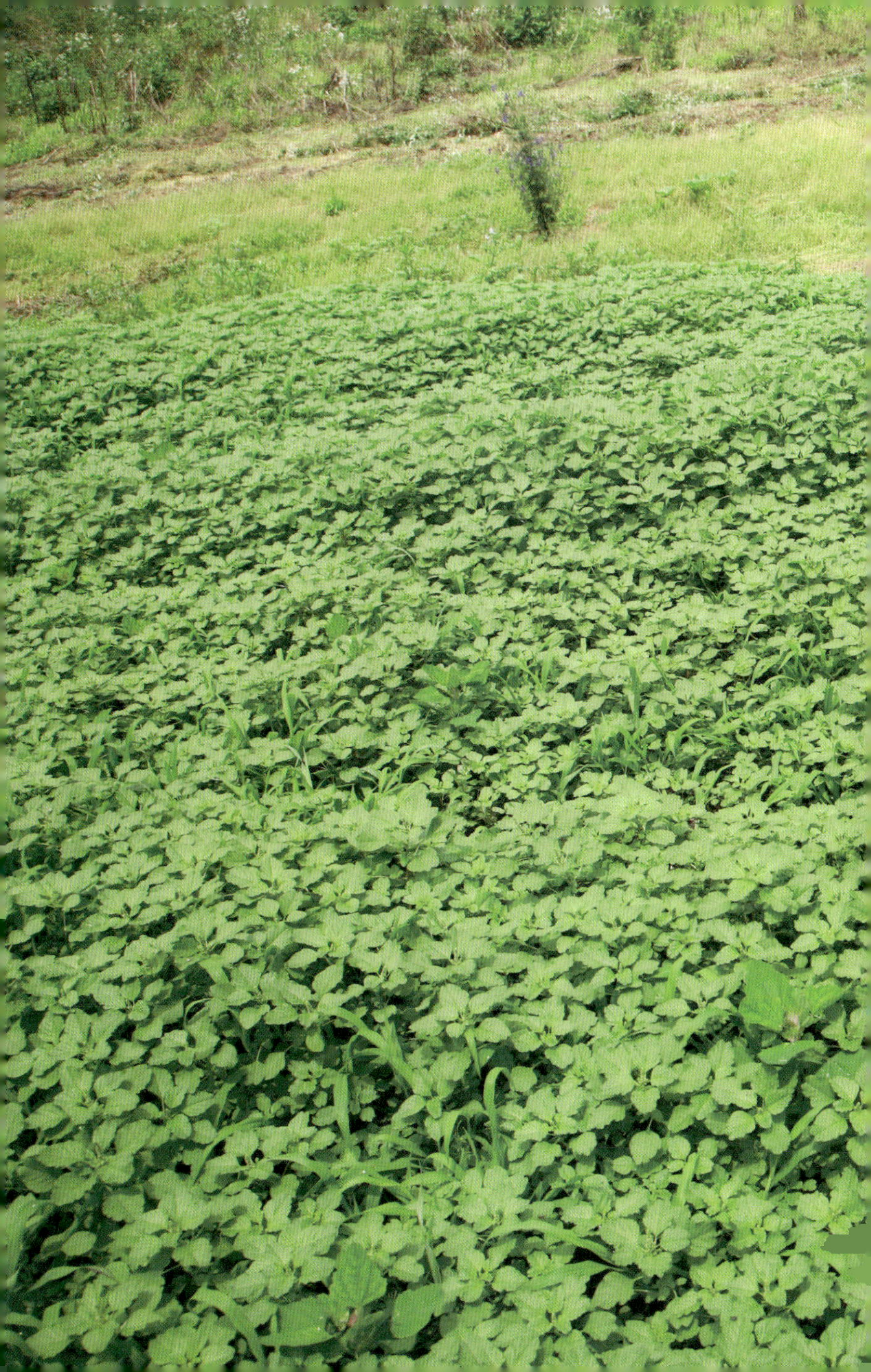

ノカンゾウ

夏になると、柿色のユリのような花が咲く。春のあいだは茎を、六〜七月はつぼみを食べる。つぼみを塩コショウで炒めると、甘くて美味。花が開くと、陰性になるからおいしくない。つぼみをごま油で炒めて、塩、コショウをふれば、パッパっとものの二〜三分でできてしまう。蒸《ふ》かして干せば保存食に。水で戻してごま油で炒めると、またおいしい。

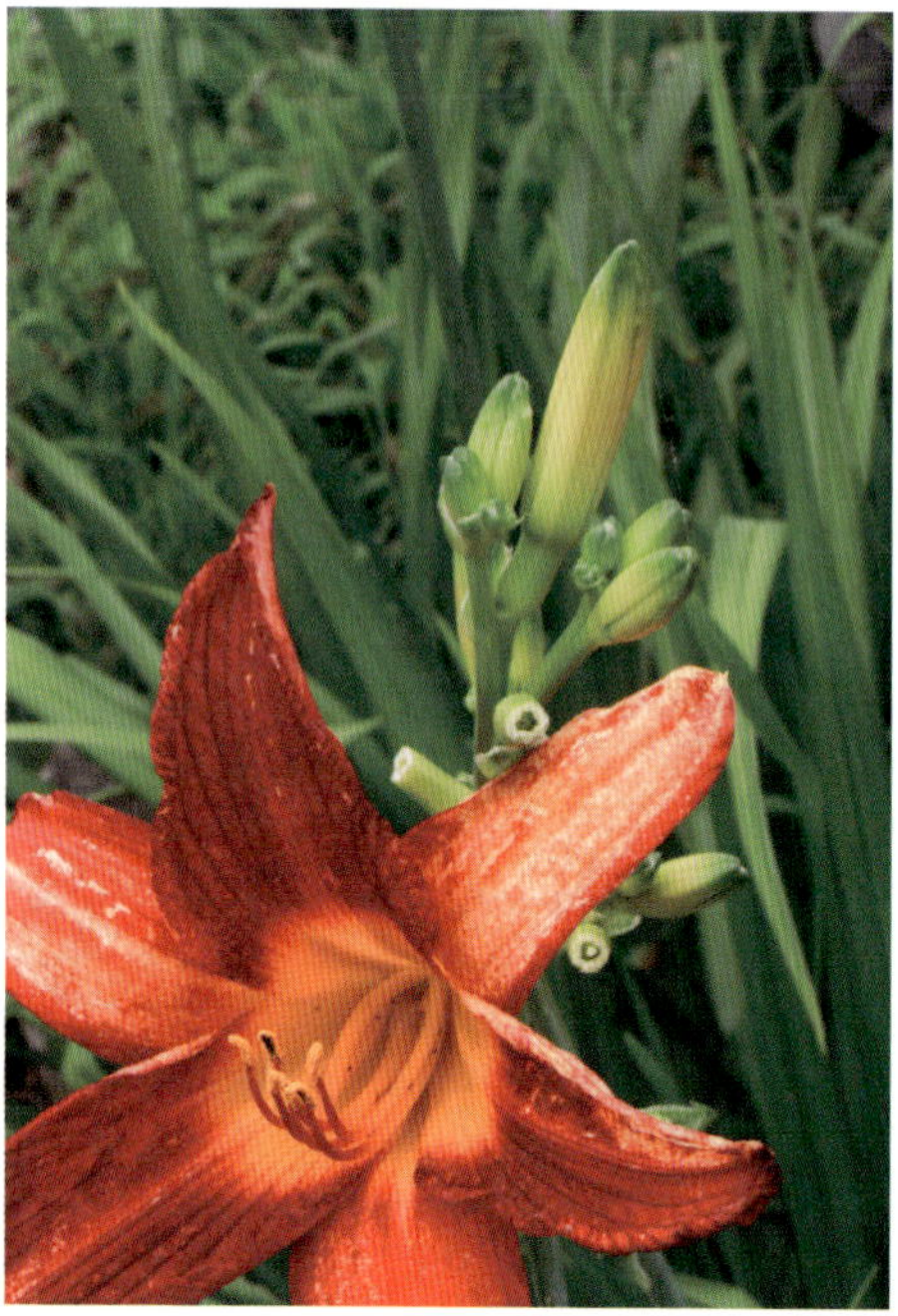

ノカンゾウのつぼみの炒め物

【材料】
ノカンゾウのつぼみ　ごま油
塩　コショウ

【作り方】
❶フライパンにごま油を入れ、熱する。
❷ノカンゾウのつぼみを入れ、フライパンを煽る。
❸塩を回しかけ、コショウをふって味を整える。
※ノカンゾウはつぼみが開いたら、食べてはダメ。

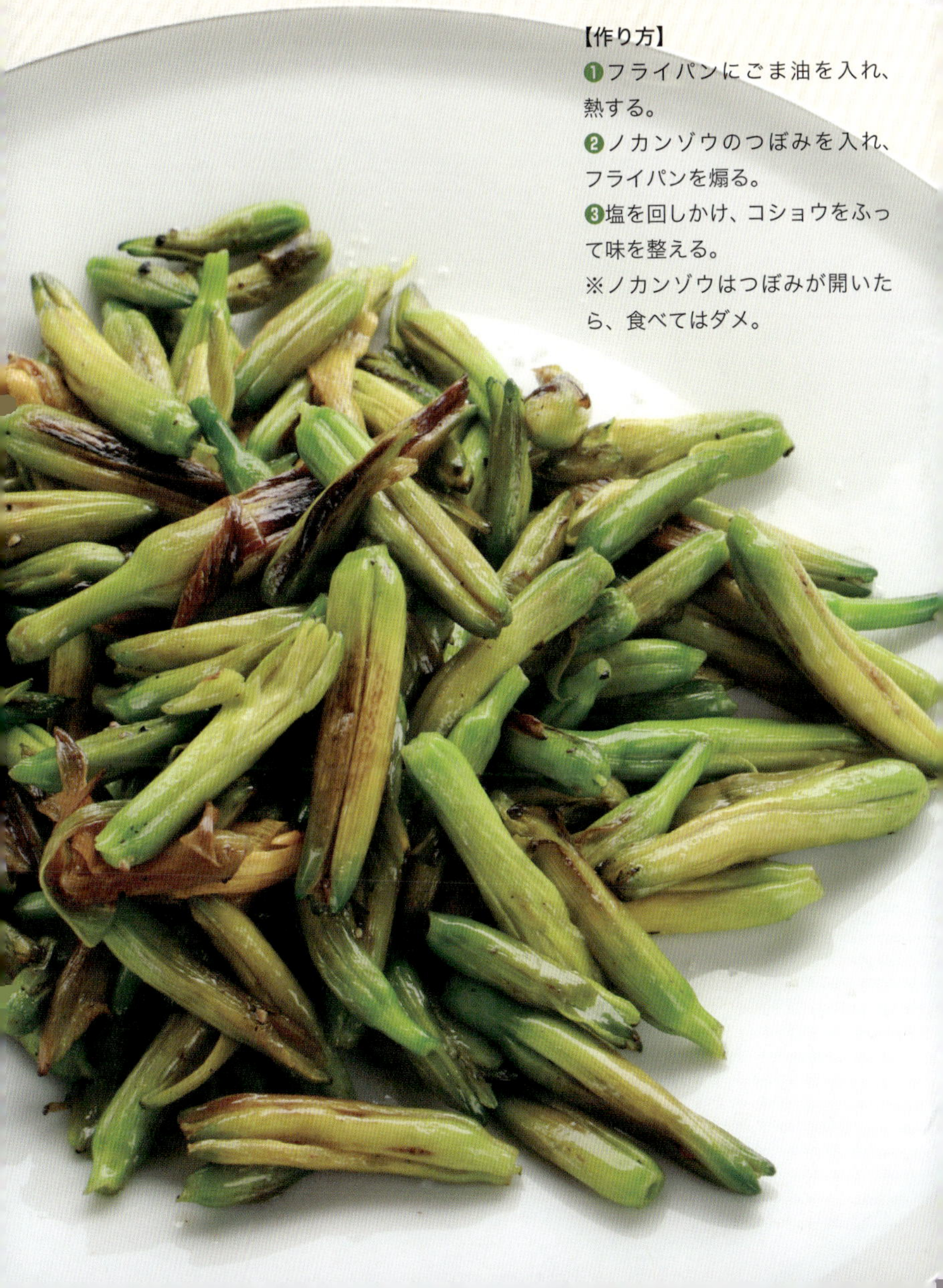

ナス

ナスは、暑い暑い夏に食べる。

食べていいのは、七、八月だけ。九月に入ったら食べちゃいけない。昔から「嫁に喰わすな、秋なすび」ってことわざがあるように、九月以降の秋ナスは、陰性が強くなって、自分の持ってる陽性のタネを消してしまう。つまり「嫁に喰わすな」というのは、妊娠したお嫁さんがナスを食べると、せっかくお腹にやって来た赤ちゃんが、極陰のナスで流産で流れてしまうから……。そんなおしえなんだね。

「なすのこんねり」は、昔、私の母が教えてくれた料理で、作り方は簡単。まずナスを千切りにしたら、水にさらさないでそのまま炒める。ナスは、ものすごく油を吸いたがる習性を持っているから、いいゴマ油をたっぷり使うこと。ナスを炒めて、透き通ってきたら、そこにおしょう油を入れて、水で溶いた小麦粉を入れて完成。

ナスは極陰だから、とにかくフライパンをカンカンに、陽性に煙が出てくるまで熱くすること。これがこんねりをつくるコツ。

材料を混ぜるときは、右回転で混ぜるのが大原則。左回転で料理すると、おいしくない。

とくに病人につくるときは気をつけて。憎たらしい人につくるときは、左回転にすると、味は悪いし、病気の治りも悪いわけ。

ともかく、これを丼ご飯の上にのせて、食べてみて。ほんとうに、ご飯と合うのよ、これが！　誰でも喜ぶ絶品だから。

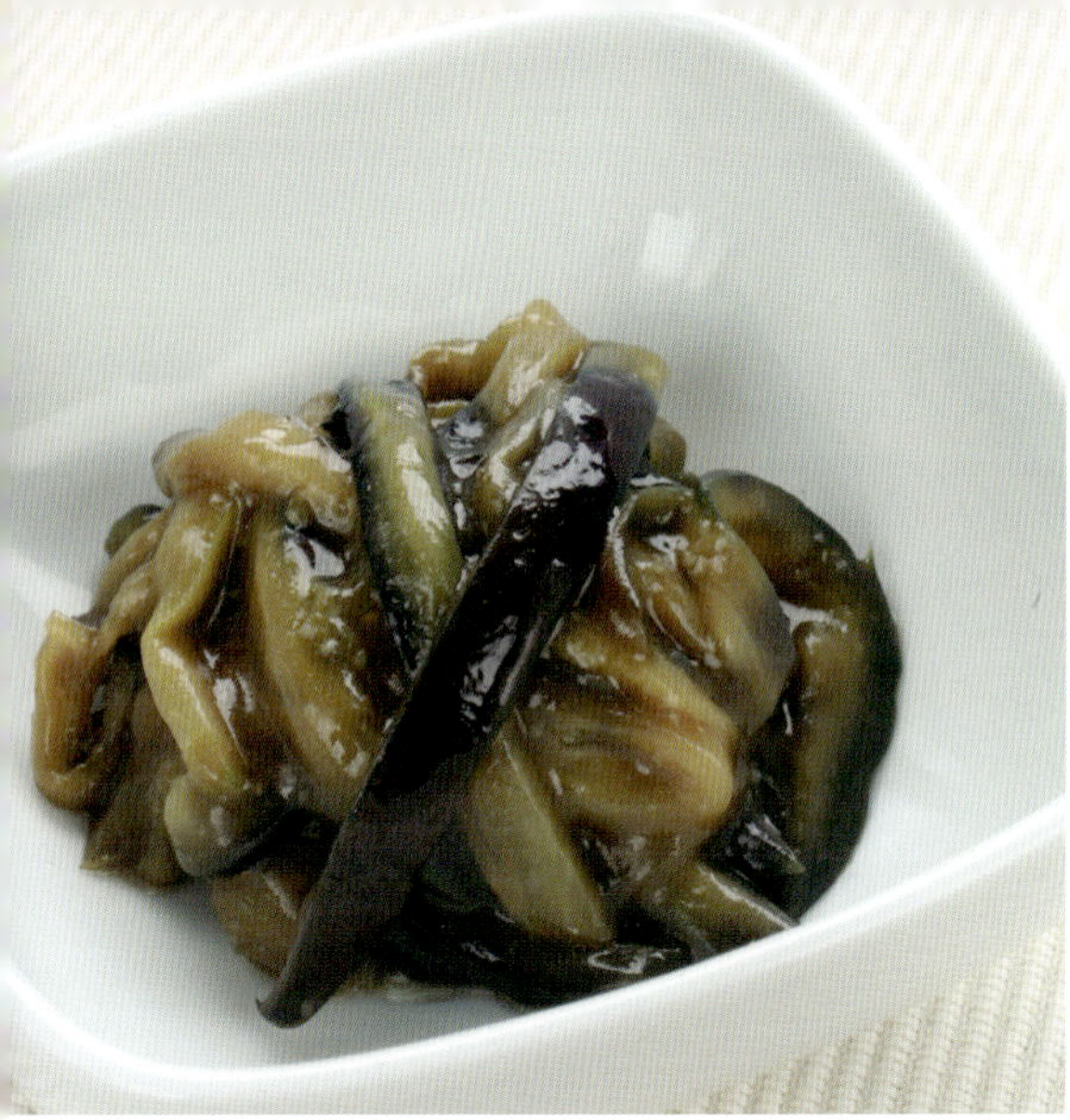

ナスのこんねり

【材料】
ナス　ごま油　薄口しょう油
小麦粉　水

【作り方】
❶ナスは厚さ５㎜の斜め切りに。水にはさらさない（油で炒めることでアクを抜く）。
❷小麦粉に水を加えて、溶いておく。
❸鉄製のフライパン（中華鍋）を、煙が出るまでカンカンに熱する。
❹ごま油をたっぷり（大さじ２）入れて熱し、①のナスをどんどん入れる。
❺ヘラを使って混ぜる。混ぜるときは右回転に。
❻ナスが柔らかくなったら、濃口しょう油を右回転で入れる。
❼②を入れてしっかり混ぜればできあがり。

キュウリ

キュウリは腎臓や膀胱《ぼうこう》の薬。できれば、七月、八月にしっかり食べてほしい。おしっこの出が悪い、からだがむくんでいる人は、キュウリ（胡瓜）、カボチャ（南瓜）、マクワウリ（真桑瓜）、スイカ（西瓜）……全部「瓜」という字がつくでしょ。どんどん瓜系の野菜を食べてほしい。真夏の二カ月間、これらを食べることで、腎臓のはたらきがよくなって、おしっこの量が増える。からだの水はけがよくなる。腎臓は水分の調整所だから。

キュウリはもともと陰性の野菜だけど、これに塩をつけて手で揉む。すると塩の浸透圧が、キュウリの持ってる陰性を出してくれる。両手を使って塩で揉んで、二十～三十分置くだけでいい。

夏の料理のなかで、私はタマネギとキュウリとシソの葉の塩もみが一番好き。体調の悪い人は、これを食べると血液サラサラになるし、おいしい。

みんなはよく、生で野菜を食べるけど、昔の人たちは、生で食べるときは、必ず塩で「殺して」から食べていた。キュウリとタマネギは塩で完全に殺して、そして酢もみして食べる。さらにシソの葉があったら、なお風味がよくなる。

「中国即席漬け」をつくるときは、包丁は使わずに、キュウリを麺棒でバンバン叩く。唐辛子、七味でも一味でもいいし、豆板醤でもコチュジャンでも、辛味はなんでもいい。そしてごま油としょう油、梅干しを混ぜ、そこに叩いたキュウリを入れて混ぜ合わせるだけで完成。

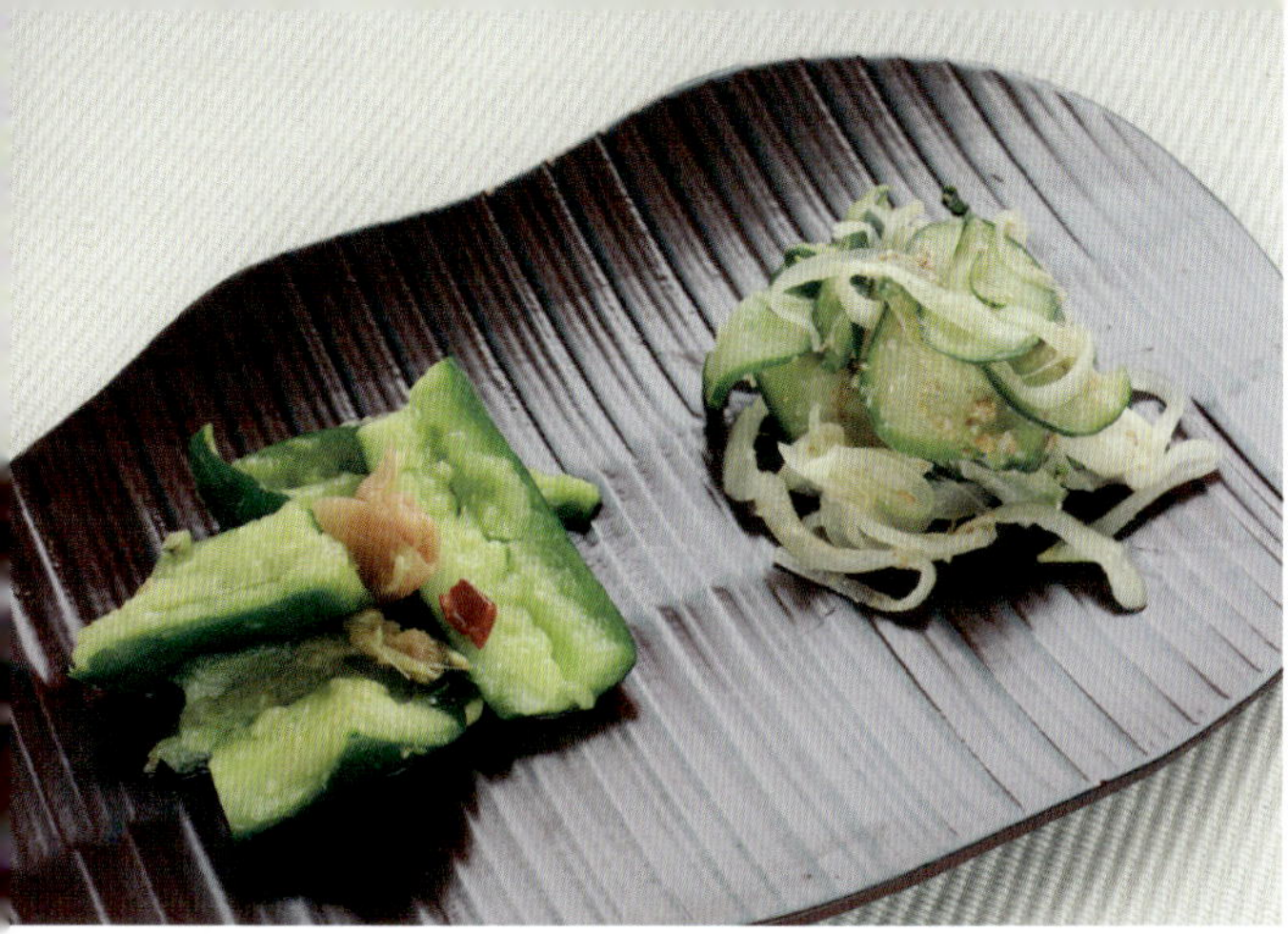

キュウリの中国即席漬け

【材料】
キュウリ
薄口・濃口しょうゆ
梅干し　唐辛子　ごま油
ラー油　生姜　酢

【作り方】
❶キュウリをすりこぎで叩き、手でちぎってボウルに入れる。
❷手で千切った梅干し、すりおろしたショウガ、唐辛子、ラー油、ごま油、しょう油２種、酢少々を加えて混ぜる。
❸①のキュウリと②の調味料を混ぜ、ボウルごと「ふりふり」したら、完成。
※梅干しのクエン酸が唾液を出してくれる。

タマネギとキュウリの酢の物

【材料】
タマネギ　キュウリ　白ごま
味噌　みりん　酢

【作り方】
❶タマネギは薄切り。キュウリも薄くスライスに。
❷白ごまを炒ってする。
❸みりんは加熱して、煮切りみりんに。
❹②と③、酢、味噌の順に加える。
❺④に①の野菜を加える。食べる直前に。
※酢は溶血性の食品。
※調味料を加えることで夏野菜の「陰」を抑える。
※砂糖はいらない。煮切ったみりんで甘味を出す。

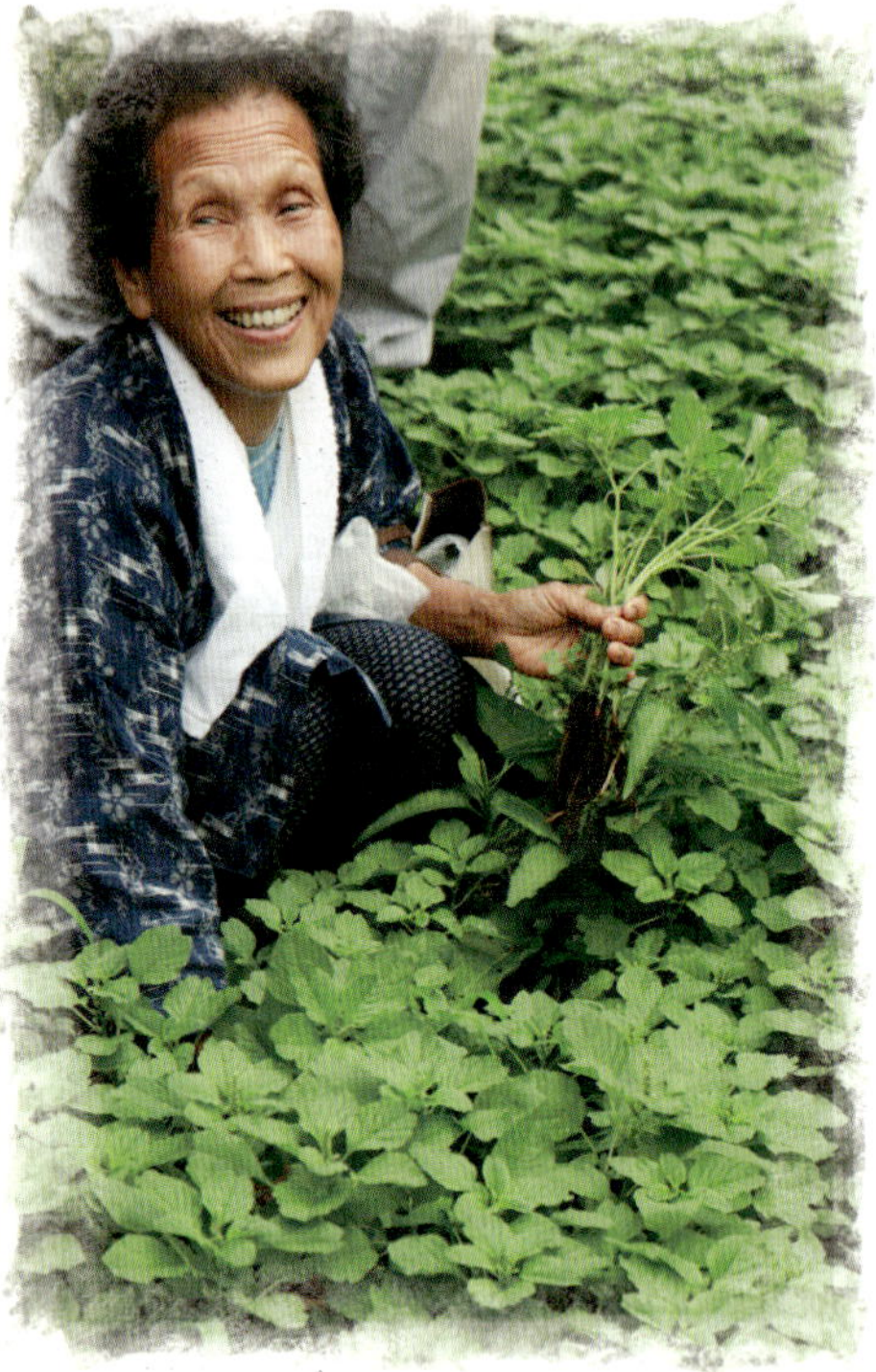

マコモタケづくし

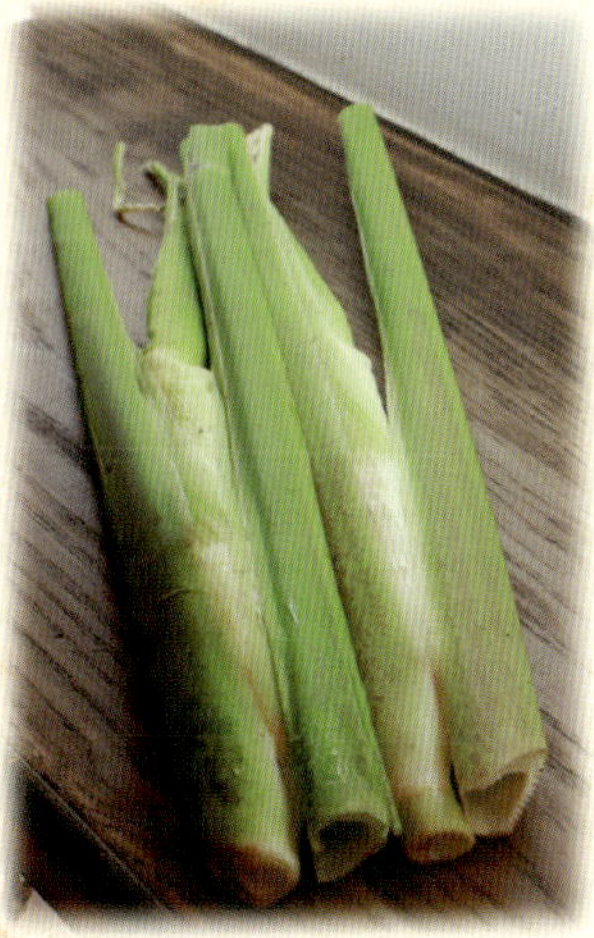

神代の昔から生きるマコモ

マコモは、『万葉集』にも登場するひじょうに古〜い食物。一億年ぐらい前の化石が発見、縄文人も常食していたらしい。お釈迦さまが、マコモの葉で編んだムシロの上に病人を寝かせて治したり、ゾウに食べさせたなんて言い伝えもある。本当に太古の昔から存在していた植物なんや。

マコモは、川や沼のような水辺で育つ。草丈は人の背丈を追い越して、二メートル以上にもなる。中に人が入ると、姿が隠れてしまうほど。黒穂菌という菌のはたらきで太った、白くて太い根元の部分が「マコモタケ」。

かなり昔、マコモを知って「これを復活させたい！」と思った。そこで綾部でいろんな人に呼びかけ、池、水路、田んぼ……あらゆる水辺に植えてもらった。すると、丈がどんどん伸びる、株が増える。苗を発泡スチロールの箱に植えておいたら、根っこが箱を突き破ってうわーっと出て、土の中に根を伸ばす。ものすごい繁殖力。

「このマコモの命を私たちがいただけば、そりゃあすごいことになるんじゃないか」と思ったら、案の定、これを食べるといろんな変化、効果が現れた。そもそもマコモタケは繊維のかたまり。腸壁に宿便が溜まってゴテゴテになっている腸管を、大掃除してく

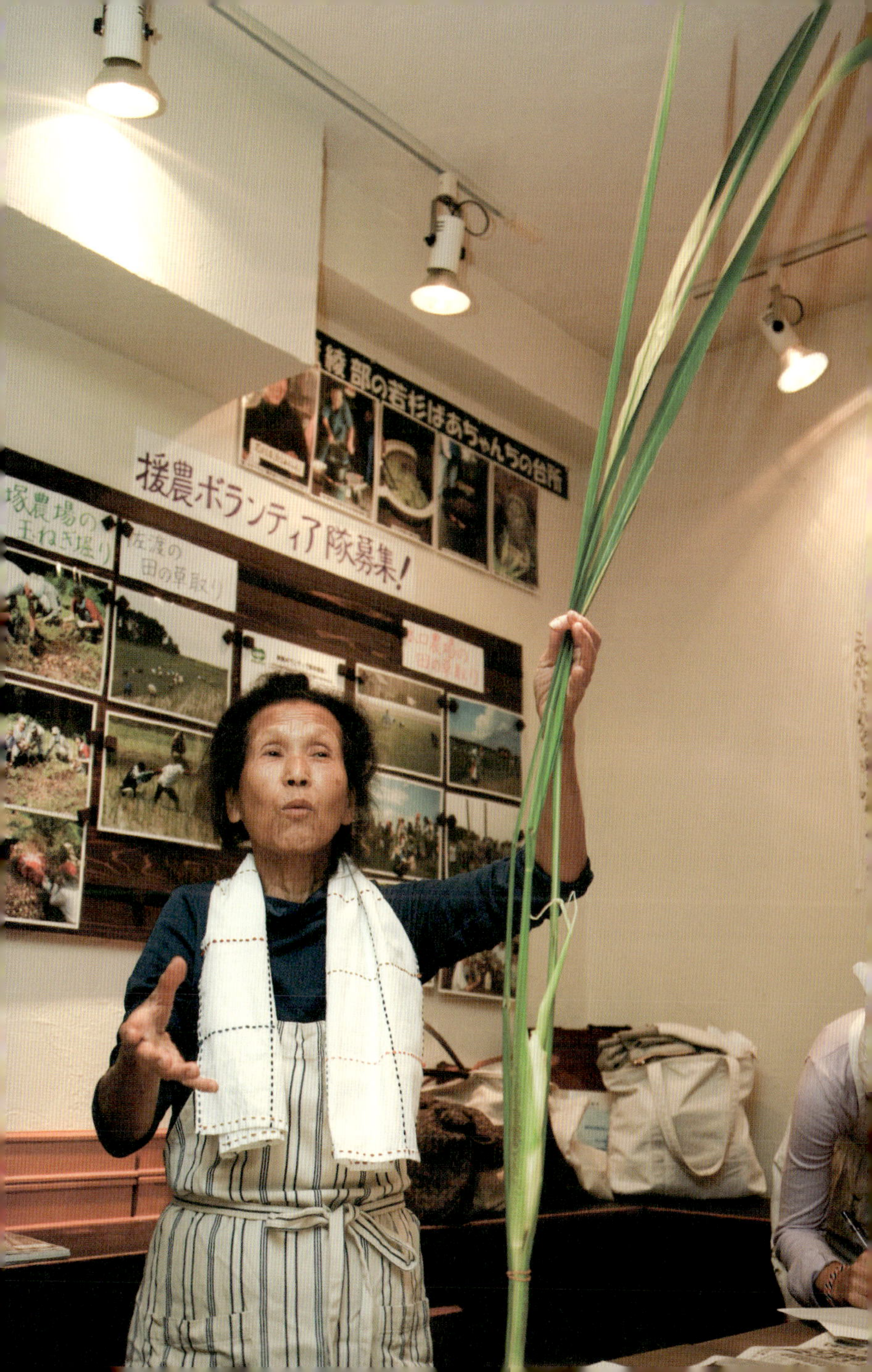
部の若杉ばあちゃんちの台所
援農ボランティア隊募集！
農場の
玉ねぎ堀り
佐渡の
田の草取り

れる、大浄化作用もあり、一石二鳥。あっさり甘くて、生でよし、天ぷら・酢味噌和え・南蛮漬け・ぬか漬け・中華料理・炒め物と、幅広く使える食材。食べやすいし、いろんな料理に使える。

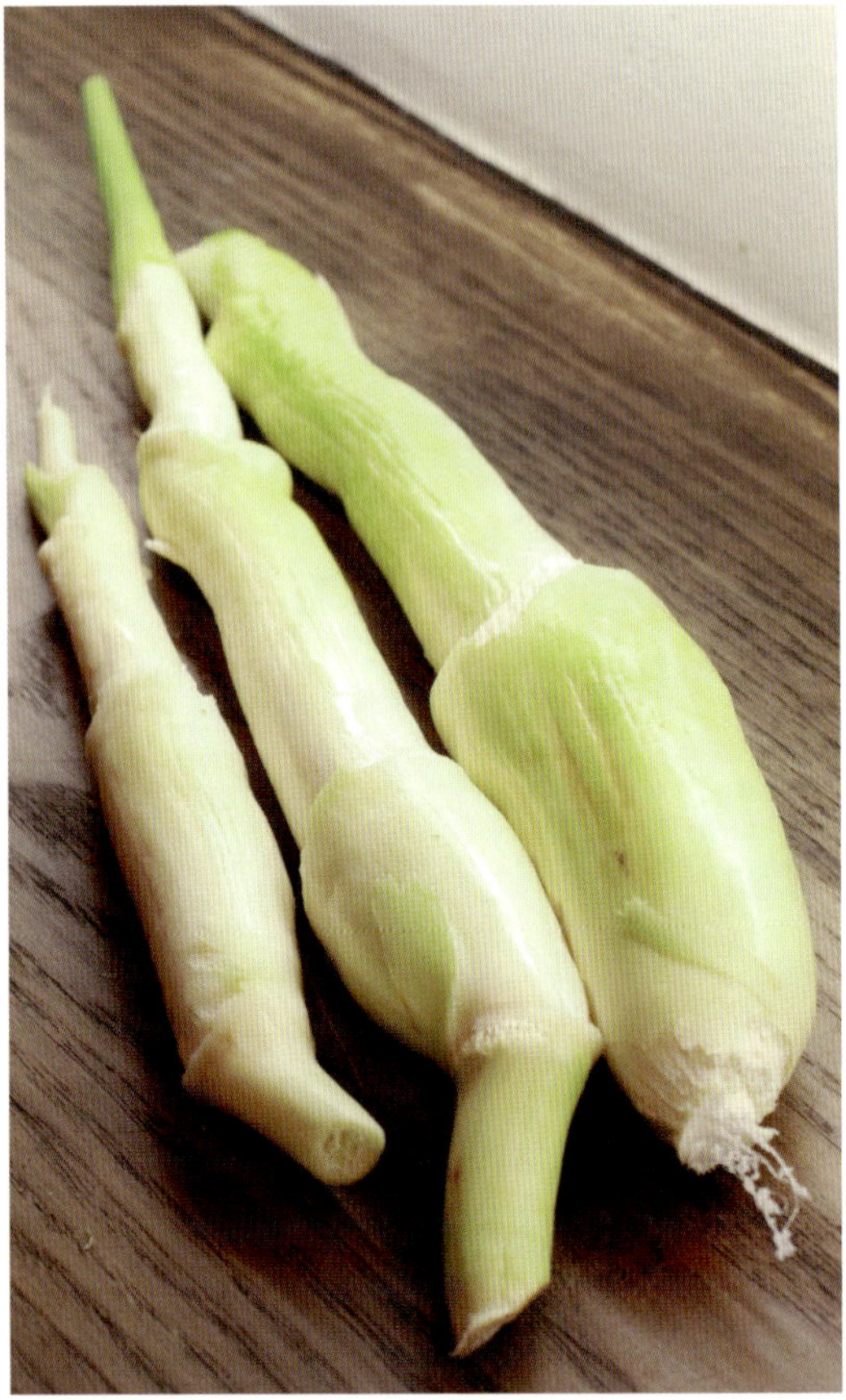

マコモの根元。この部分を食用にする。

手当て、枕、お茶にも

ある時、おっぱいが炎症を起こして、「もう痛くて苦しくて、たまらない」って困っているお母さんがいたから、ちょうどマコモタケの時期だったので、根本の白い部分をすりおろして、それを当てて湿布した。すると、ものの一時間もたたないうちに、熱が取れ腫《は》れが引いて楽になった、とよろこばれた。

またある時は、足を骨折した人がいて、あまりに「痛い、痛い」っていうものだから、「マコモタケをすりおろして、患部に湿布してごらん」と言ったら、痛みが引いて足が動くようになった。とにかくマコモタケで湿布すると、なぜか腫れや痛みが引いていく。その訳《わけ》はうまく説明できないけれど、さすが神代の昔から生き続けている草だから。

最近、マコモの葉を乾燥させて枕をつくったり、和紙やお茶をつくったり、籠《かご》を編んだりして楽しんでいる人が、たくさん増えてきている。

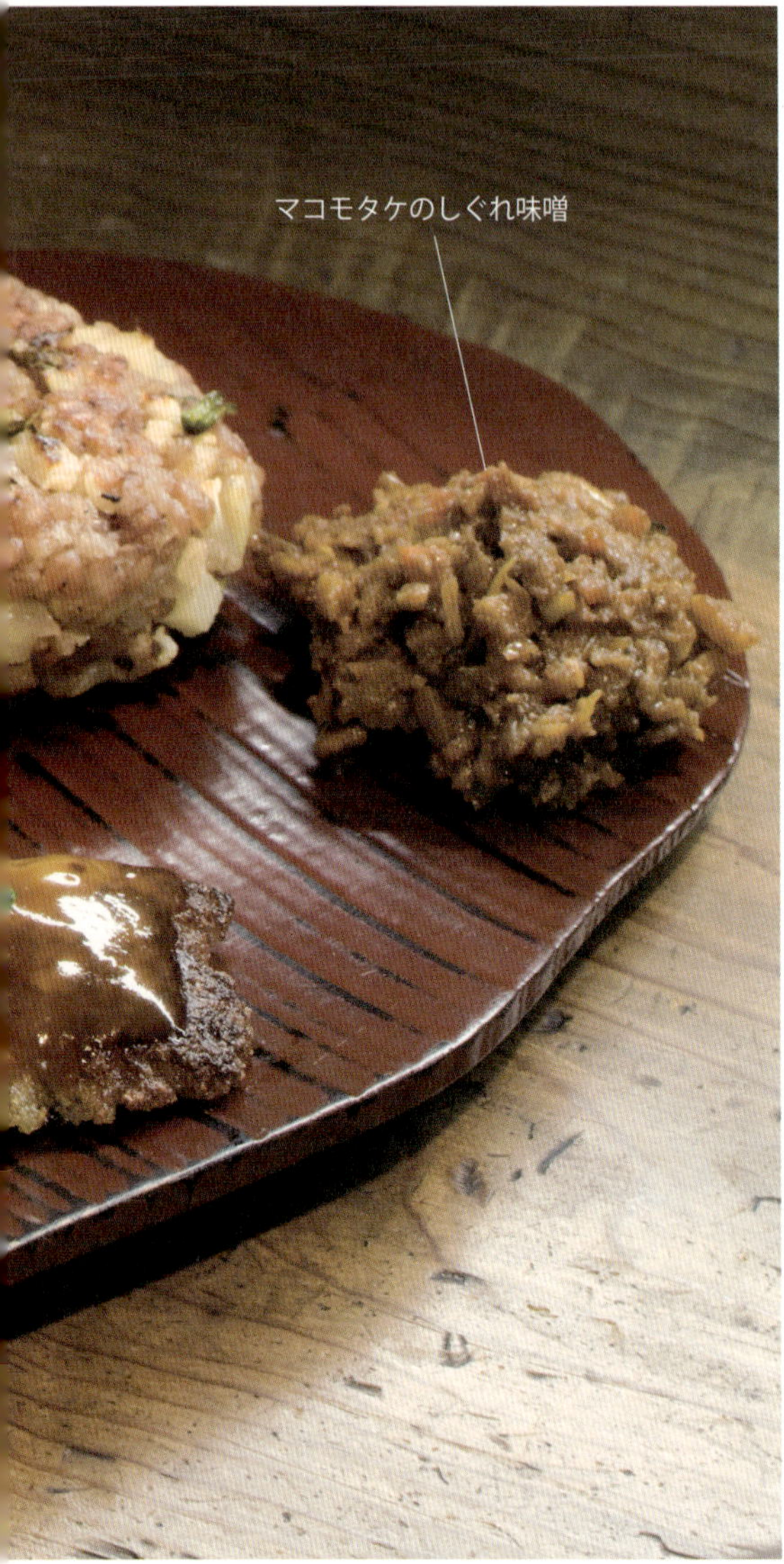

マコモタケづくし

二〇一〇年の十月、メダカのがっこうが開いていた、神田神保町の「おむすび茶屋」で、料理教室。もうなんもかんもマコモタケ。あるうちに、しっかり食べておかなくちゃ。もし、どこかでマコモタケを見つけたら、何をさておいても買い求めて食べてちょうだい。

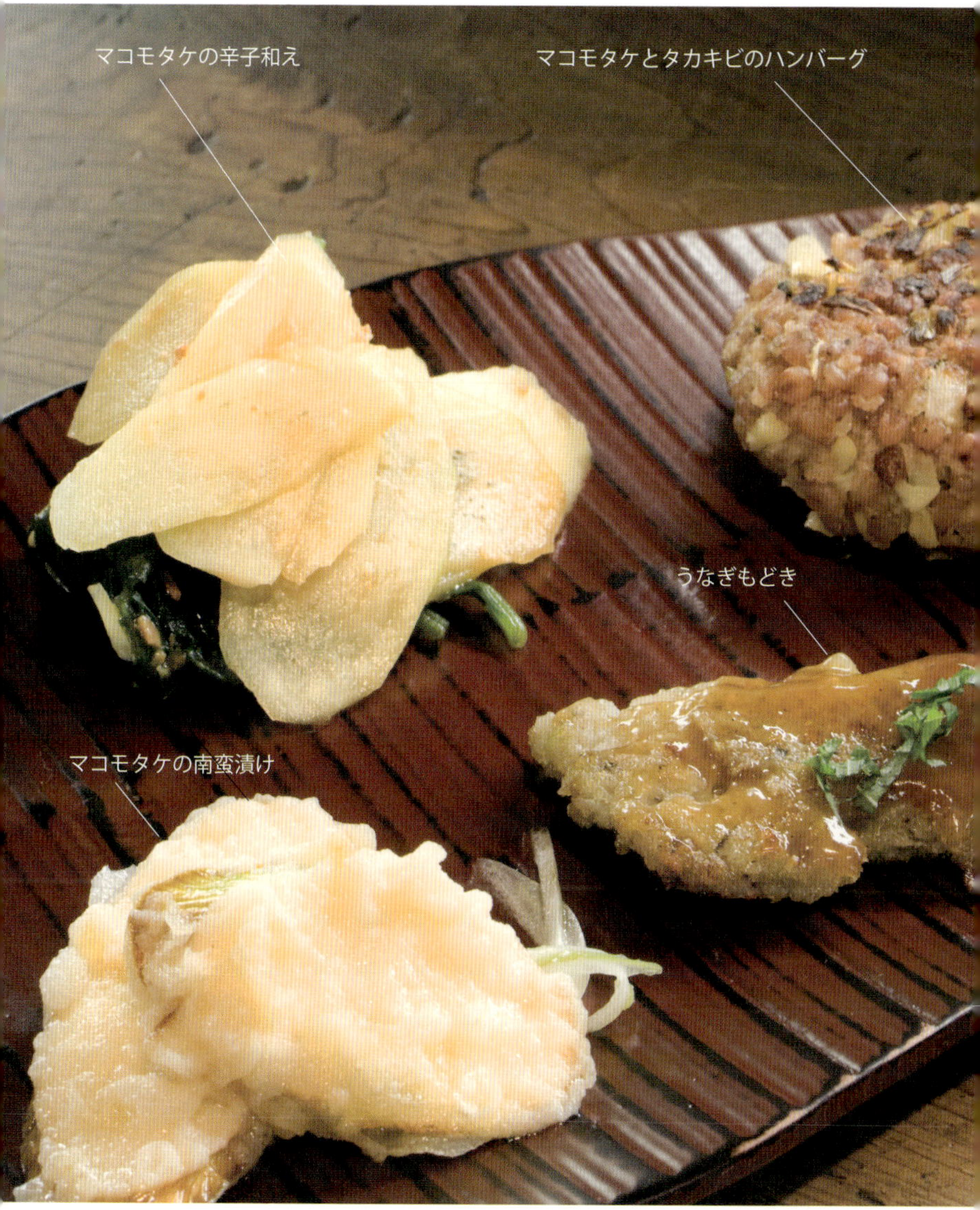
マコモタケの辛子和え
マコモタケとタカキビのハンバーグ
うなぎもどき
マコモタケの南蛮漬け

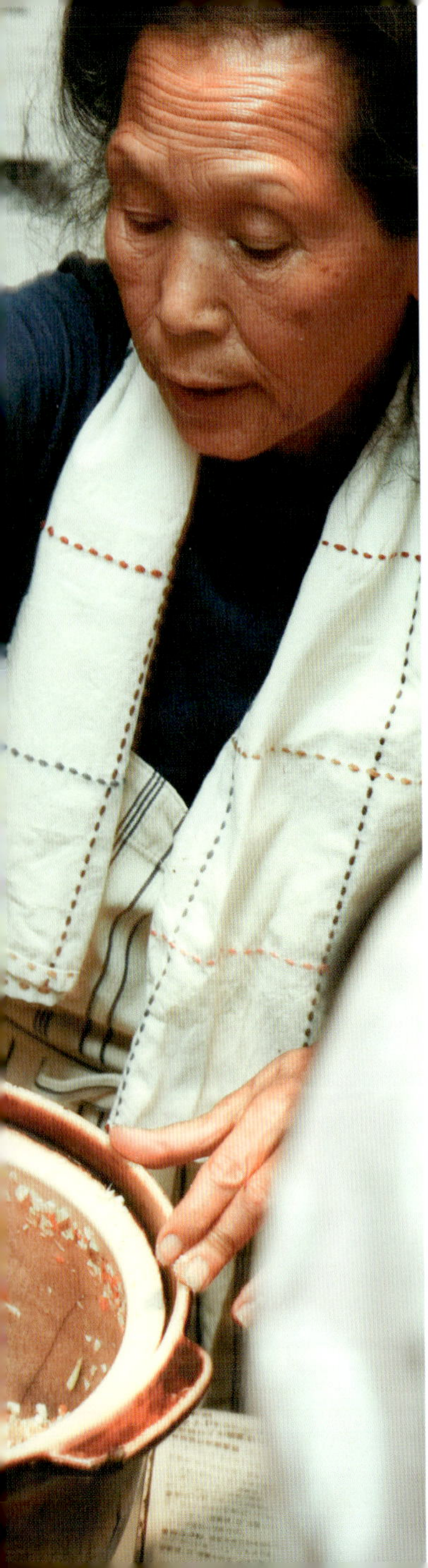

マコモタケのしぐれ味噌

しぐれ味噌をつくるときは、野菜を米粒くらい細かく刻んで、土鍋で気長にじっくりと、ひとつずつ順番に炒めること。米味噌と豆味噌、両方使う。分量はお好みで。体質が「陰性に傾いているな」と思ったら、ちょっと多めに味噌を使う。ふだん健康な人は、自分が「おいしいなあ」と思う塩加減＝適塩にすればいい。塩そのものじゃなく「塩気」。つまり有機化した塩分を摂ることで、からだを中庸にしていけばええ。火加減を調節して、よおーく練り上げること。あまり火を強くすると、焦げるから注意して。もうこれだけで、絶品よ。

【材料】

マコモタケ　ニンジン　ゴボウ
レンコン　ショウガ　ごま油
塩　水　味噌（米味噌、豆味噌）

【作り方】

❶マコモタケ、ニンジン、ゴボウ、レンコン、ショウガを米粒ぐらいの大きさに細かく刻む。
❷土鍋にごま油を大さじ１～1.5杯入れて最初にゴボウを炒める。
❸レンコン、マコモタケ、ニンジンを入れ、炒める。１回材料が増えるごとに塩をひとつまみ加える。右回転、右回転で混ぜていく。
❹大さじ１～２杯の水を加えて火を弱め、蓋をして蒸し煮に。
❺蒸し上がったら、２種類の味噌を入れ混ぜる。
❻仕上げにショウガを入れる。

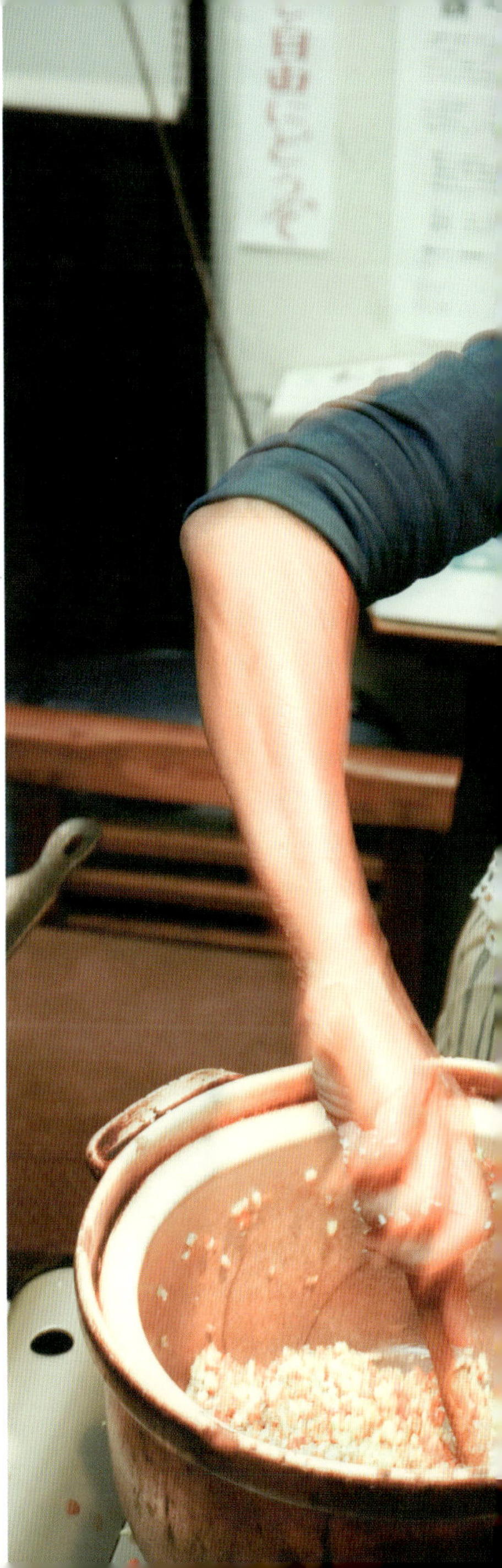

マコモタケとタカキビのハンバーグ

タカキビは、中国では「コーリャン」と呼ばれている。お米よりも生命力の強い雑穀で、日本人も中国人も戦後お米のないときに、これを主食にして生き延びてきた。ちょうどひき肉のような食感を持っているから、丸めて焼けばハンバーグのよう。私はふだん、山芋やカボチャを使っているけど、今回はマコモタケとタマネギを入れてみた。タカキビのプチプチとした食感が心地いい。アレルギーやアトピーの子どもも安心して食べられるし、ふだん肉を食べている子も、喜んで食べる。甘くておいしい。そしてからだにもいいから、ぜひつくってみて！

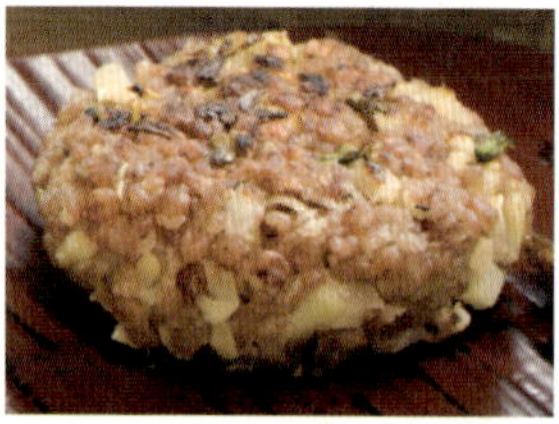

【材料】

マコモタケ　タカキビ

タマネギ　パン粉　小麦粉

塩　コショウ　油

シソの実と葉（あれば）

【作り方】

❶タカキビはひと晩水に浸け、土鍋に入れ1.5〜2倍の水でじっくり炊く。

❷タマネギとマコモタケはみじん切りにして、油でさっと炒め、塩、コショウで味を整える。

❸①に②を加え、よく混ぜ合わせる。細かく刻んだシソの葉と実を加え、味を整える。

❹パン粉と小麦粉を加えて粘りを出し、手に油をつけて、丸くハンバーグのように成形する。

❺フライパンをカンカンに熱して油をひき、こんがりするまで両面を焼く。

マコモタケの辛子和え

今回マコモタケと和えたのは、野草のホシノシズク（正式名はハゼラン）。午後三時になると紫色の小さな花をパーッと咲かせる、不思議な草。「三時花《さんじか》」と言う地方もある。葉が肉厚で、みずみずしくておいしい。見つけたら種をとっておいて、庭先にちょっと蒔くといい。和え物は、調味料と合わせると水が出るから、最後に手早くサッとつくるのがコツ。

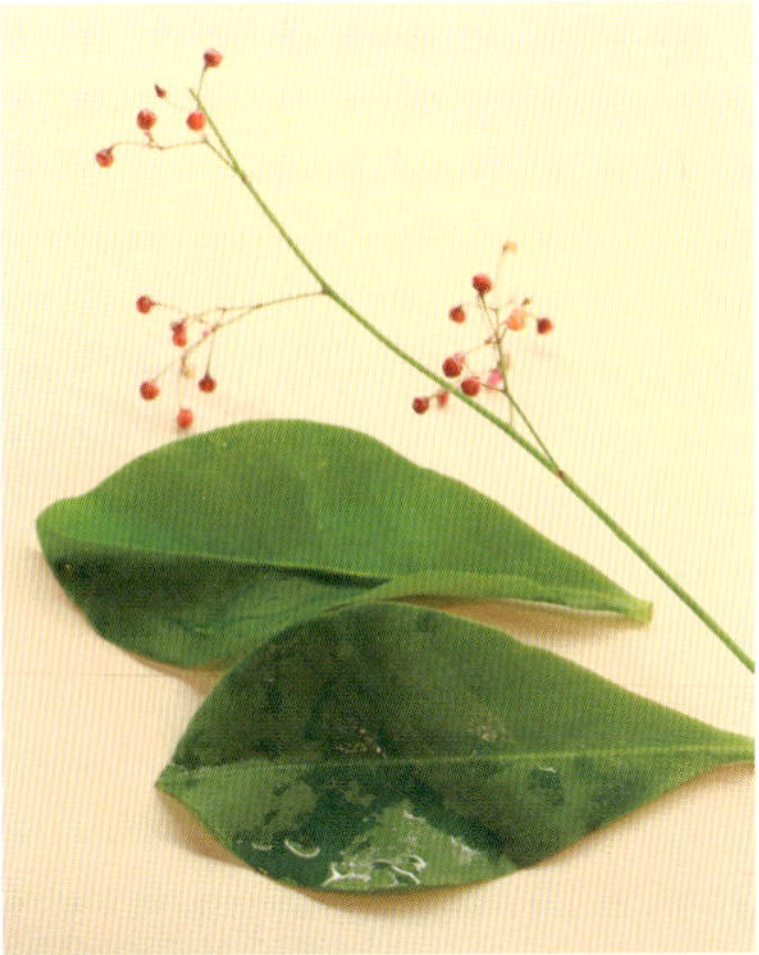

【材料】

マコモタケ　ネギ　ホシノシズク

酢　みりん　味噌　辛子

【作り方】

❶マコモタケを薄くスライスし、サッと湯通しする。

❷ネギは細かく刻む。

❸ホシノシズクをサッと茹でておく。

❹①～③を、酢、煮切ったみりん、味噌、辛子を少量の水で混ぜたものを和える。

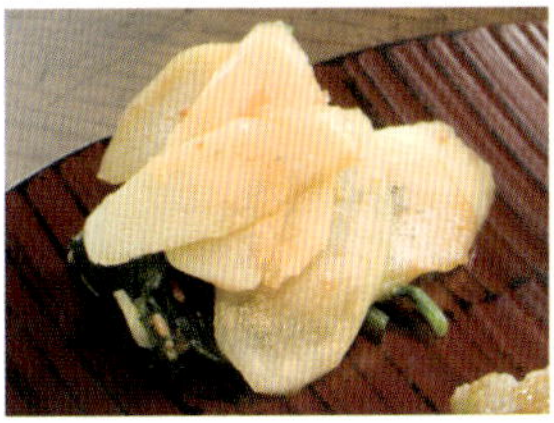

マコモタケの南蛮漬け

マコモタケの天ぷらを、ピリ辛の甘酢に漬けて味わう。気をつけてほしいのは、酢の使い方。極陰性で、血を溶かす溶血性食品だから。酢の瓶のフタをポン！と開けて、鼻につけると、揮発性の強烈な臭いがするやろ？　しばらくすると目に沁みる。使う前に一度火を通して「煮切り酢」にしてから使うように心がけてほしい。

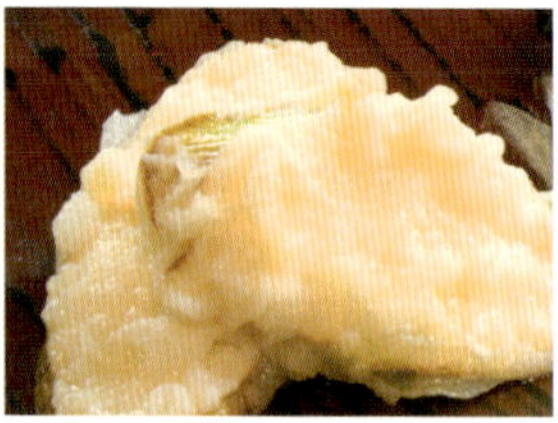

【材料】
マコモタケ　タマネギ
ニンジン　ネギ　唐辛子
酢　みりん　塩　揚げ油

【作り方】
❶マコモタケを、厚さ2～3㎜にスライスする。
❷タマネギ、ニンジン、ネギは千切りに。
❸小麦粉を水で溶いて衣をつくり、マコモタケの表面につけ、油で揚げる。
❹酢、みりん、塩、唐辛子を混ぜ、そこに②の野菜と③の天ぷらを漬け込む。

うなぎもどき

すりおろしたマコモタケとレンコンを、皮に見立てた板海苔に乗せて焼いていく。見た目はうなぎの蒲焼きにそっくり！　だから「うなぎもどき」という。でんぷんをたくさん持っているレンコンに、葛粉を加えると、粘りが出てきてうまくまとまる。油をたくさん吸うから、少しずつ油を足しながら焼くこと。マコモタケの代わりに豆腐を使ってもいいし、雑穀のもち粟を入れてもおいしい。

【材料】

マコモタケ　レンコン　葛粉
板海苔　水　塩　しょう油　みりん
油　シソの葉

【作り方】

❶マコモタケ、レンコンをすりおろし、葛粉を混ぜる。
❷板海苔の上にヘラで①を薄く乗せ、うなぎの蒲焼きのような形に。
❸フライパンを熱して油を引き、②を片面ずつ焼く。
❹水に葛粉を溶き、みりん、しょう油、塩で甘辛いタレを作り、③の表面に塗る。
❺細かく刻んだシソの葉をあしらう。
※レンコンは泥を落として、皮ごとすりおろす。

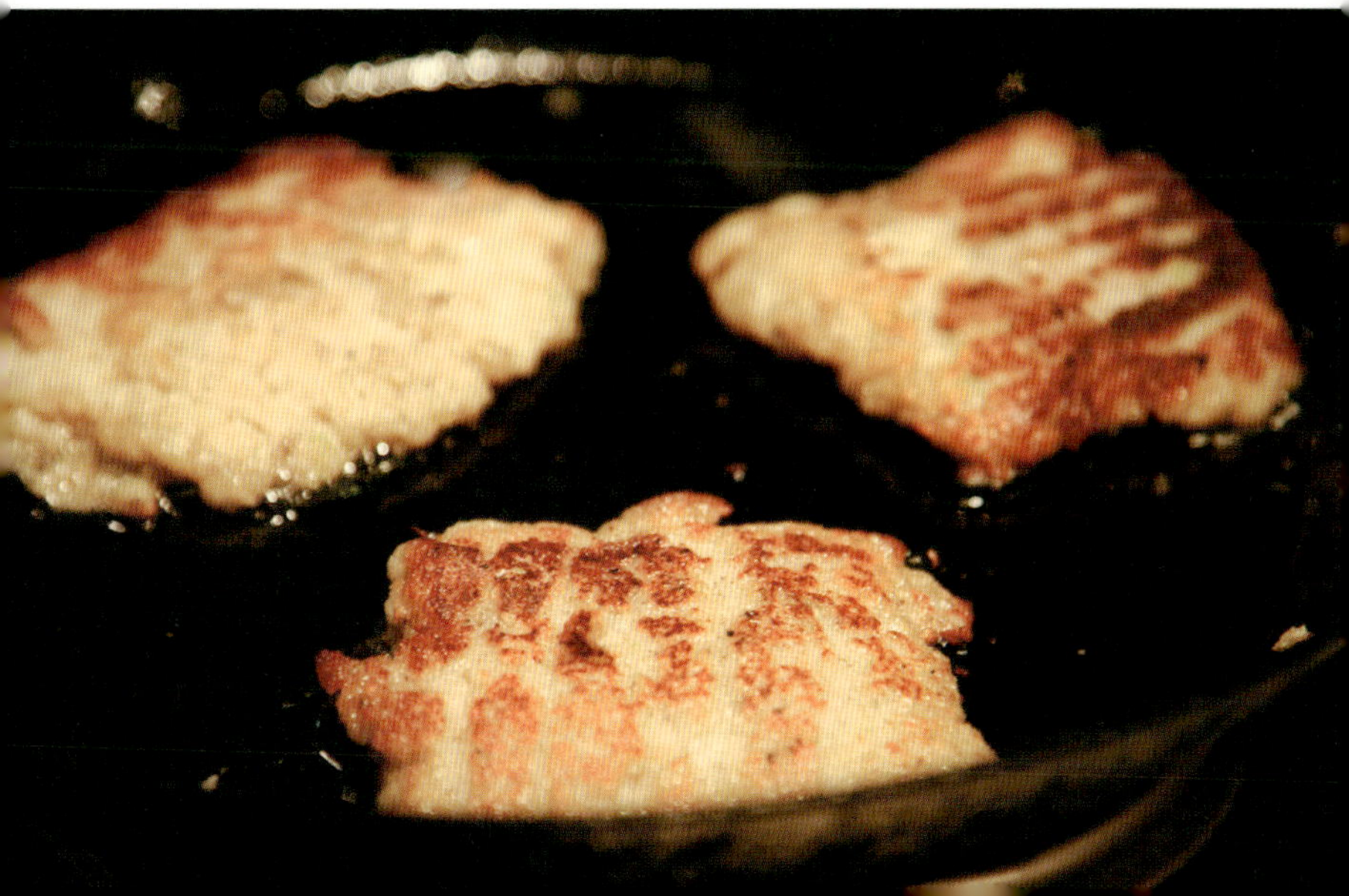

マコモタケと里芋の味噌汁

里芋は、包丁の刃で皮をむいてはダメ。包丁の背の部分を使って、皮をこそげ落としていくこと。皮と実のあいだにミネラルやら何やら、大事な成分があるんだから、そこを捨てたらもったいない。

里芋を使って、陰性と陽性を見分ける簡単な方法がある。里芋のぬめりが手についただけで「かゆいかゆい」と言いだす人、それは陰性体質。陽性の人はそんなことはない。自《じ》然薯《ねんじょ》も同じ。さわっただけでからだの体質がわかる。かゆみを感じるときは、里芋に塩をまぶして使うといい。

サトイモのぬめりは、からだの毒を吸い出してくれる。だから里芋パスタ（一七七ページ参照）などの「手当て」にもよく使われている。あの粘りを取ったら効力が失われてしまうので、とにかくあの粘りをからだの中に入れること。体内の老廃物や毒素を排出したり、おしっこや大便を出す役目も果たしてくれる。

だから、里芋は、秋になったら毎日食べてもいいんだよ。

マコモタケと里芋の味噌汁

【材料】

マコモタケ　里芋　ネギ
豆腐　味噌　昆布

【作り方】

❶マコモタケは薄くスライス、ネギは小口切りに。
❷里芋は、包丁の背で皮をこそげ落とし、ひと口大に切る。
❸あらかじめ昆布を水に浸けて、出汁をつくっておく。
❹出汁に里芋を入れ柔らかくなったら、マコモタケを入れる。
❺味噌は少量の水で溶いてから、鍋へ。
❻ネギを放して火を止める。

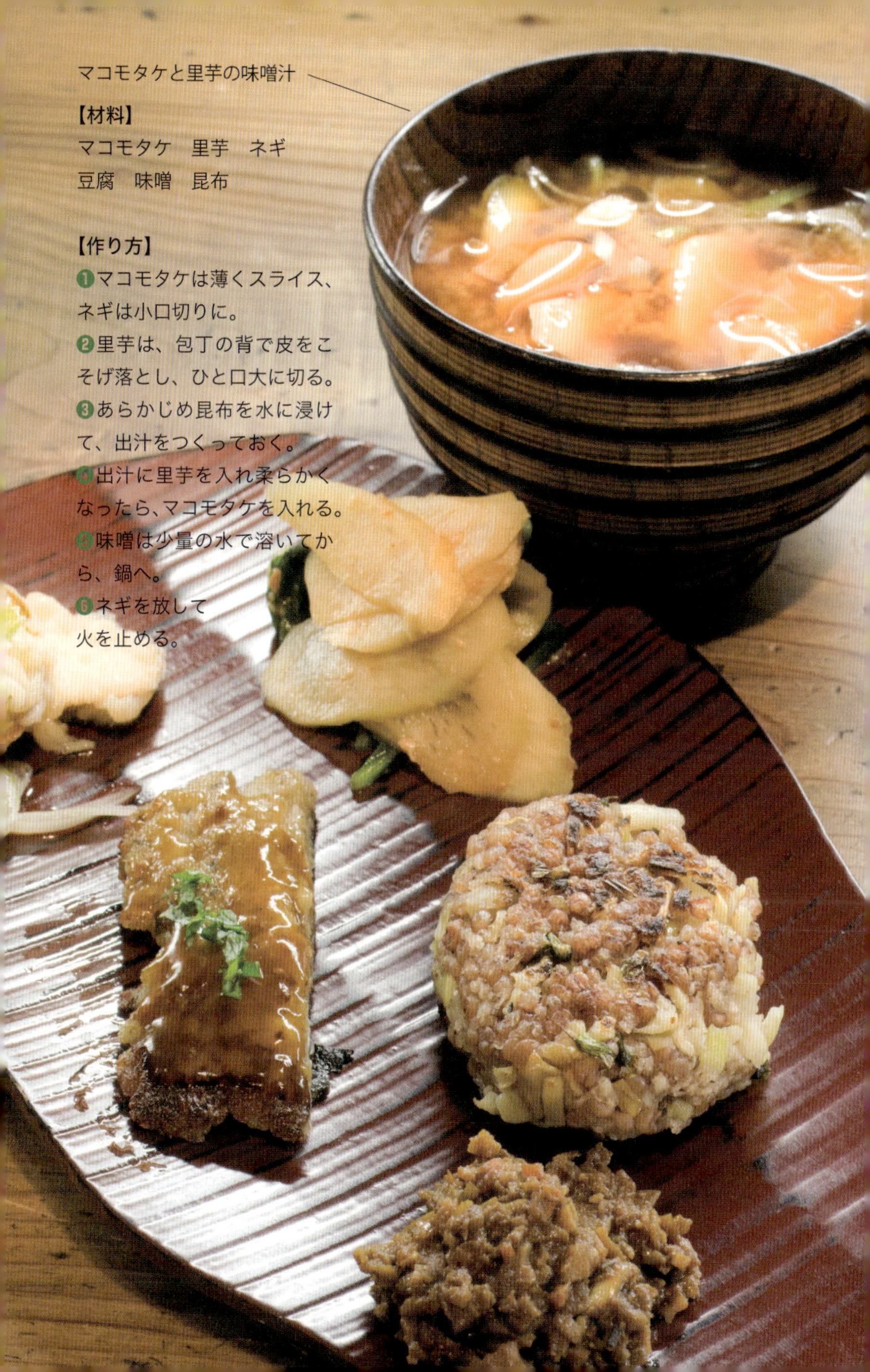

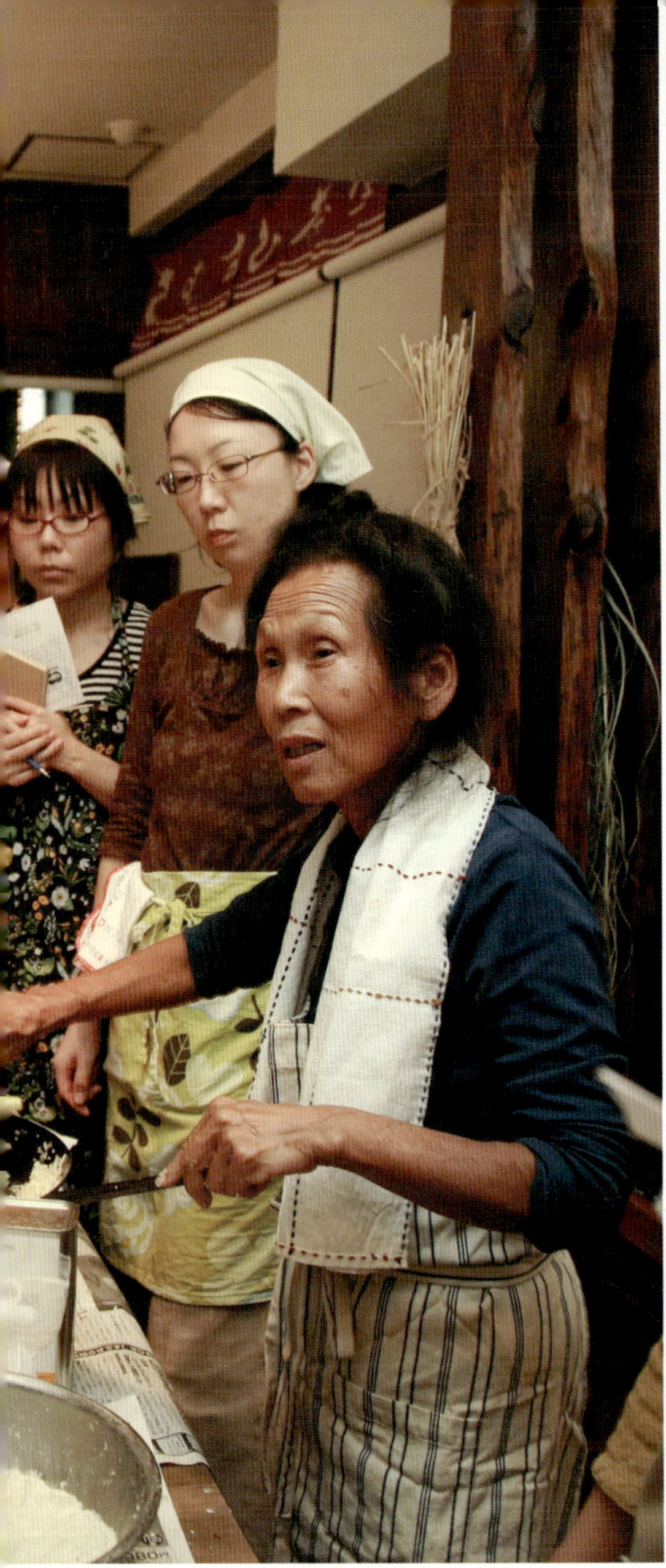

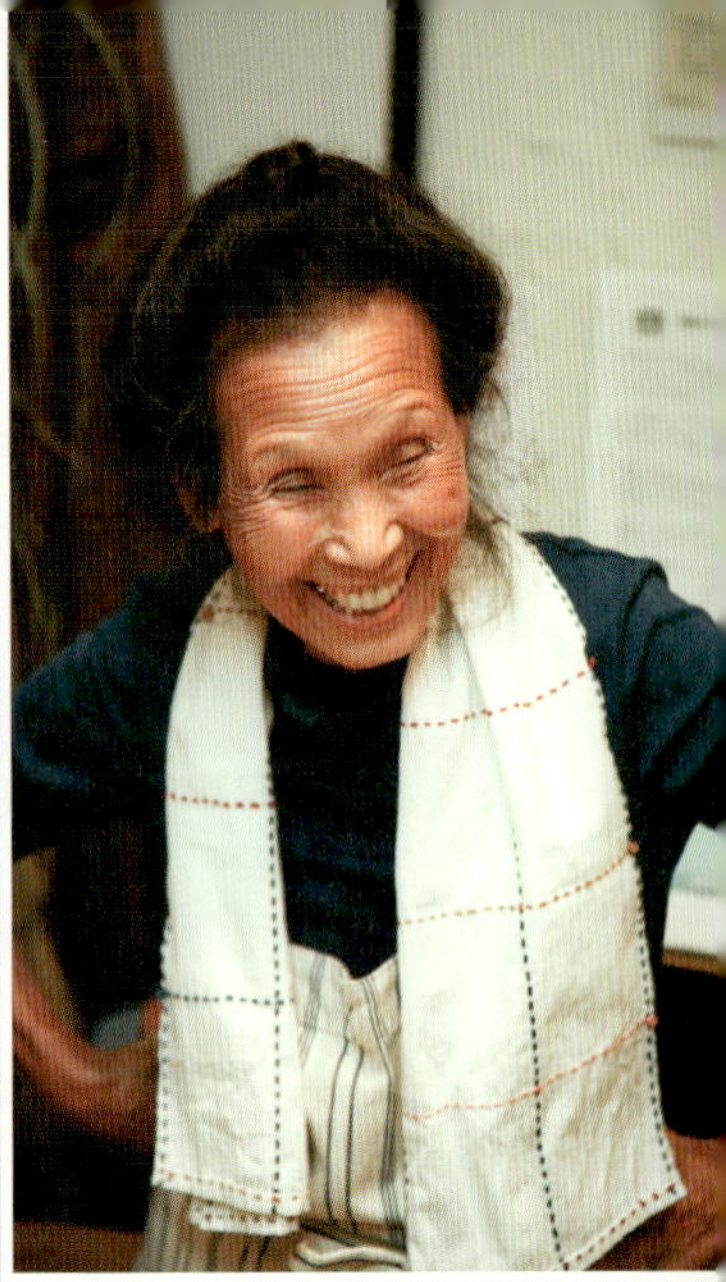

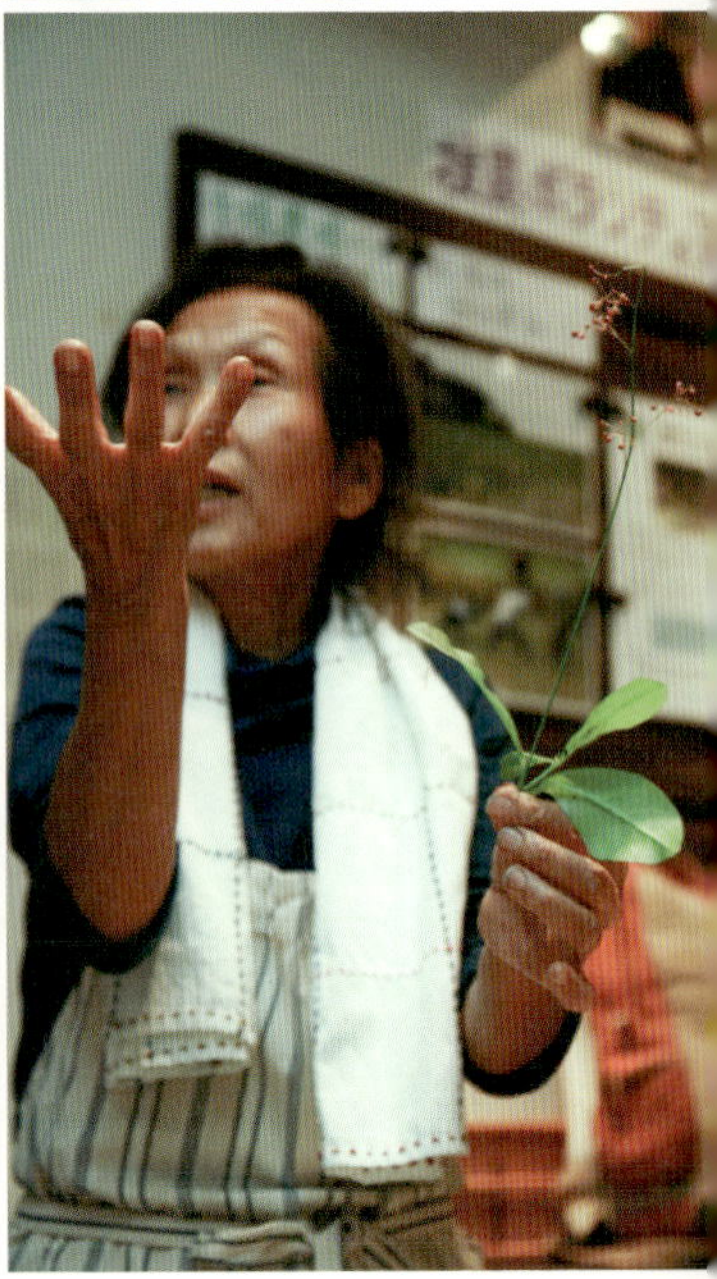

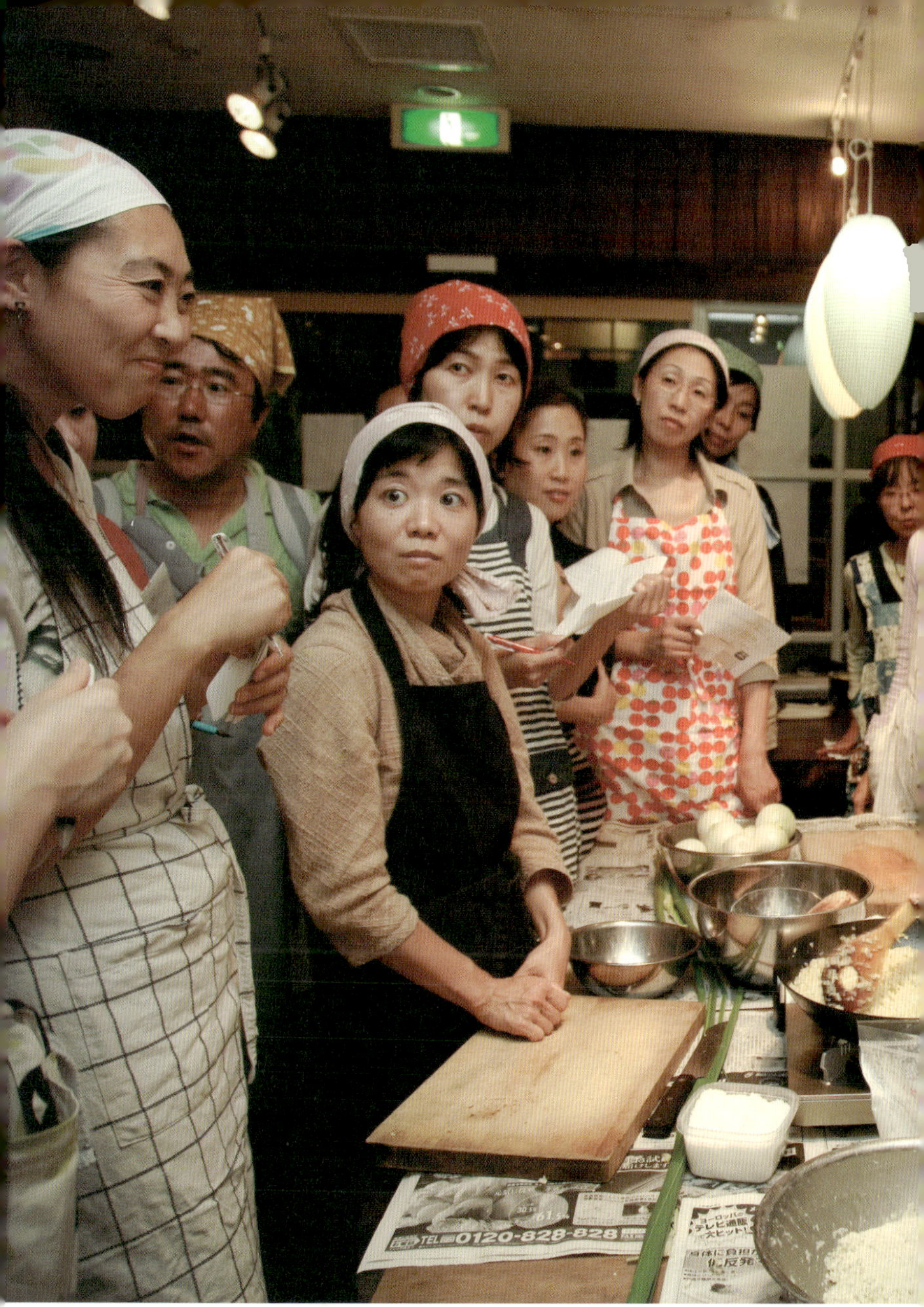
TEL 0120-828-828

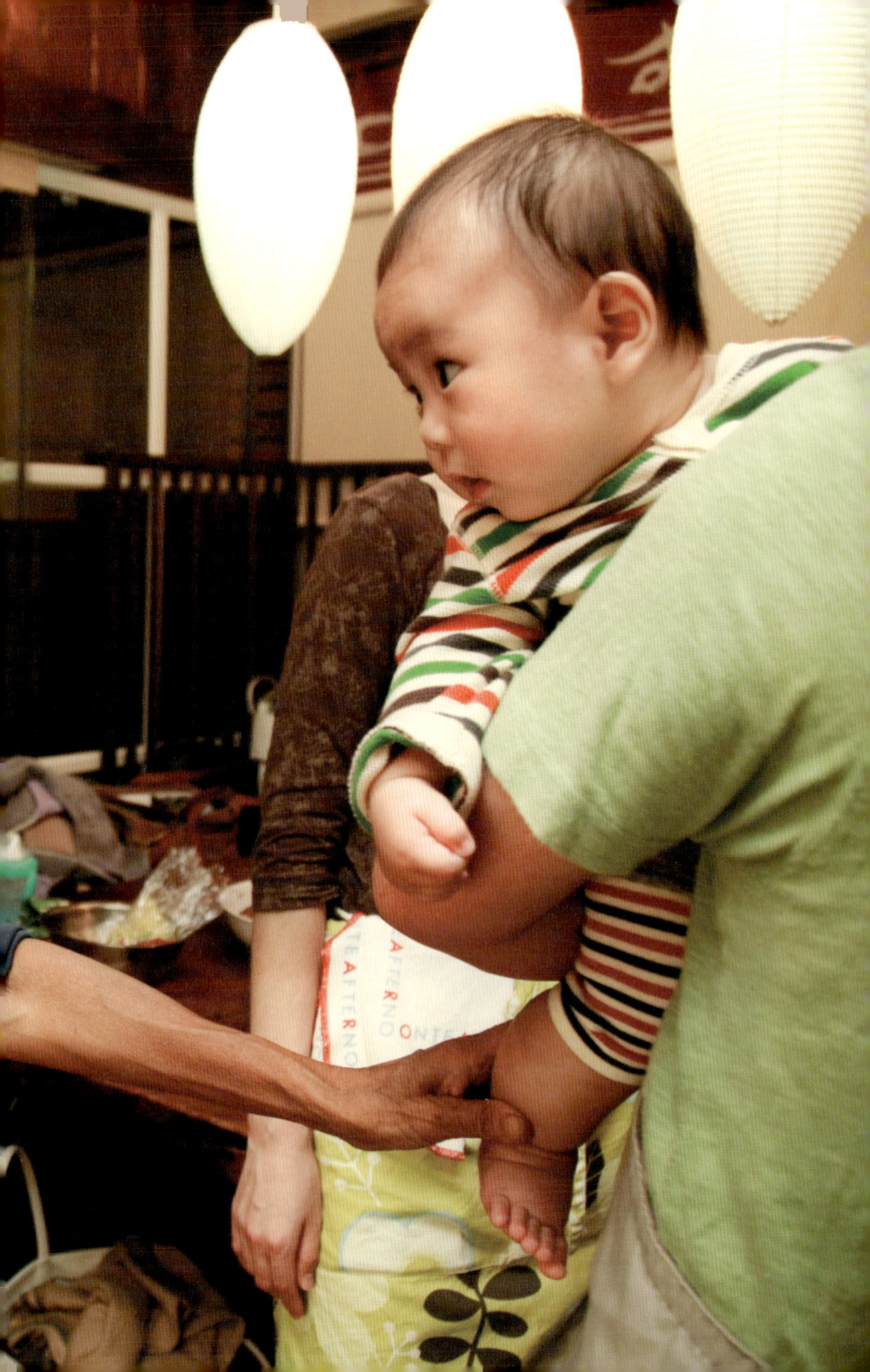

これからの日本を
頼んだよ。

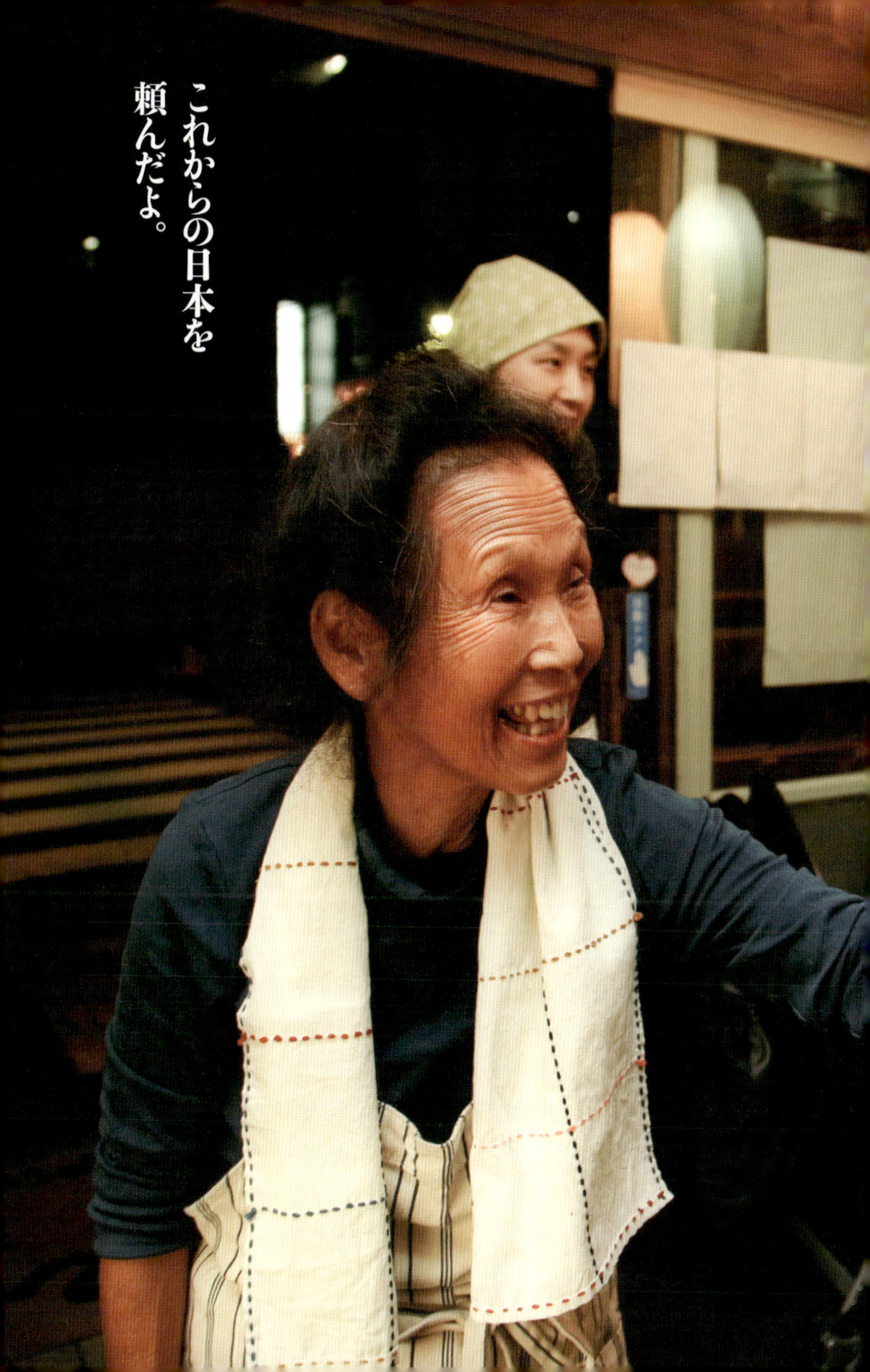

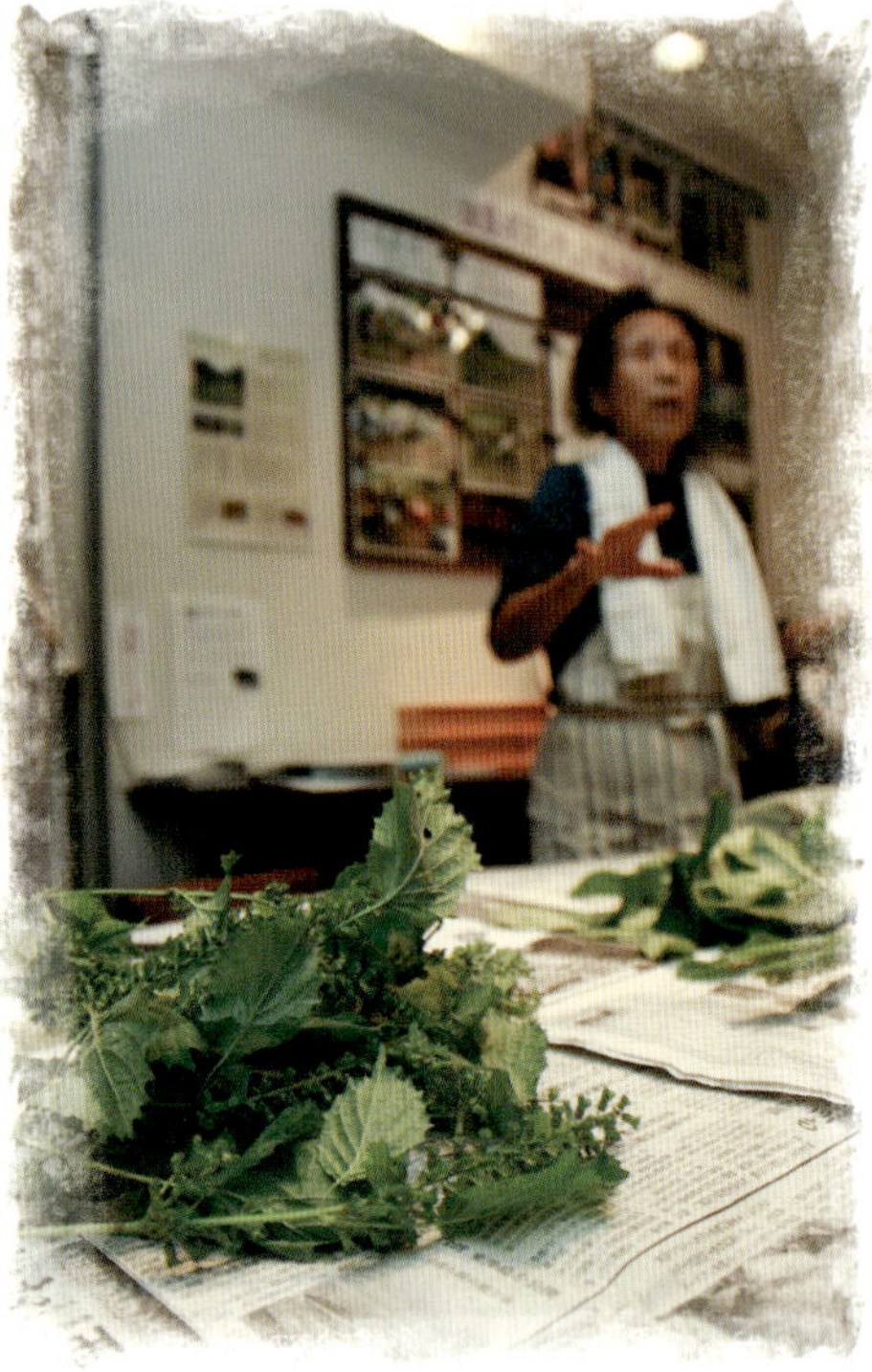

玄米食と土鍋

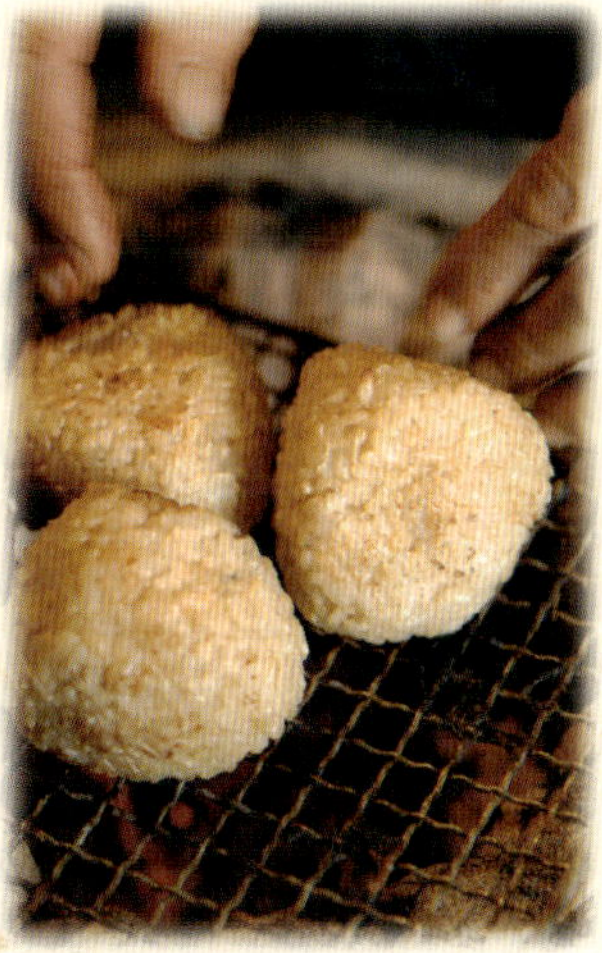

玄米食は健康なのか

私のところへ来る若い子に、よくこんな質問をされる。

「おばあちゃん、どうしてそんなに元気なの？　玄米を食べてるからでしょ」

「いいや、悪いけど私、毎日玄米ばかり食べてないよ」

「えっ？」

玄米食主義者でもなければ、動物性食品をまったく食べない菜食主義者でもない。といっても動物性は、魚をときどき——天然の新鮮な白身を少量——食べるくらい。今は玄米食の信者が多い気がするけど、健康な人は少ないね。

玄米は、陽性だから、とくに肉を常食している男性が食べようとしても、からだが受け付けない。子どもも陽性の生き物だから、ムリに食べさせてはダメ。いつもイライラして乱暴な子になってしまうから、気をつけなよ。

女の人でも、真夏の暑い時期に玄米を食べるのは、おいしいはずがない。逆に、強い陰性の甘いもの、果物、アルコール、生野菜がほしくなって、どうにも止められないから要注意。

　私が玄米を食べるのは、もっぱら冬。それもドカ雪が降って、ホントにからだが芯から冷えたとき、

「いよいよ、玄米の出番」

　ふだんは分搗き米。それも、自然農法でつくった生命力のある米を、精米機にかけたらすぐ水を入れて、研《と》がずにそのまま土鍋で炊いて食べている。そのせいか、からだがいつもポカポカと温かいんよ。

　ところが、「玄米を食べている」って若い女の子にかぎって、その手を握ると「ひやっ」。手が冷たい。貧血・冷え性・低体温ってわけ。マクロビオティックを勉強して実践しているのに、不思議な話やなあ。

　マクロビをやっている人たちは、大豆製品をかなり食べているらしい。それを肉の代わりに、ハンバーグやスープをつくったり。大豆には、からだを冷やすカリウム元素が多いので、からだがしんしんと冷える。なかには「足が痺《しび》れて痛い」なんて言ってる子もいた。

「あんた、何で玄米を炊いているの？」

「圧力鍋です」

「圧力鍋は西洋からやって来た文明の落とし子。あれで一度、野菜を炊いてごらん。原形をとどめないくらい、トロトロに溶けてしまうから。高圧がかかりすぎて栄養分は破壊され、消化吸収がわるいので、病気は治らんよ」


どんなにいいお米を買っても、圧力鍋の中で、お米が突然死を起こしてしまう。動物も植物も、高圧の中で生きられない。そんな状態で炊いてショック死したものを食べて、健康になれるわけがない。高温・高圧で炊いた米は、冷めると固くしまって、酸化しているんよ。

「露地物の自然農法の野菜を食べなさい」とか「いいお米を食べなさい」とか言ってるけど、問題は食材の選び方だけでなく、それを炊く「鍋」も、なるべく自然のものを使ってほしいわけ。


金属の鍋というのは、アルミにしてもステンレスにしても、熱の伝導が早いから、火を入れるとすぐ、パーっと温度が上がっていくでしょ？　それで煮炊きをして、グラグラ湧いた状態から、パッとスイッチを切る。するとみるみる温度が下がってしまう。

ところが土鍋というのは、ガスを点けてもなかなか熱くはならない。その代わり、時間をかけてじっくり温度を上げていく。グラグラ煮立って、中のものが煮えたとき、火を止めても五分くらいは熱いまま。なかなか冷めないの。圧力鍋で炊いたものは、お米がα化していない。だから消化がわるい。ご飯を炊くには、そういうゆるやかな温度変化の鍋を使うのがいい。

圧力鍋と土鍋――私はその違いを実験したことがある。

まだ離乳食を食べている、消化器官が未発達な子どもたちに、圧力鍋で炊いた玄米と、土鍋で炊いた玄米のおにぎりを食べさせた。最初に圧力鍋のおにぎり。次に土鍋のおにぎり。子どもたちはせっせと食べた。

しばらくして、今度は圧力鍋で炊いたおにぎりと、土鍋で炊いたおにぎりを、同時に目の前に置いてみたの。すると土鍋で炊いたほうが先になくなる。腸の未発達な子どもたちは、本能でその違いを見分けているんやね。

子どもは体温が三七度近い、極陽性な生き物だから、陽性な玄米を無意識に嫌がるけど、土鍋で炊いた玄米なら食べる。

さらに子どもたちのお母さんに、おにぎりを食べた後のうんちを調べてもらったの。すると、圧力鍋で炊いた玄米は未消化で、米の皮が出てくる。ところが土鍋で炊いた玄米は、きれいに消化されて完全に便になっている。同じ玄米でも鍋が違うとこれだけ違うんやね。そうやって、私の話を聞いて土鍋で炊いて食べだした人は、一カ月か二カ月もたたないうちに「ものすごくからだが変わった」って、報せてくれた。

玄米食そのものが悪いわけじゃない。否定しているわけではないの。

例えば、冬場の寒い時期とか、からだがものすごく冷えて、冷え性、貧血だったり、低体温、低血糖症……そんな症状がある人には、玄米はおすすめなんだよ。

でも、三六・五度という基本的な人間の体温を持っている人が、玄米を食べ続けることは本能が求めないから、おいしいはずがない。圧力の玄米がおいしいと食べられる人は、貧血の人。

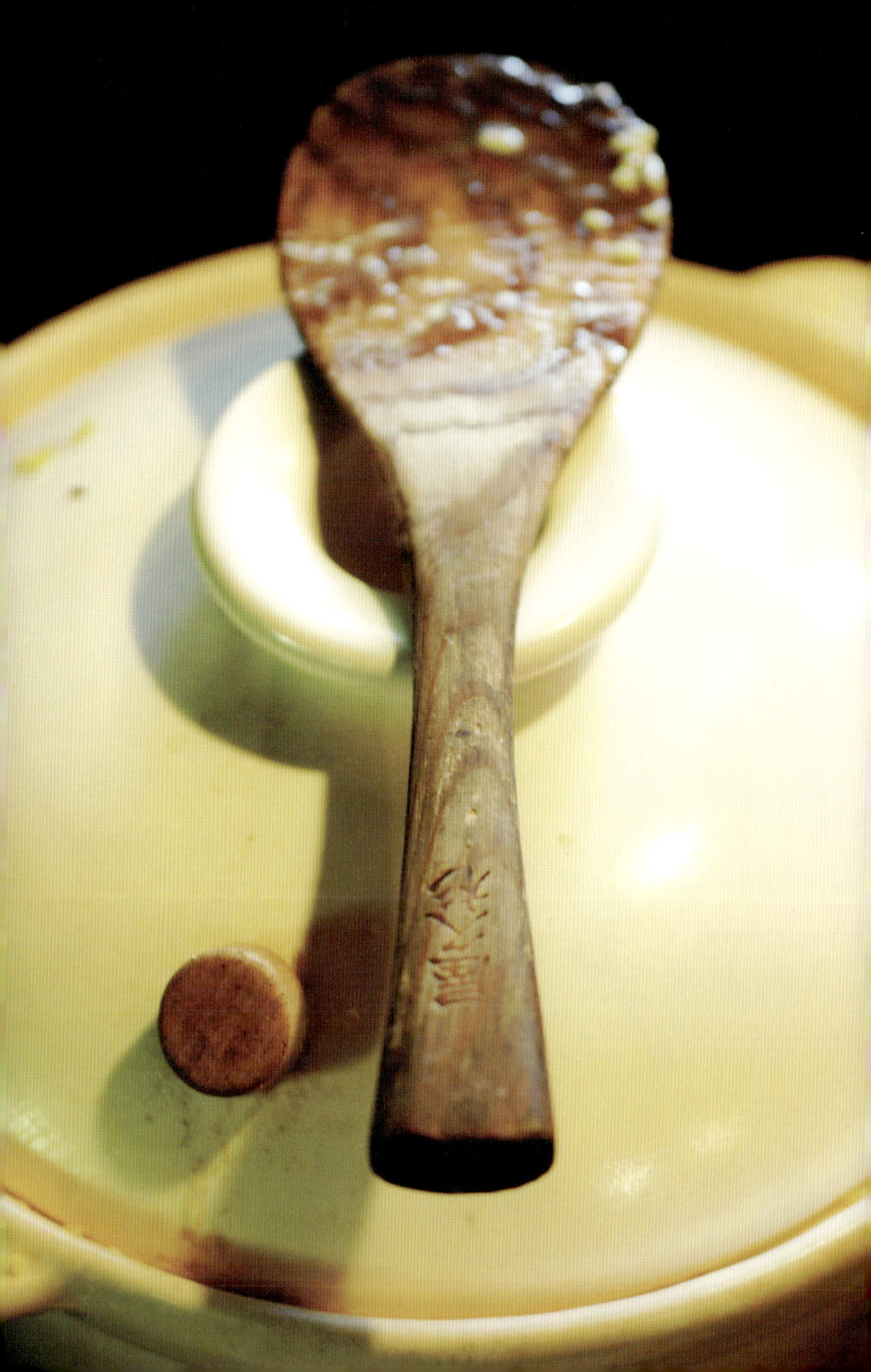

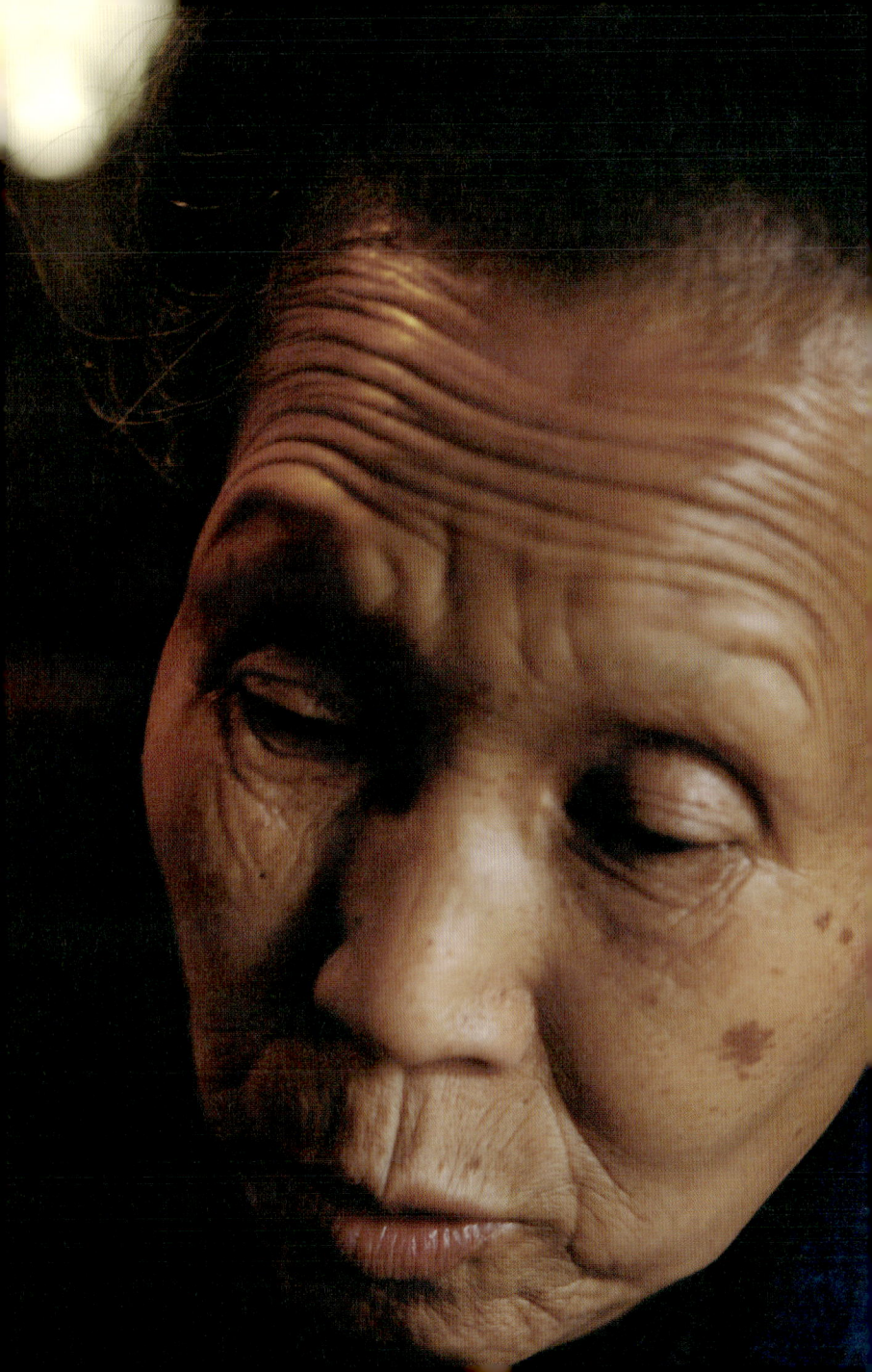

私のところには、「玄米食を十年も十五年も続けているのに、からだがおかしい」とか「子どもができない」とか「離婚をした」とかいう人も、けっこう訪ねてくる。そういう人には、「ちょっと待って！　玄米の食べ方が間違ってるからだよ」と教えてあげる。玄米食だけにとらわれないで。陰陽を知って食べないと、必ず失敗する。だから十分に気をつけて食べてほしい。

からだの声を聞いて、今日は玄米、三分搗きにしよう、と、自分の本能と相談するくらい、心とからだを柔軟にして、土鍋生活をしていれば、とにかく飯ほどうまいものはないよ。

玄米のおにぎり

寒い日に、「今日はどうもからだが冷えるなあ」と思ったら、玄米の焼きおにぎり。ひと晩水に浸《つ》けておいた玄米を、土鍋でじっくり炊く。ちゃんとした農法でつくられたお米は、もうそれだけでご馳走。噛めば噛むほど口の中に甘味が広がっていく。

七輪に炭火を熾《おこ》して、網の上でじっくり焼く。そしたらしょう油の入ったお椀におにぎりを、思い切って「おじゃぶ！」と浸けて、もういちど炭火で炙る。しょう油を塗るのにわざわざ刷毛《はけ》なんか使わなくたっていい。
米としょう油が焦げると、ああホントに、いい香り。

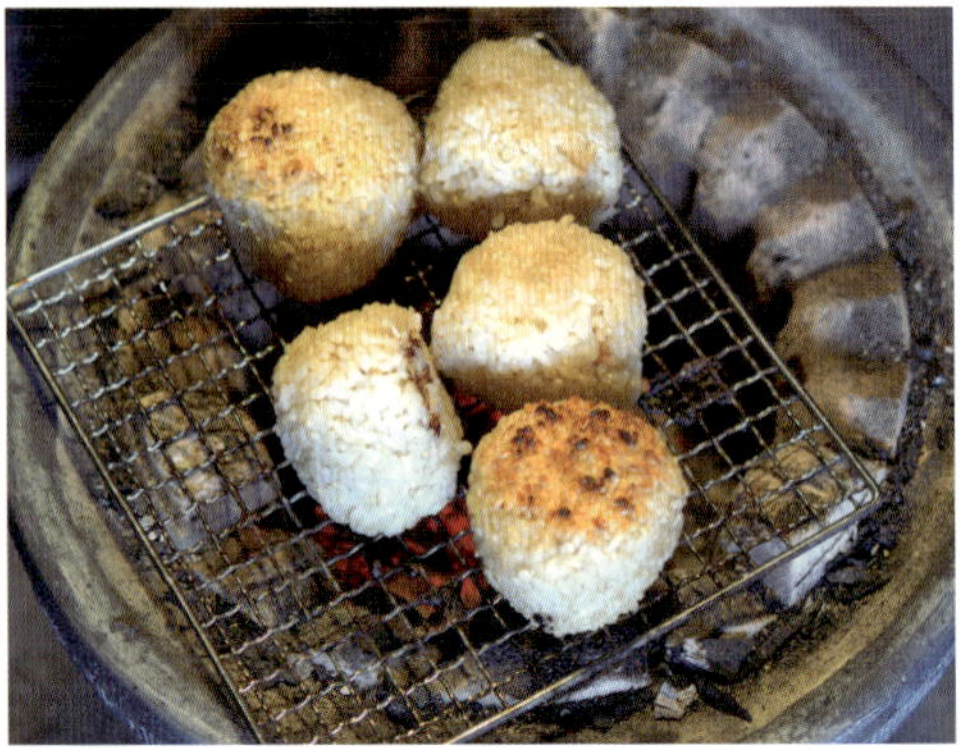

【材料】

玄米　水　しょう油（3年醸造のもの）

【作り方】

❶玄米と土鍋に入れ、1.5～2倍の水にひと晩水に浸けておく。
❷中火でコトコト炊く。噴き上がってきたら弱火に。
❸水が少し残り“カニ穴”が見えたら、土鍋に木栓をして20分ほど蒸らす。
❹少し冷まして、塩をつけずに、小さめにしっかり握る。
❺炭火を熾し、しっかり熱した網の上におにぎりを並べ、全体が狐色になるまでこんがり焼く。
❻しょう油を入れた器に、そのまま「おじゃぶ！」と浸けて、しょう油を少し切ってから引き上げる。
❼もういちど、網の上でさっと焼き上げる。

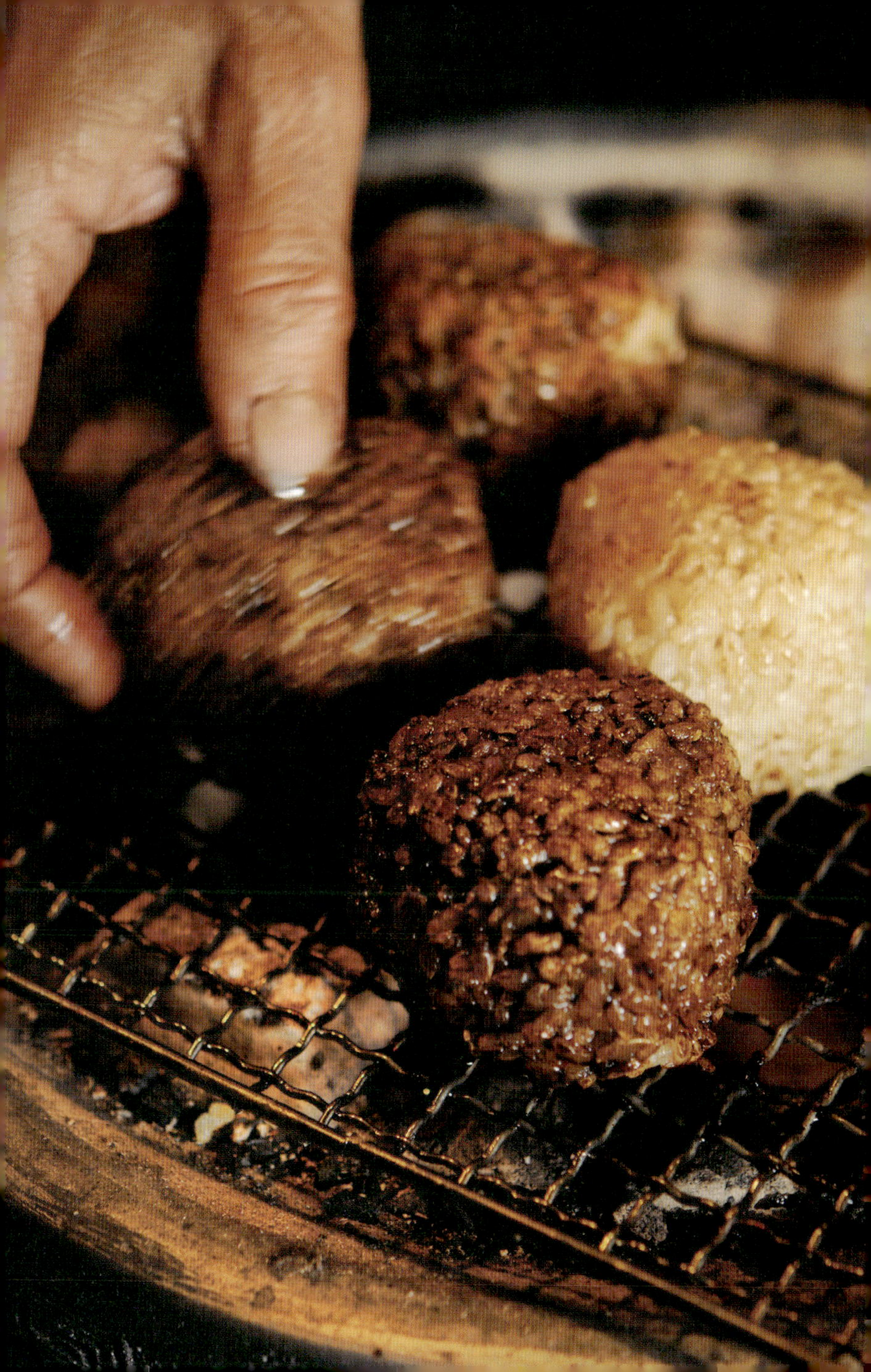

赤ちゃんがほしい

「おばあちゃん、私、赤ちゃんがほしい」

私のところには、そんな悩みを抱えて相談にくる子がいっぱい。

私の姪の娘は、結婚前にふたつある卵巣のうちひとつを摘出して、車いすに座ったまま結婚式を挙げた。卵巣がひとつきりないということは、子どもができにくい。

「おばちゃん。私、卵巣とったんやけど、赤ちゃんできるかな？」

結婚式の会場で、彼女は心配そうに私にそう打ち明けた。

「おまえさんは、これまで肉や卵を食べる生活をしてきたから、これから食べ物を変えさえすれば、子は授《さず》かるはず」

と言っただけで、素直に真面目《まじめ》に実行。不妊の人は生野菜や果物を、絶対食べちゃいけない。そして甘いものを食べないこと。肉食もやめてほしい。ふだんから夫婦でお米中心の生活に切り替えて、精子や卵子をつくりなさい。ご飯と漬物と味噌汁。昔の人たちが食べていたものを食べればいい。昔は貧乏人の子だくさん。肉や魚を食べないほうが、バッカン、スッカン子どもができて困るほどだったんだから。

不妊症は、現代文明の洗礼を受けた病。野菜の種はF_1（エフワン、一代交雑種）、果物も柿やスイカは〝種無し〜〟ばかりで、種がない。そんなものばかり食べていたら、次の世代が産めない。そんな食生活を喰い改めるだけで、貧血がどんどん治っていく。さらに玄米の黒焼きを飲むと、一度、二度と、体温が上がる人が増えてくる。

彼女は今、二人の子どもに恵まれた。

パン食して、目玉焼き食べて、牛乳飲んで、「私、赤ちゃんほしいんです。どうしたらいいですか？」なんて言う人がいたら、日本人は日本の食生活をしてこそ、子を授かるからだに立て替わる、それが「味噌」と教えたい。味噌は基本。

私の料理教室やセミナーの会場に、赤ちゃん連れでやってくる夫婦も多い。

「ばあちゃんのおかげで、体温が上がって、この子が……ほらっ」

そんな様子を見るのは、ほんとうにうれしい。

たとえ卵巣がひとつしかなくても、妊娠、出産した人もいる。不妊治療に頼るより、自分で食べ物を変えて、体温を上げて、卵子や精子をつくれる食生活を続けていれば、赤ちゃんはきっとやってくる。

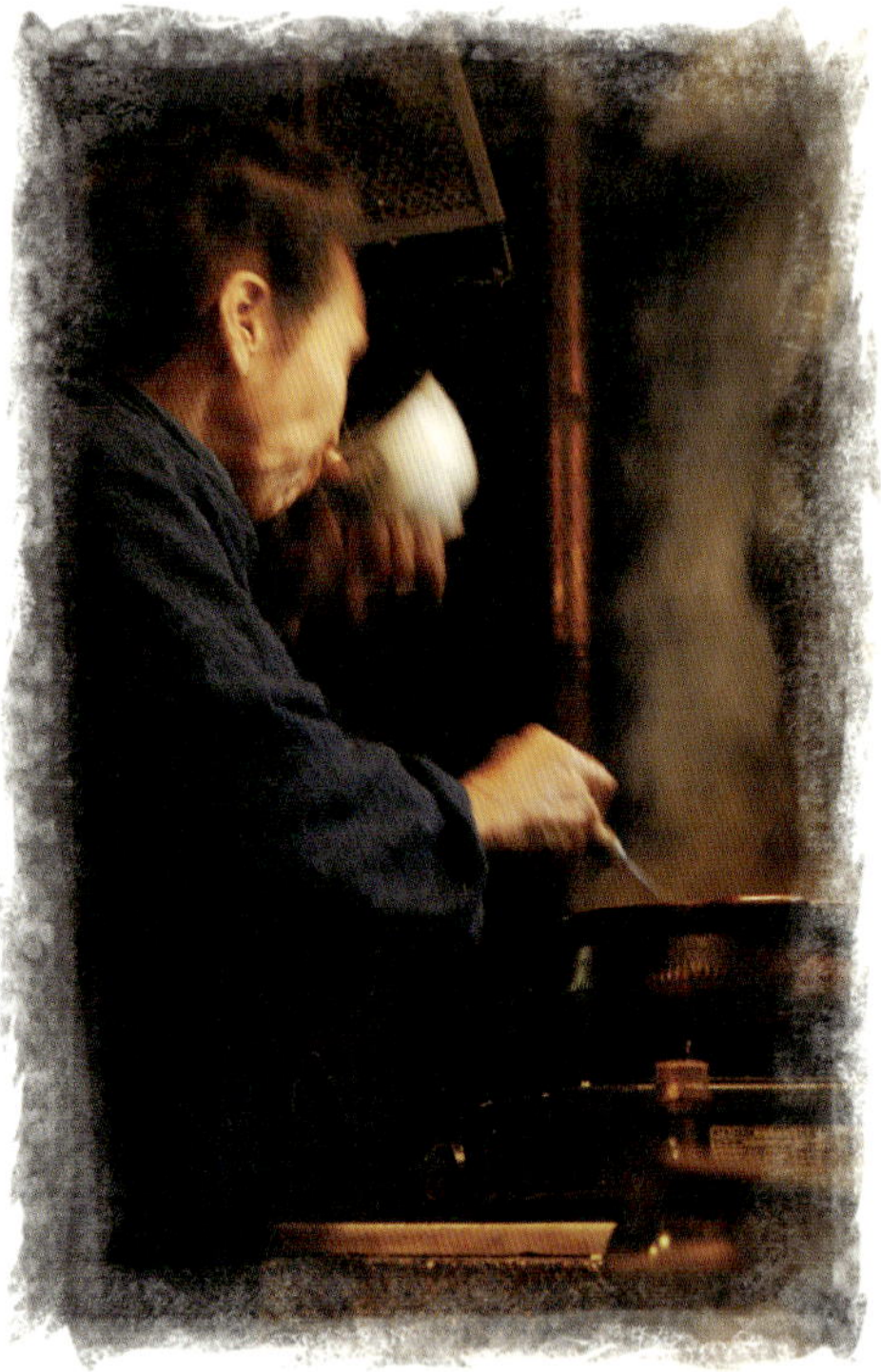

ばあちゃんの冬じたく

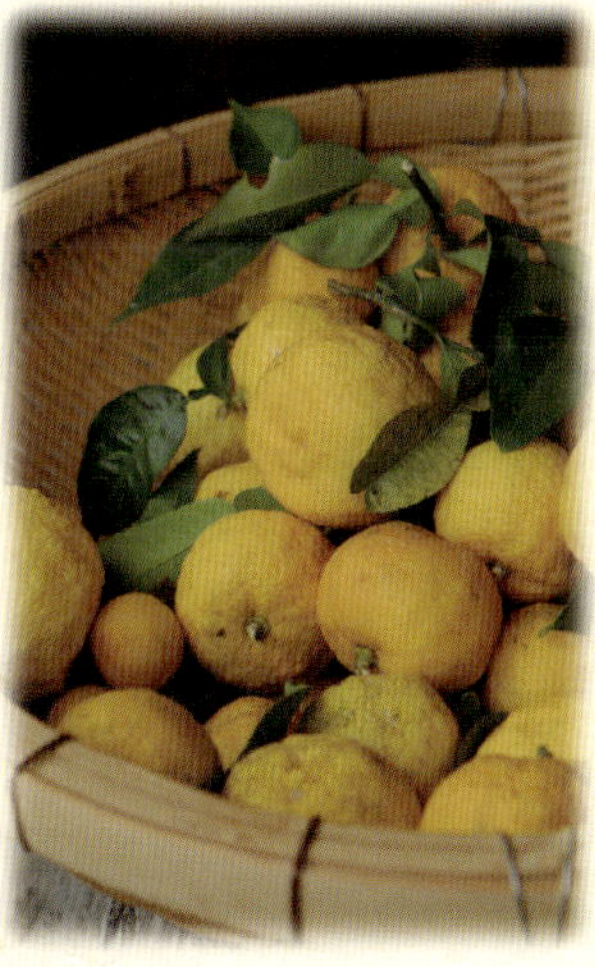

ばあちゃんが暮らしていた綾部の冬は、長かった。

携帯電話の電波も届かないほど、山奥にある私の家は、毎年深い雪に閉ざされる。十二月に入って雪が降りだしたら、もうどっこにも行かずに、家の中でしかできないことをやって過ごす。お正月が来ても外に出られない。今年は一月に東京でセミナーがあって出かけていたら、家の様子を見に次男が来てくれて、

「かあちゃん、大雪で家に入れなくなるかもしれんよ」

って、心配して電話をくれたり、帰る頃、雪をかいてくれるので、息子には助けてもらっている。

綾部は、三月になって雪がとける頃、やっとこさ近所の人たちと外で顔を合わせて、「新年おめでとう」のご挨拶。そんな暮らし。

冬の間は、一歩も外に出なくても大丈夫にしておかなければ。ひと冬分の薪を用意して、大根や白菜の漬物を漬けて……。雪が来る前の冬じたくは、大切な仕事。

土の冷蔵庫

ばあちゃんの家には、電気冷蔵庫というものがなかった。

一年中使わない。冷蔵庫にしまわなきゃいけないような、肉も魚も卵も牛乳もない。乳製品もない。いつも山水を鉄瓶で沸かして、常温で飲んでいる。真夏でも、冷たい氷水を飲んだことはない。みんな暑いからって、アイスクリームとか、冷たいジュースとか飲んでるけど、冷たいものを飲むと、かえって内臓が冷えて体調が崩れ、これが秋から冬に向かってからだの土台を悪くする原因になるので、要注意。

ここにいたときは「土の冷蔵庫」。これは、日本一のすぐれもの。

畑の斜面に、畳一枚分くらいの穴を掘って、土の上へムシロを敷く。そこへ大根、ニンジン、ゴボウ、里芋、ショウガ、ネギ……土がついたまんま並べていく。こーんなに長いゴボウも……。まっ、入るやろ。この穴かい？　三時間ぐらいで掘っちゃった。

順番に野菜を並べたら、今度は、上からムシロをかけて、さらにトタン板。その上からもう一枚、トタンを被せておく。これで「土の冷蔵庫」のできあがり。

昔はこんなにしなくともよかった。だけど今じゃ、猪に鹿、猿も出るからね。これくらい厳重にガードしておかないと。とくに猪が暴れ回ったあとはスゴいよ。並じゃないから。中に入れた野菜は、四～五カ月ぐらいは十分食べられる。ここはものすごく雪が降るからね。昔の人はみんな、こうやって土の冷蔵庫をつくっていたんだよ。

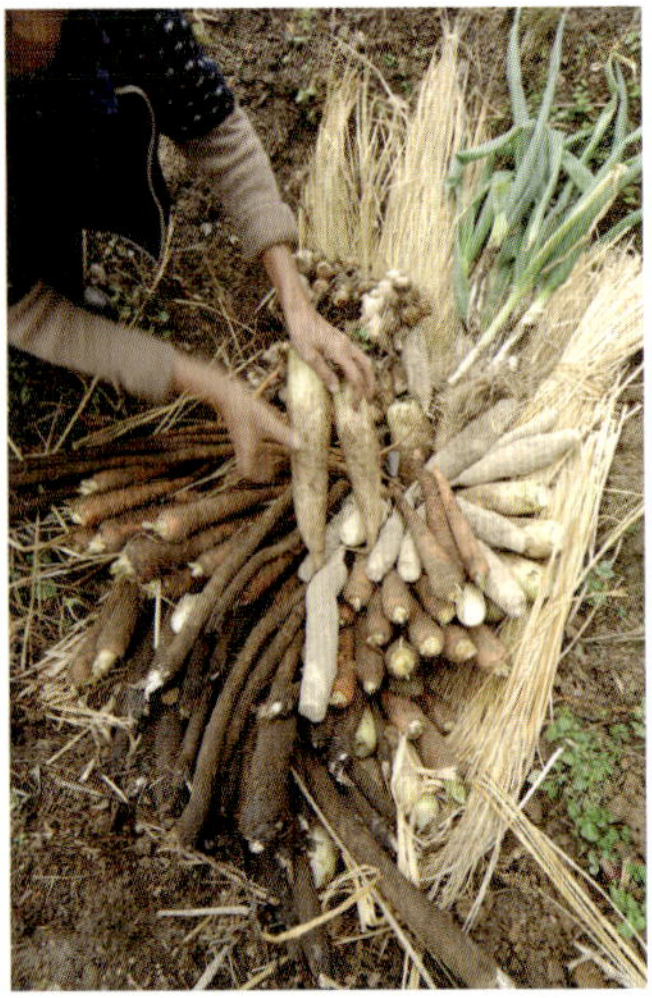

①地面に穴を掘り、ムシロを敷き、根菜やネギを並べる。

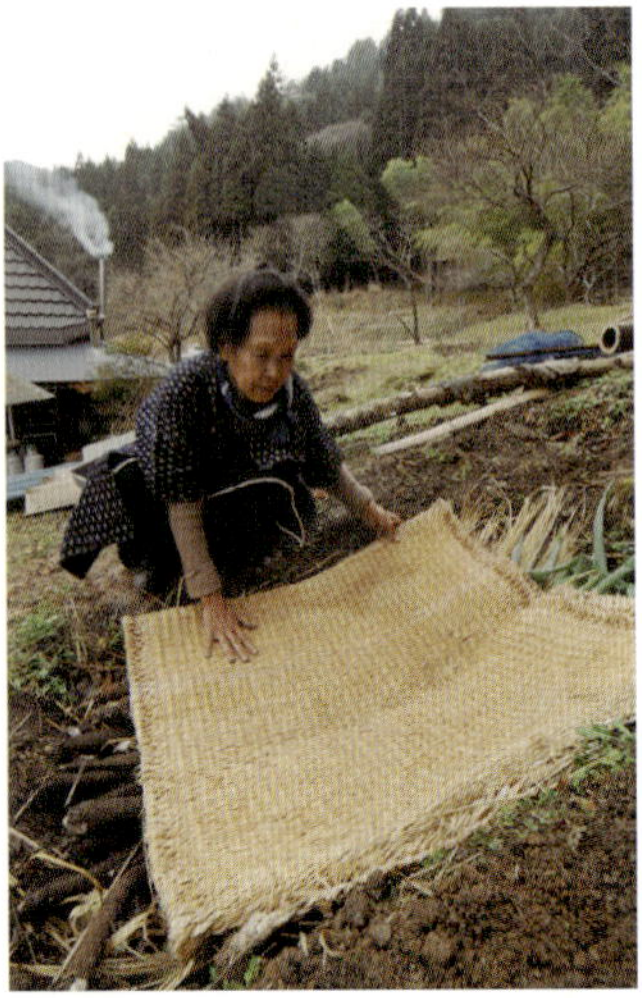

②ムシロをかける。

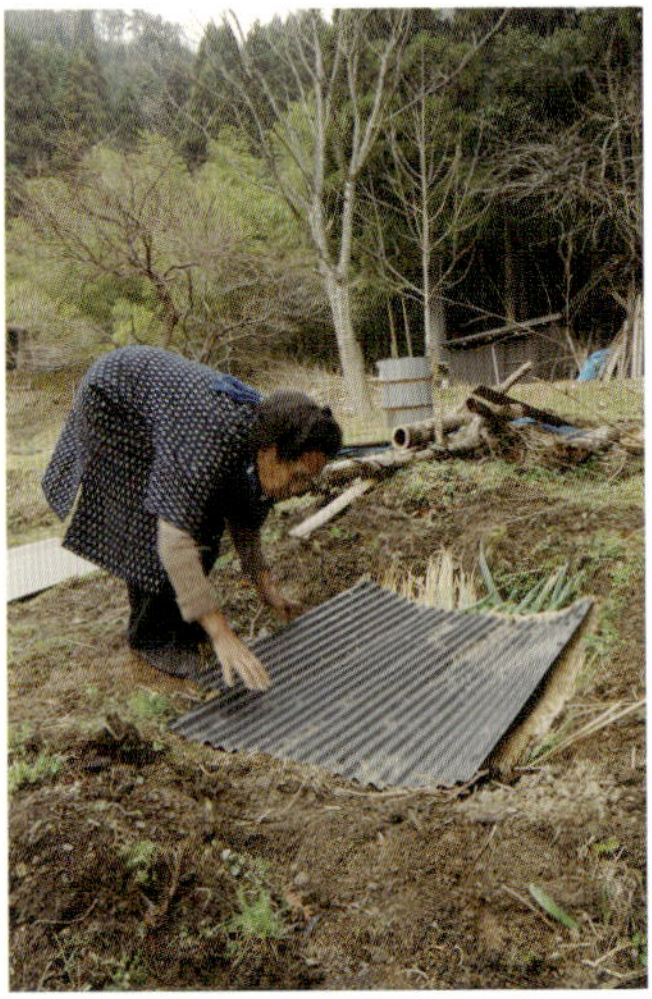

③上からトタンを１枚。

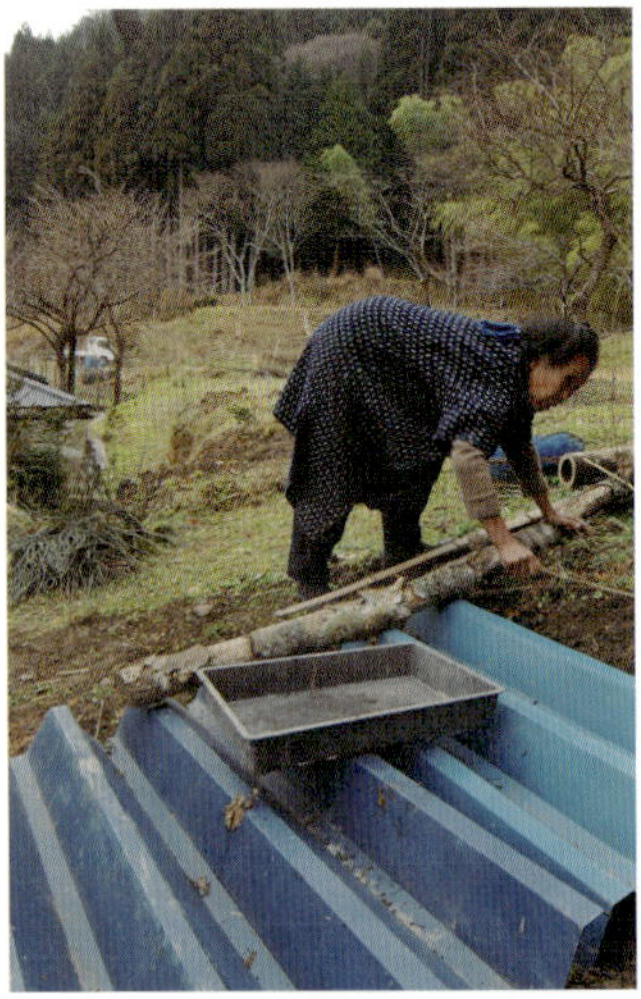

④さらに１枚。厳重に。上に重石を乗せて、冬に備える。

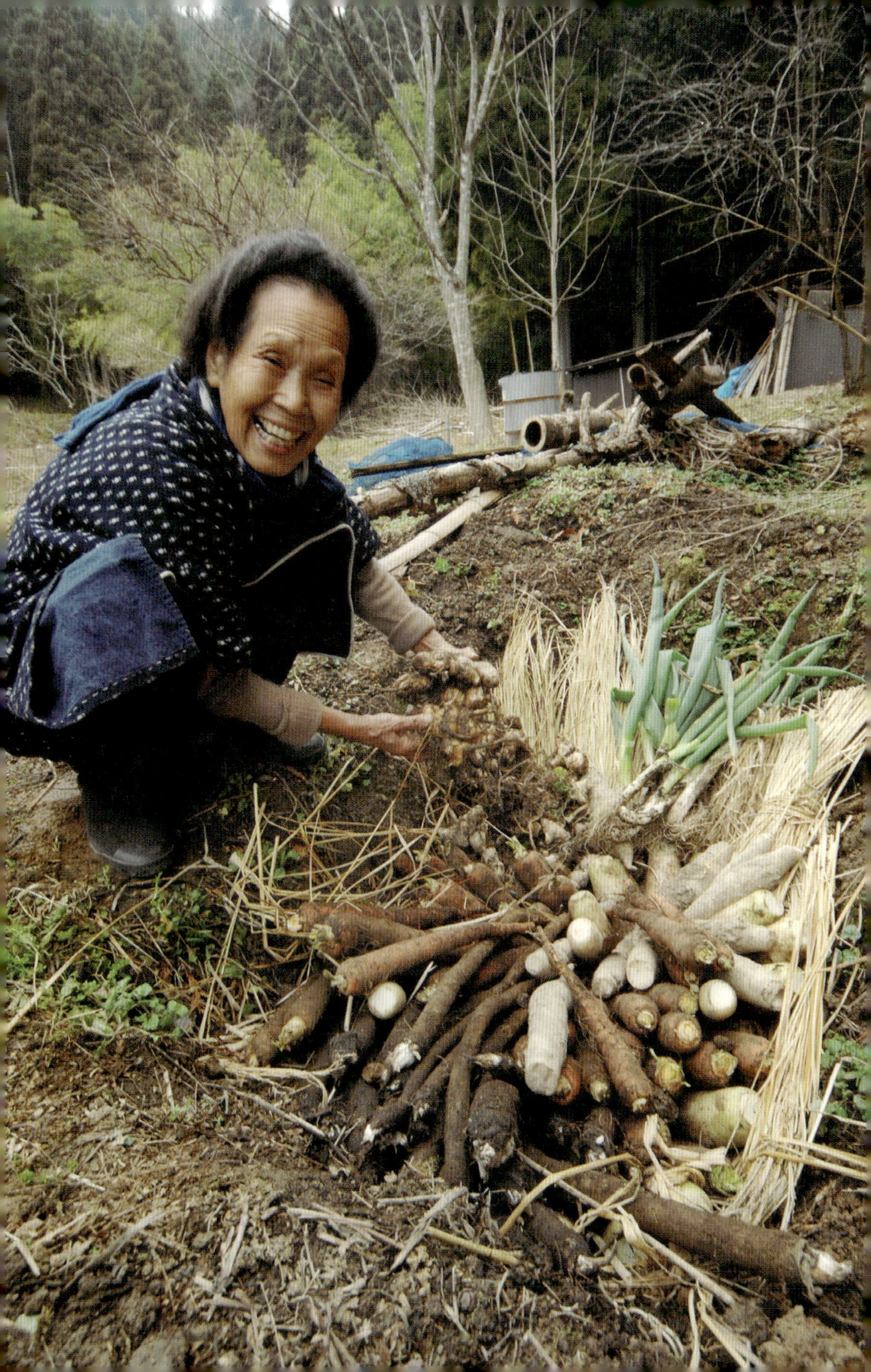

ほうとう

冬になると、三日に一度は食べるのがほうとう。昔の日本人の日常食だった。小麦粉をこねて団子をつくったら、親指でひゅんひゅんひゅん。ふるいながら伸ばしていって、まん中で裂く。そしてグラグラ沸いている鍋の中へポトン。うどんなら生地をこねて一晩寝かせたり、切ったりしてタイヘンやけど、これはこうして伸ばして、伸びて、おもしろい。生地を四十分くらい寝かすと、いくらでも伸びる。

お出汁は昆布だけ。動物性のものはいっさい入れていない。そこへ畑でとれたゴボウ、ニンジン、白菜が入っている。あとは手づくりの味噌を入れて煮るだけ。最後に隠し味にしょう油をちょっとだけ。お出汁の加減をみて完成！　いやあ、おいしそう。

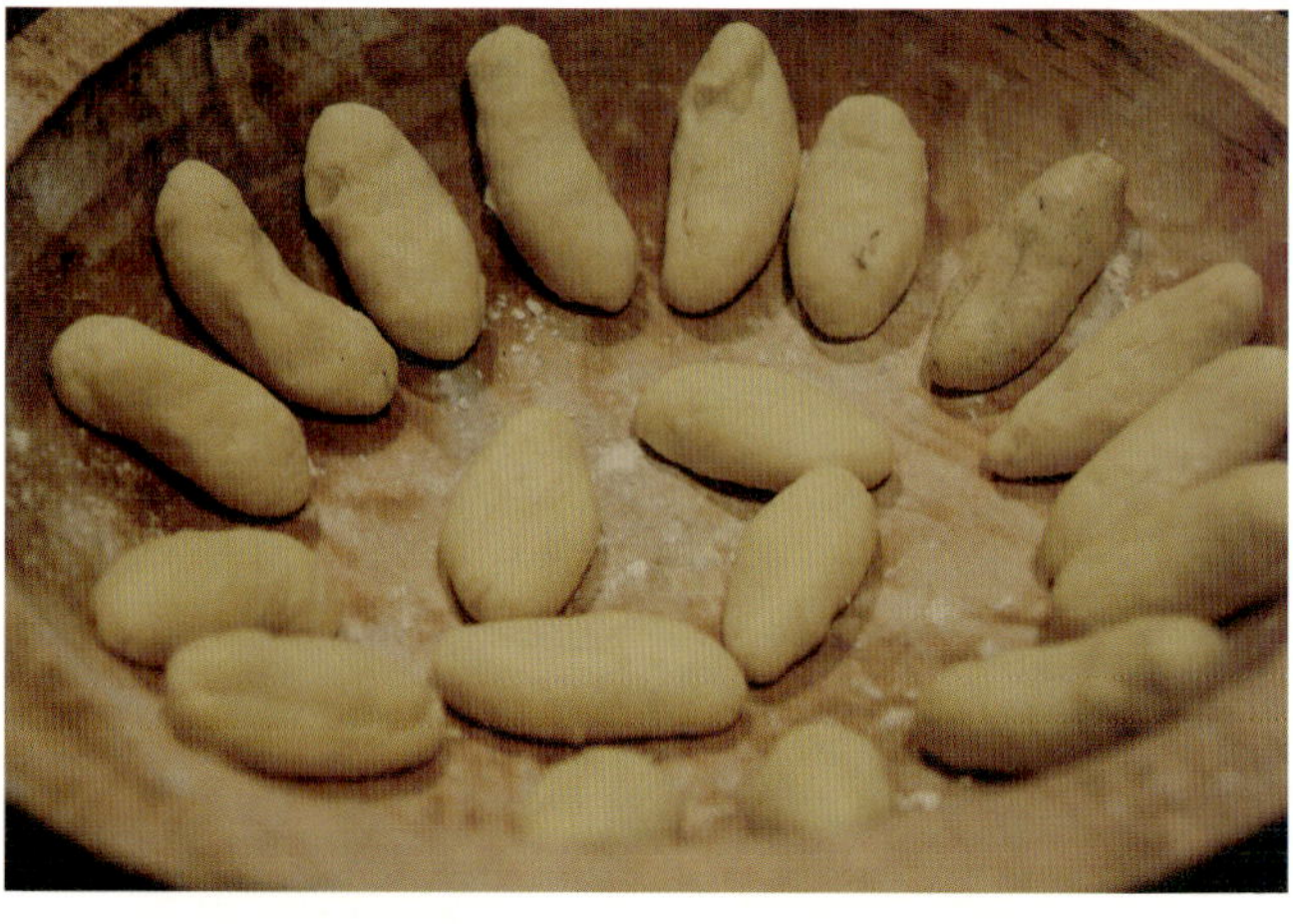

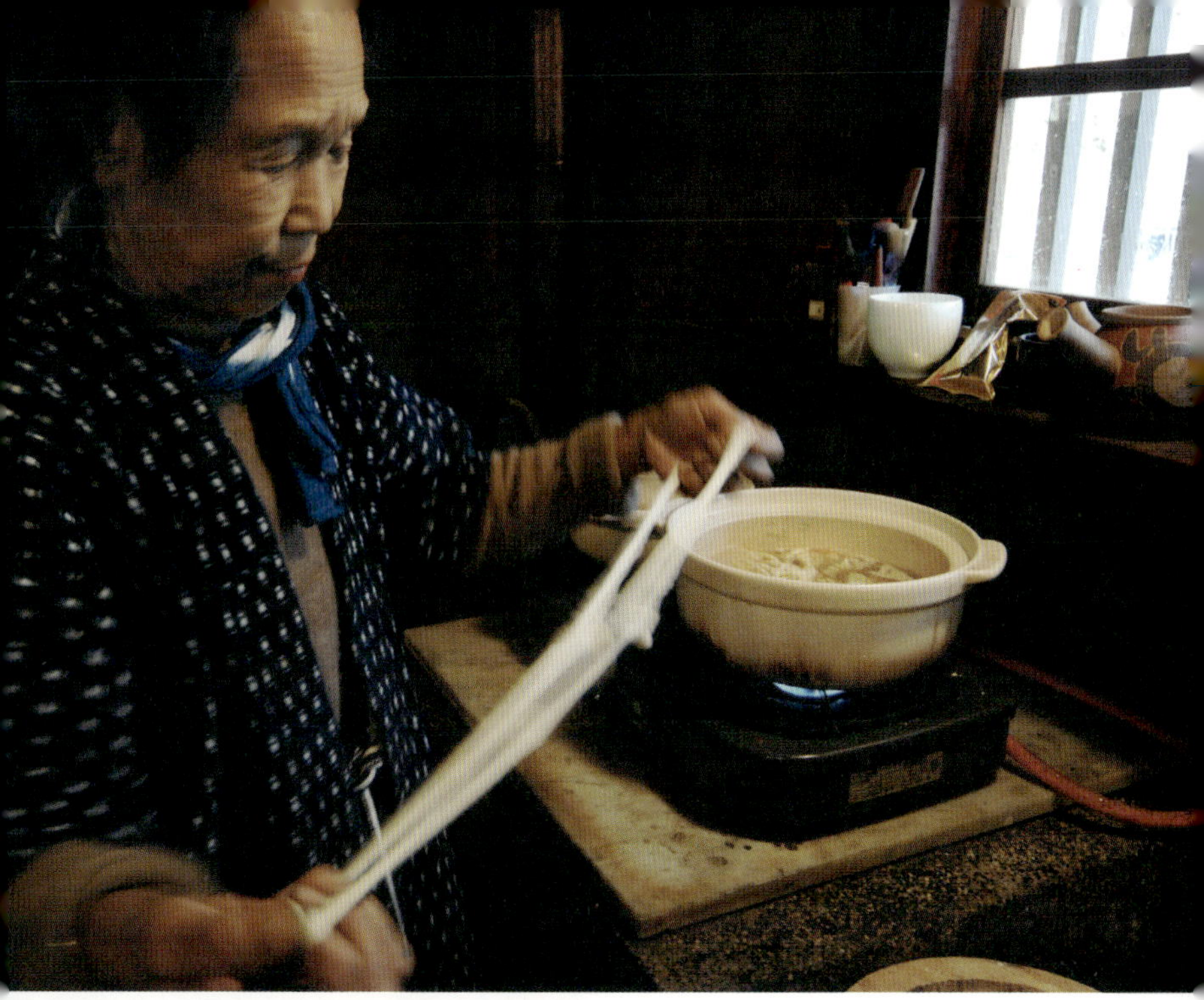

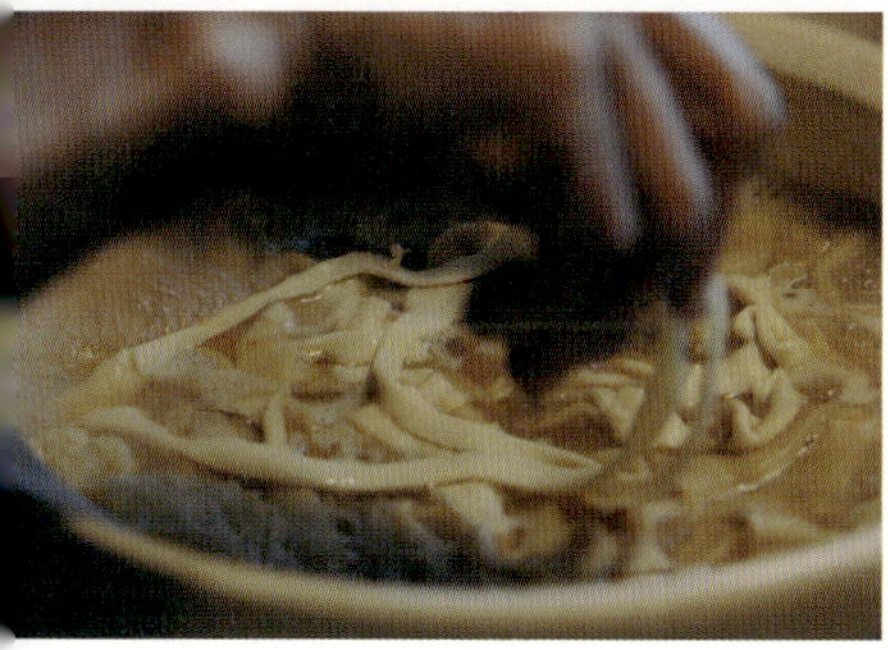

【材料】

地粉　水　塩　昆布　シイタケ
ゴボウ　ニンジン　白菜

【作り方】

❶地粉を水でよく練り、5㎝ぐらいの細長い団子状に分け、布巾をかけて40分ほど寝かせる。
❷指を使って団子を細く伸ばし、まん中を裂いて円状に。それをさらに麺状に伸ばす。
❸昆布とシイタケで出汁をとり、ゴボウ、ニンジン、白菜を入れて煮込む。
❹そこへほうとうを入れ、煮込む。
❺味噌を溶き、ネギを散らし、隠し味にしょう油を垂らせばできあがり。

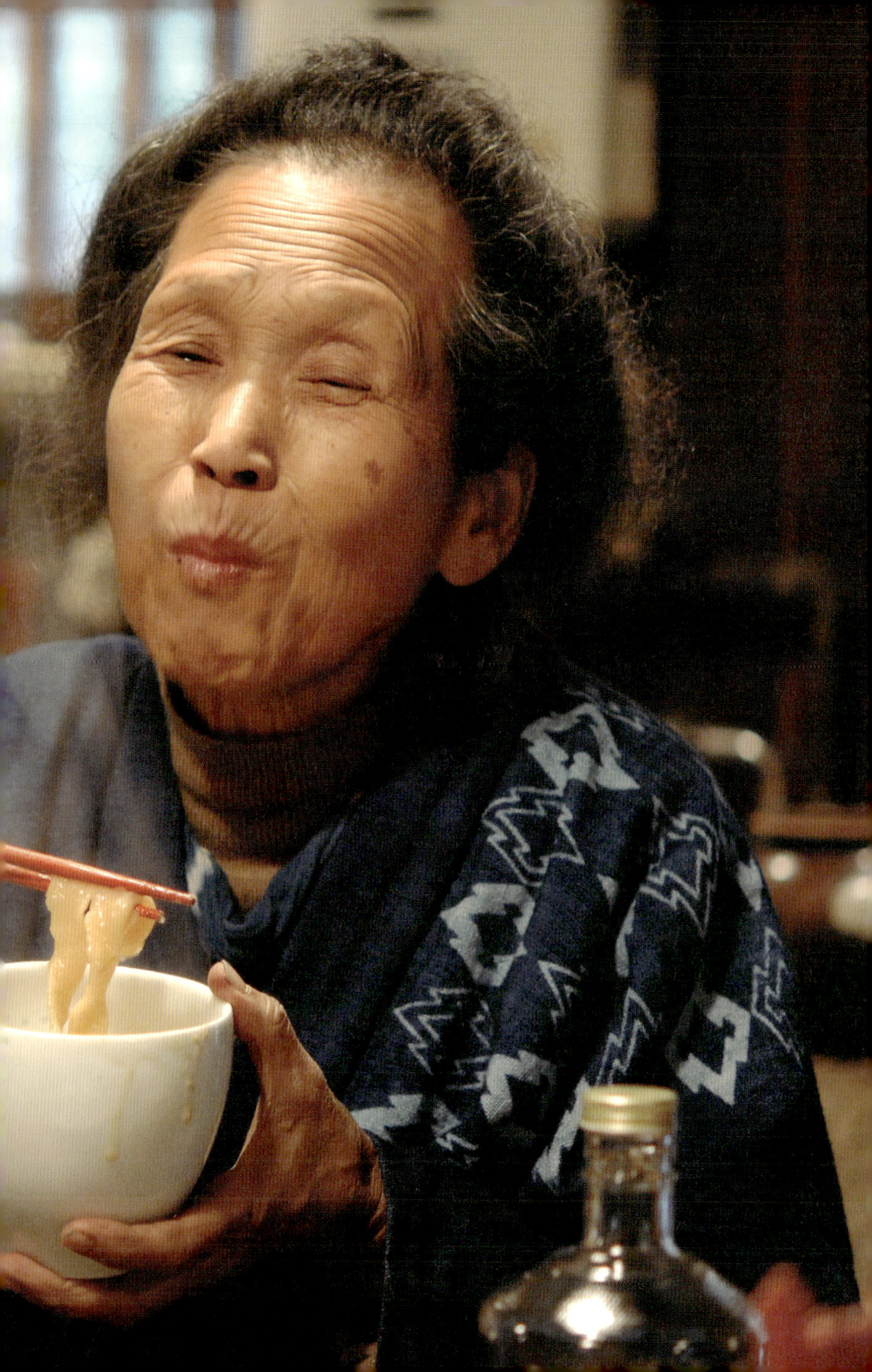

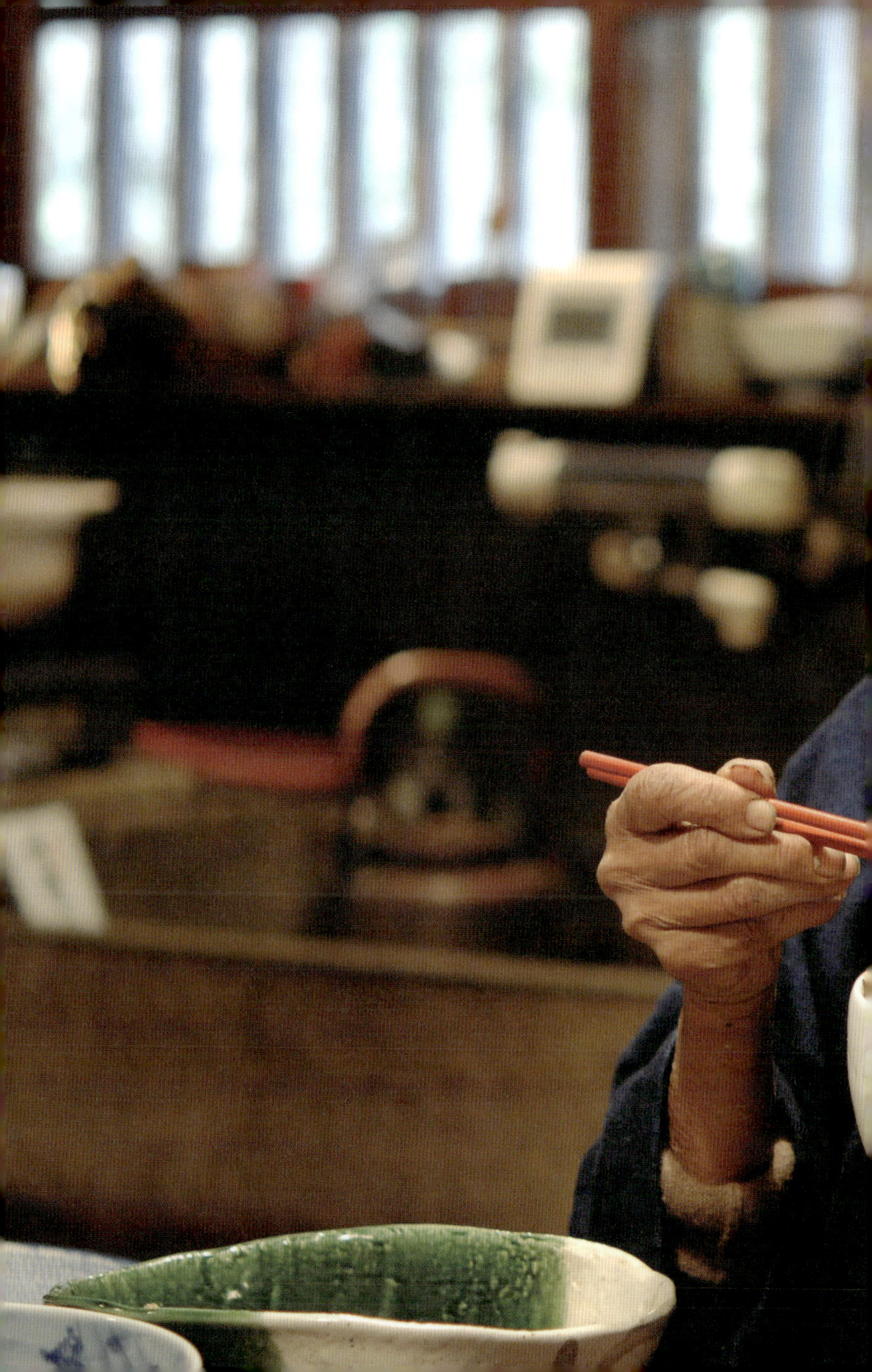

ポン酢

ばあちゃん秘伝のポン酢。もう三十年以上もつくってる。配合は……カン頼みだね。畑に植わってるゆずの木から、二十個とれる年もあれば百個とれる年もある。これを半分に切って、ザルの上から手でギュギュギューっと絞る。見てごらん。種がこんなにたくさん。本来植物っていうのは、これだけ種をつくって、子孫を残そうとする。だけど今の世の中、果物も人間も、みんな種無しにされている。これはヤバいよ。問題アリだね。

ゆずの果汁が絞れたら、お酢をちょっと垂らして、そこへ娘がつくった手づくりのしょう油を混ぜる。香りがなんともすばらしい。そして今度はみりん。これを入れると味がまろやかになるからね。次にお酒。これはうま味を発揮する。そしたら、仕上げに塩を入れて、全体をかき回して味をみる。味がしまって、旨い。

そして最後に、昆布をポトン。すぐ使ってもいいけど、昆布はそのまま入れといて。一カ月ぐらいたってから、また舐《な》めてごらん。じわーっとお出汁が効《き》いてきて、もっとおいしくなっているから。いよいよこれから寒くなるって時に、たんと作っておくと便利。何にでも使えて、何でもおいしくなる。

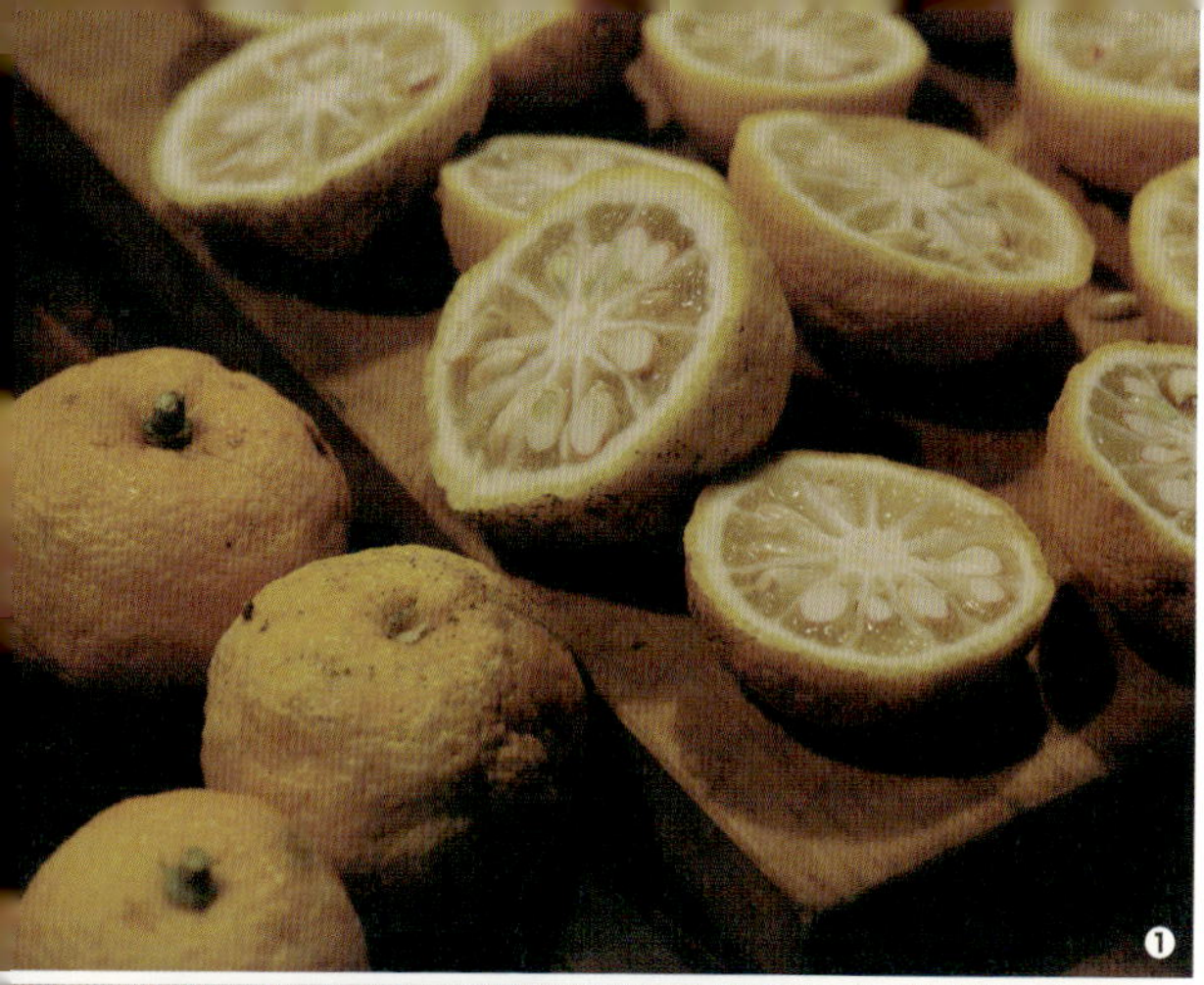

【材料】

ゆず　しょう油　塩
昆布ひと切れ

【作り方】

❶ゆずを半分にカットする。
❷ザルの上から力いっぱい絞る。
❸しょう油を入れて、
❹みりんを加えて、
❺塩も入れて、
❻最後に昆布を１枚ポトン！

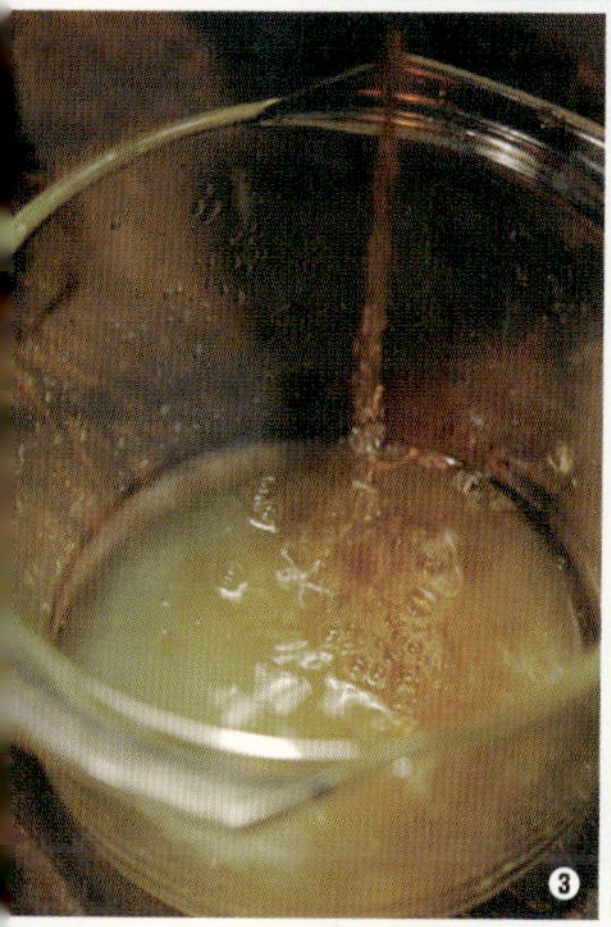

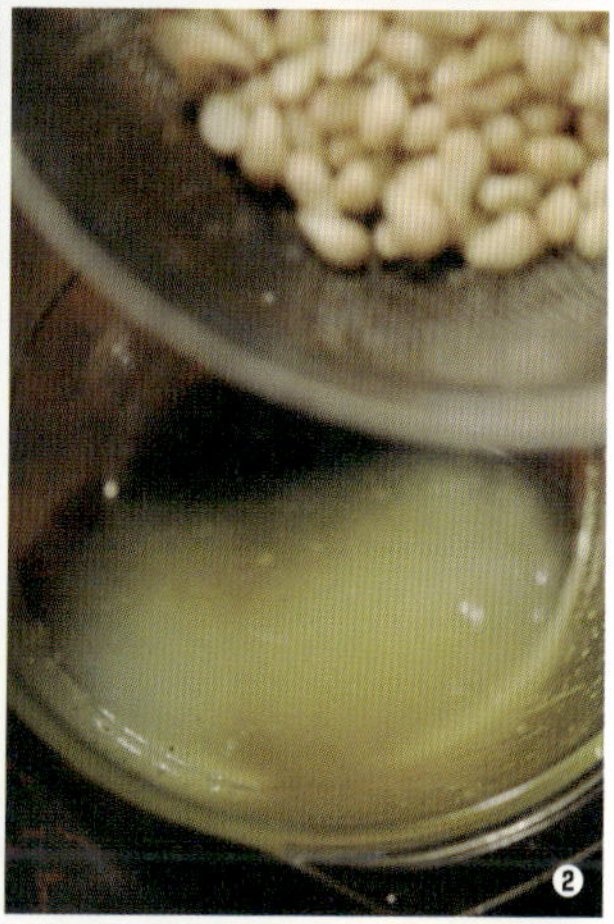

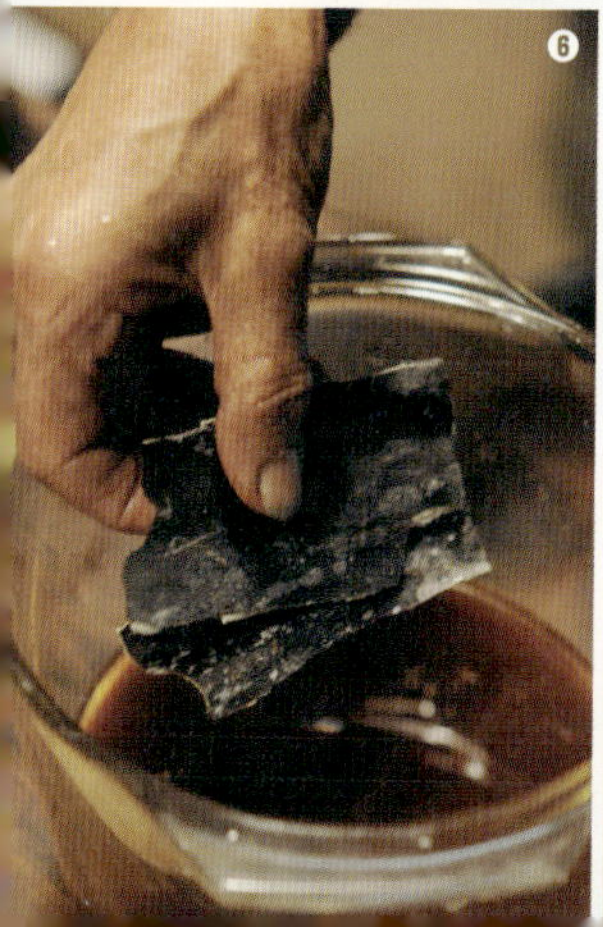

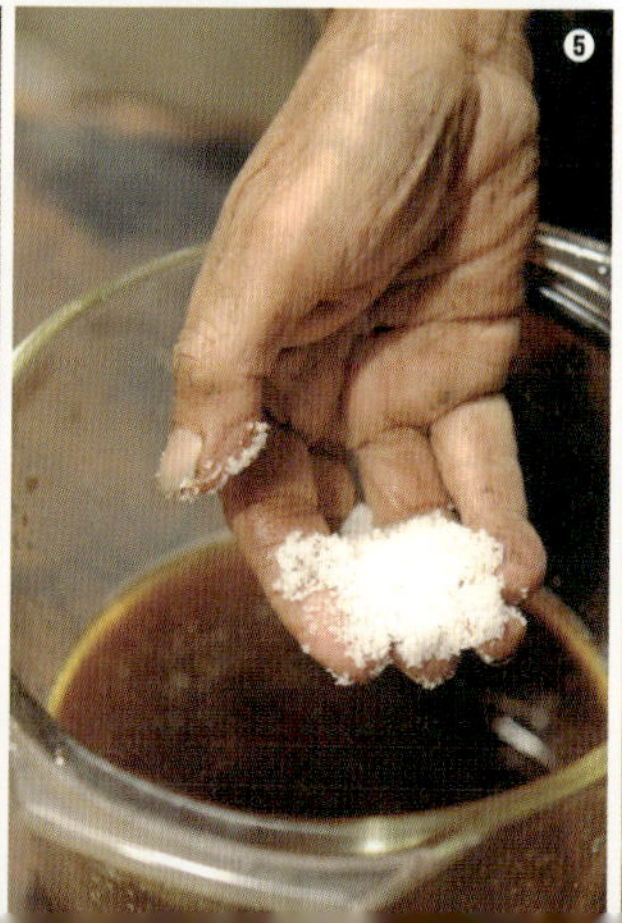

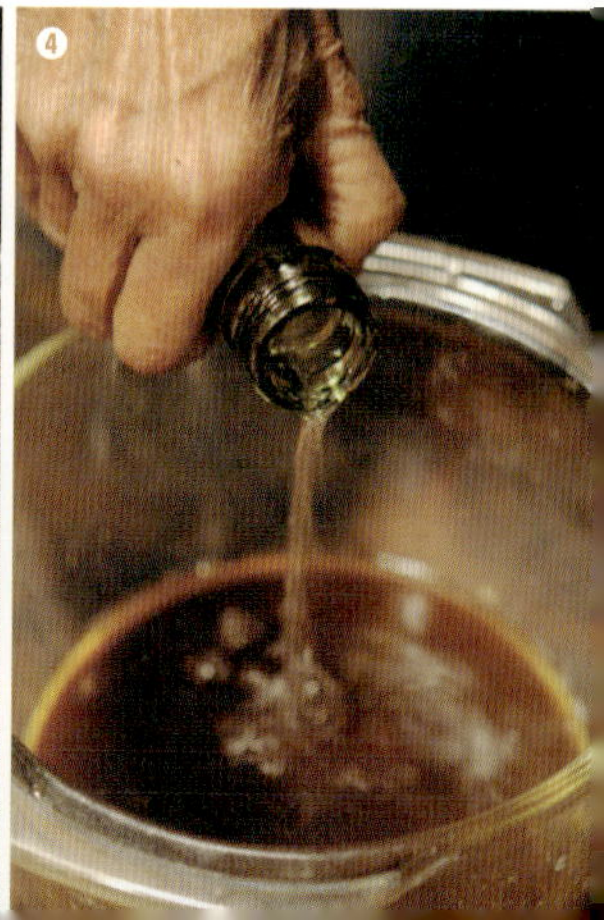

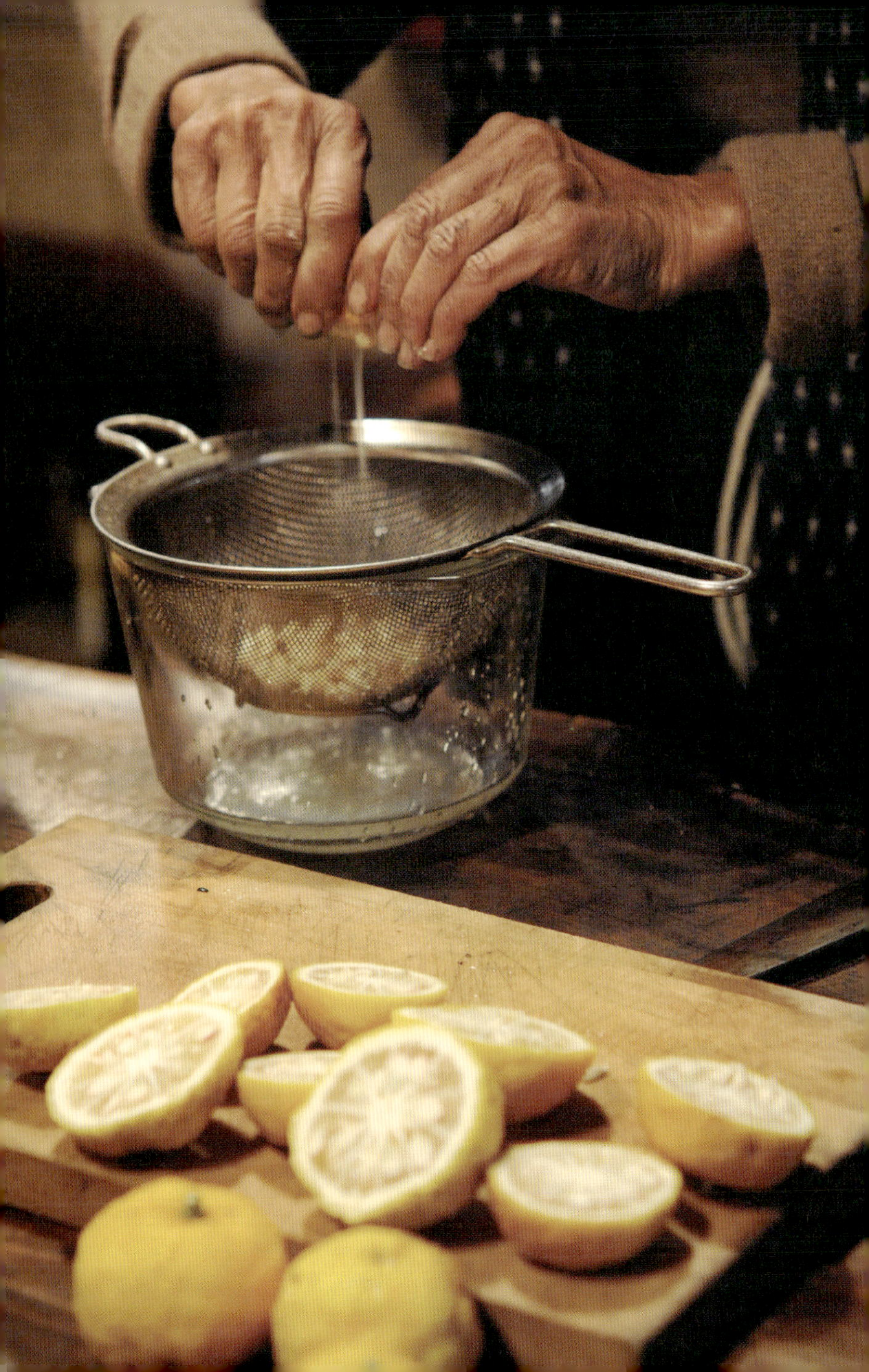

大根の漬物

大根は二度漬けにする。庭先に干しといた大根の葉っぱを切って、木の樽に漬け込んでいく。ヌカは、ウチで玄米を精米したときに出たヌカ。そこへ、伊豆大島の坂本さんがつくっているお塩を入れる。

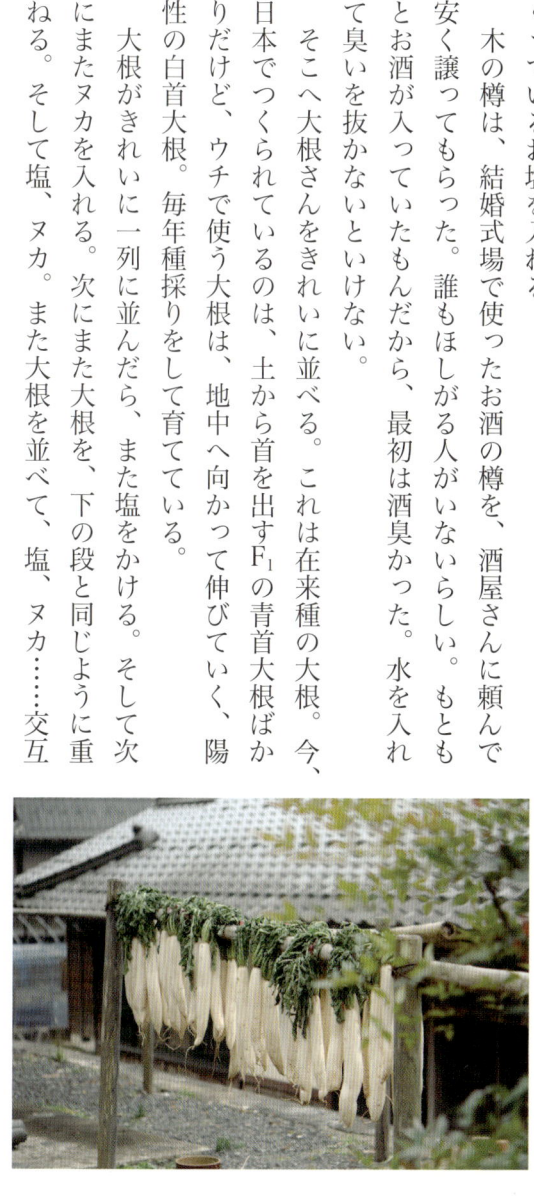

木の樽は、結婚式場で使ったお酒の樽を、酒屋さんに頼んで安く譲ってもらった。誰もほしがる人がいないらしい。もともとお酒が入っていたもんだから、最初は酒臭かった。水を入れて臭いを抜かないといけない。

そこへ大根さんをきれいに並べる。これは在来種の大根。今、日本でつくられているのは、土から首を出すF_1の青首大根ばかりだけど、ウチで使う大根は、地中へ向かって伸びていく、陽性の白首大根。毎年種採りをして育てている。

大根がきれいに一列に並んだら、また塩をかける。そして次にまたヌカを入れる。次にまた大根を、下の段と同じように重ねる。そして塩、ヌカ。また大根を並べて、塩、ヌカ……交互

に大根を重ねて、その作業の繰り返し。

樽の上までいっぱいになったら、石を乗せる。何日かして水が上がってきたら、水を捨てる。干した大根の葉を上に敷きつめてフタにして、石を再び乗せ、同じように漬け直す。食べるのは二年半ぐらいたってから。浅漬かりの陰性なものは食べない。今、漬物は何もかも浅漬けだけど、それはみんな肉食だから。肉を食べる人には浅漬けがおいしく感じる。

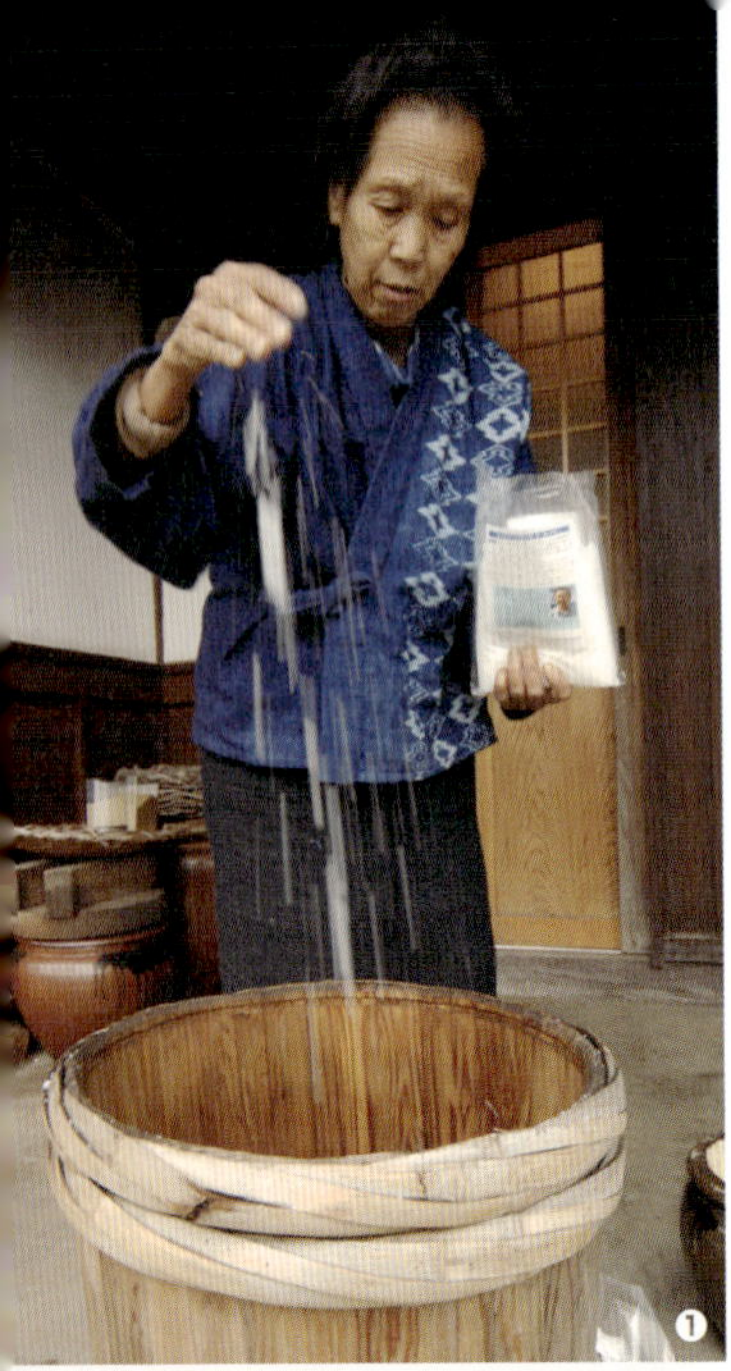
❶

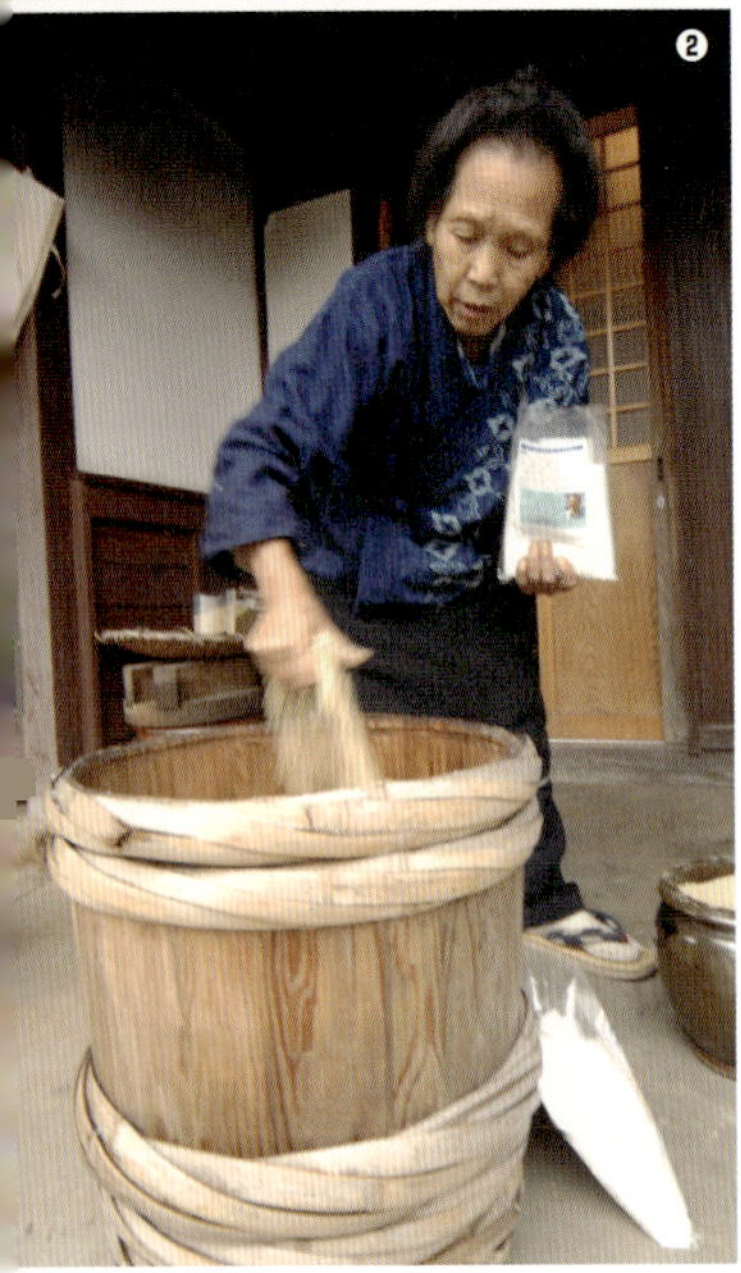
❷

【材料】
大根（在来種を数日干したもの）
塩　ヌカ　唐辛子

【作り方】
❶樽の底に塩をふる。
❷その上にヌカを入れる。
❸大根を並べる。
❹また塩を入れる。
❺さらにヌカを入れる。
❻そして大根……の繰り返し。
❼樽の上まで重ねたら、
❽重石を乗っける。水が上がってきたら水を捨てて２度漬けに。

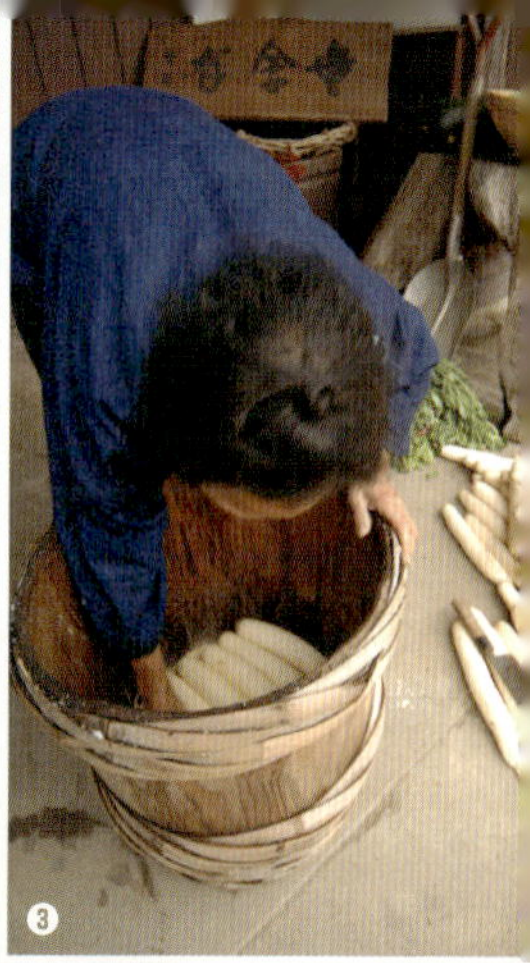
❸

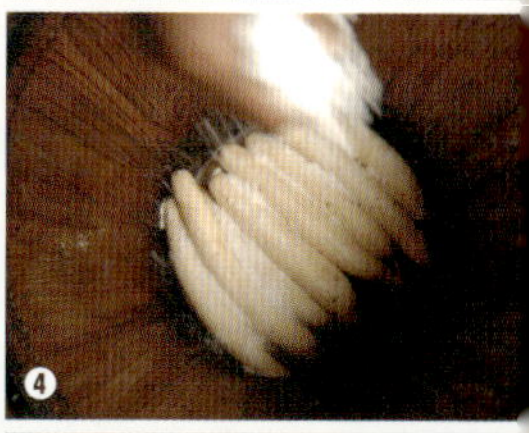
❹

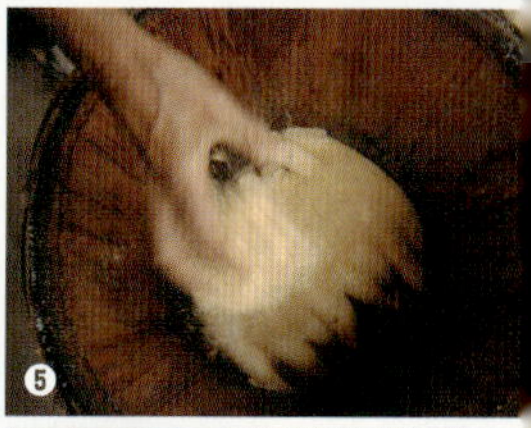
❺

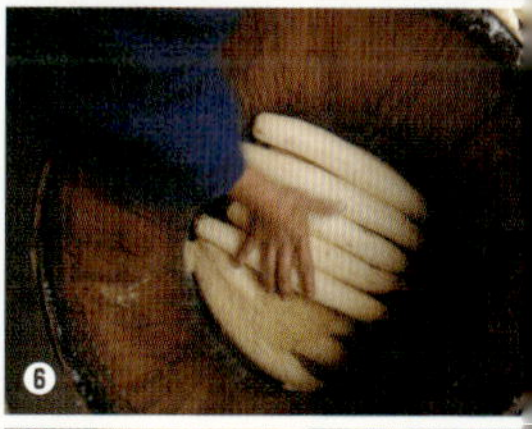
❻

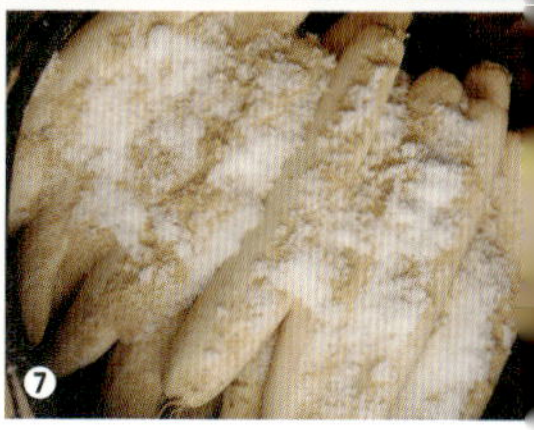
❼

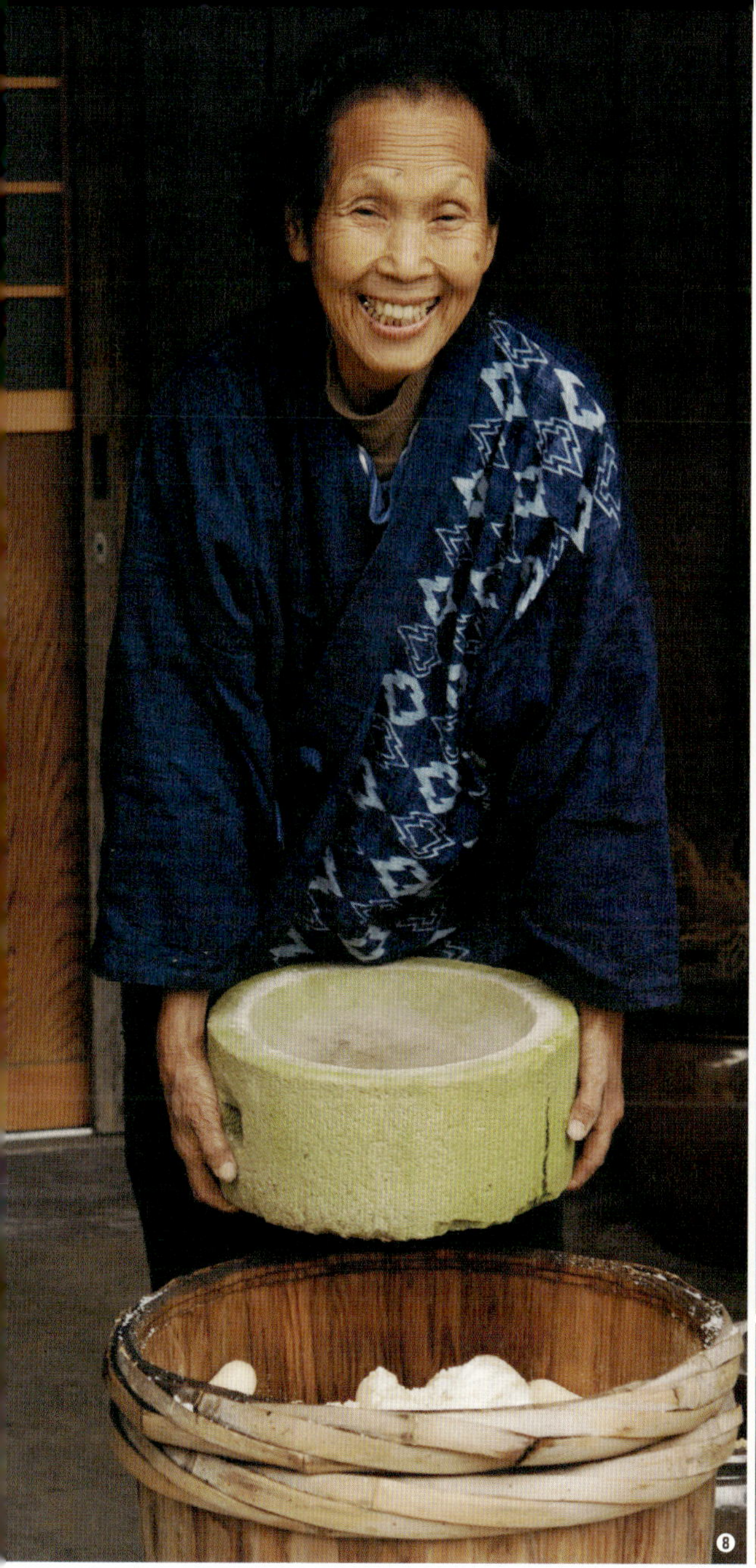
❽

白菜の漬物

これも在来種の白菜。在来種の野菜の種を採って苗を仕立てている人がいるから、自分で種を採れない野菜は、そこから買って育てている。半分に切って二〜三日干してから漬け込む。ヌカはいちばん下に入れるだけ。柚子、唐辛子、昆布も重ねて。これがお漬物をおいしくしてくれる。ゆずは皮も実も全部入れる。化学調味料はダメ。白菜も、ゆずも、唐辛子も、全部ばあちゃんの家でとれた本物。

白菜を何段も重ねるハードワークやね。昔のお母さんたちは、正月前にこういう作業をしていたんよ。

【材料】

白菜　塩　ヌカ　ゆず

唐辛子　昆布

【漬け方】

❶白菜は半分に切って、切り口をお日さまに当てて干しておく。

❷木の樽の底が見えなくなるくらい、塩、ヌカの順に入れる。ヌカは最初だけ。

❸唐辛子をサヤごとパラパラと樽の中へ。手でちぎった昆布と、ゆずも入れる。

❹白菜をすき間なくぎっしり並べる。

❺たっぷり塩をふり、唐辛子、昆布を手でプチプチ千切りながら乗せる。

❻どんどん塩をふって、

❼樽からあふれるくらいに材料を重ねて、両手のひらで、ぎゅっぎゅっと押し込む。

❽いちばん上の段まできたら、外葉でフタをして、

❾重石を乗せる。

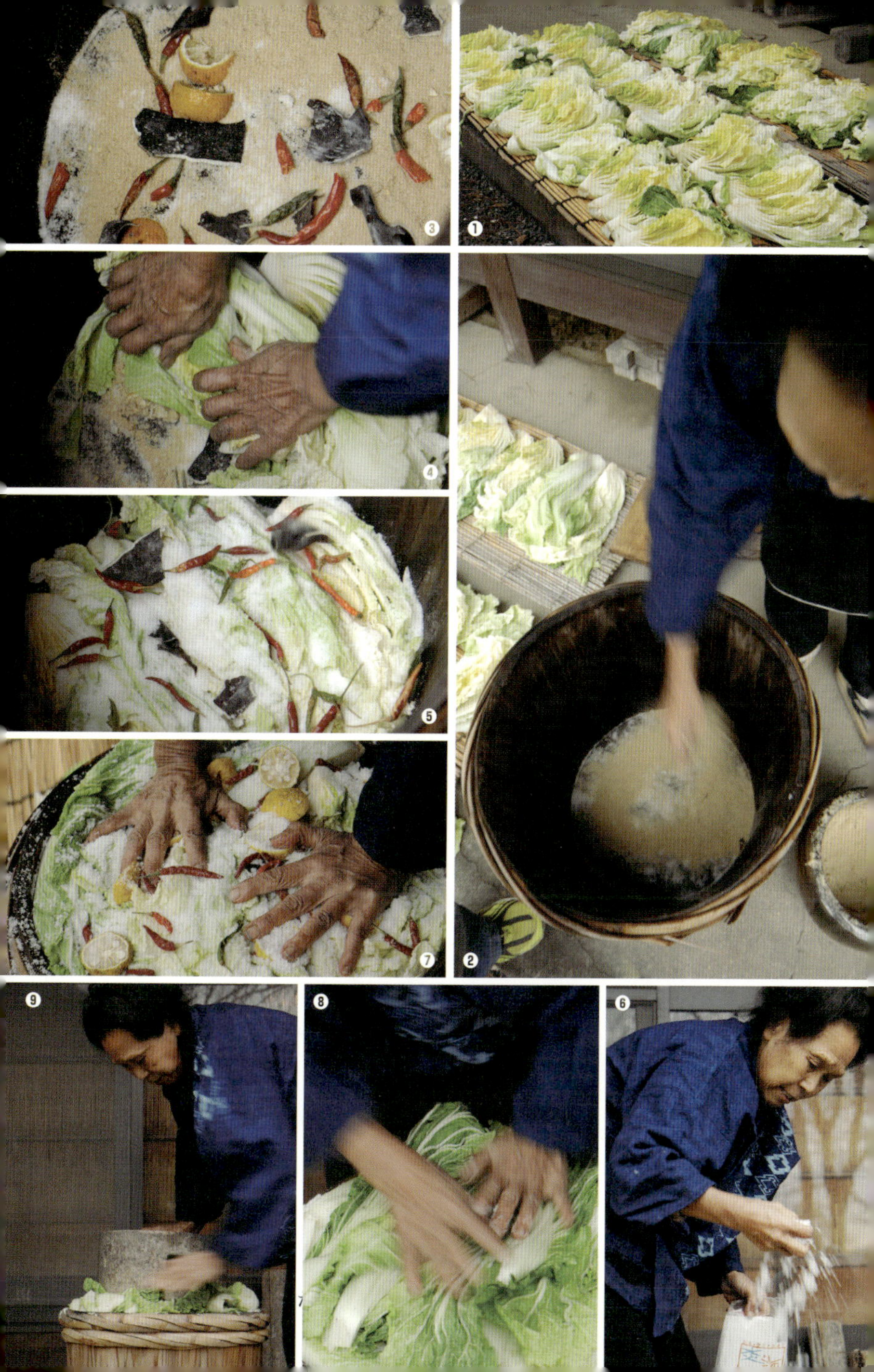
❸
❶
❹
❺
❼
❷
❾
❽
❻

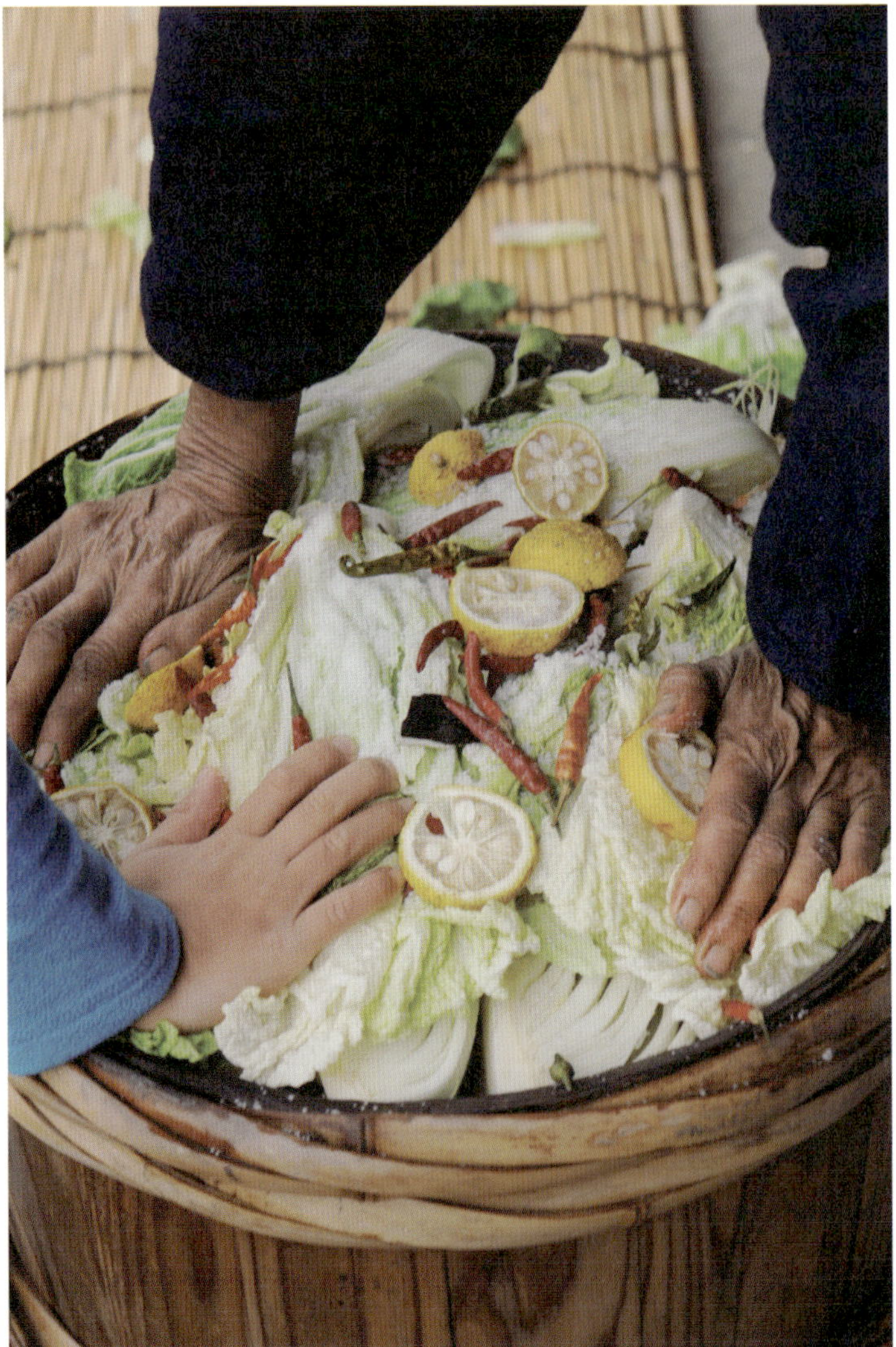

台所の薪

息子が割ってくれた薪。何日か前に全部中に運んだよ。
ばあちゃんが一人で。スーパーばばあやな。
私ゃ、金より薪がええ。

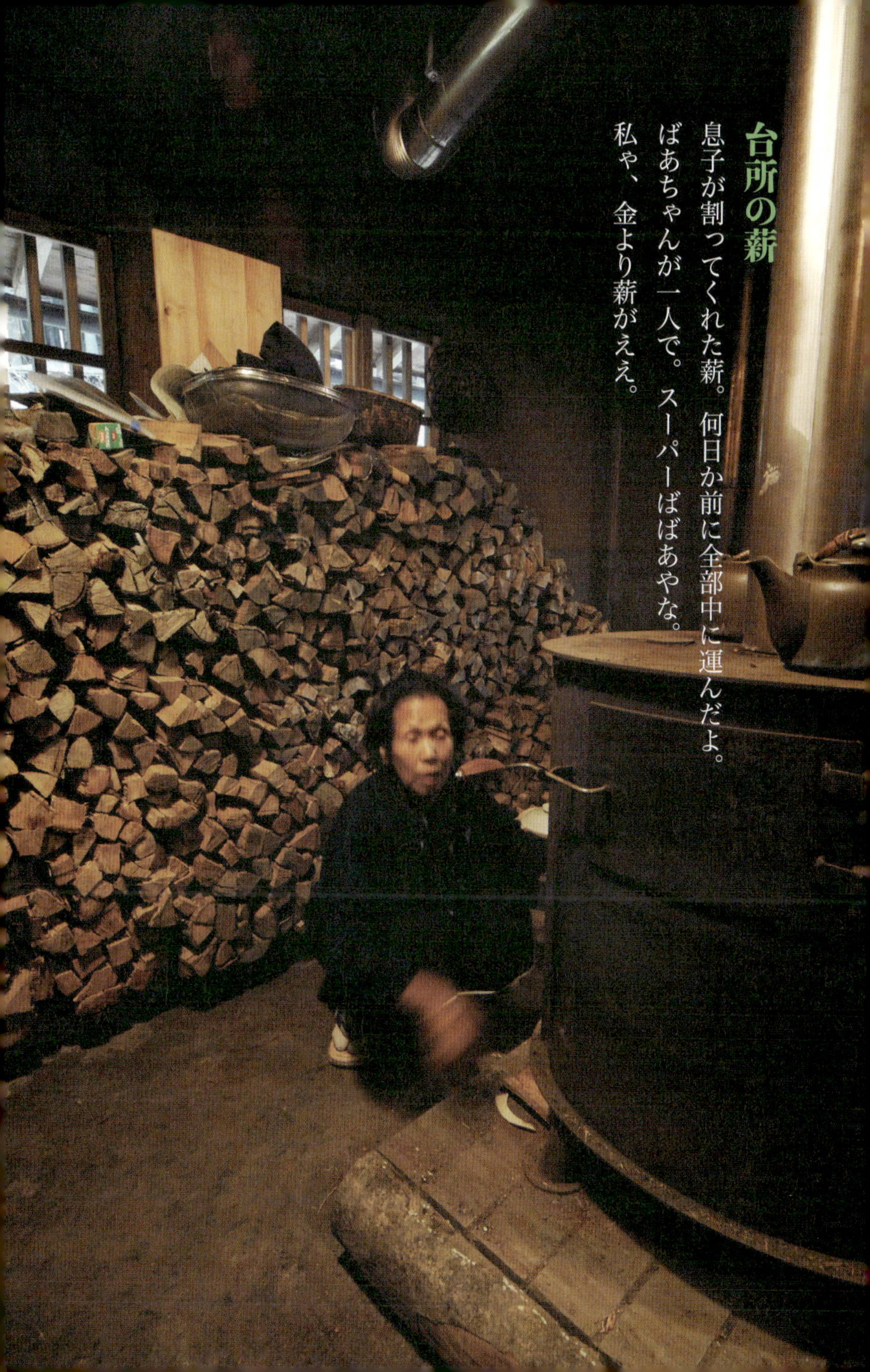

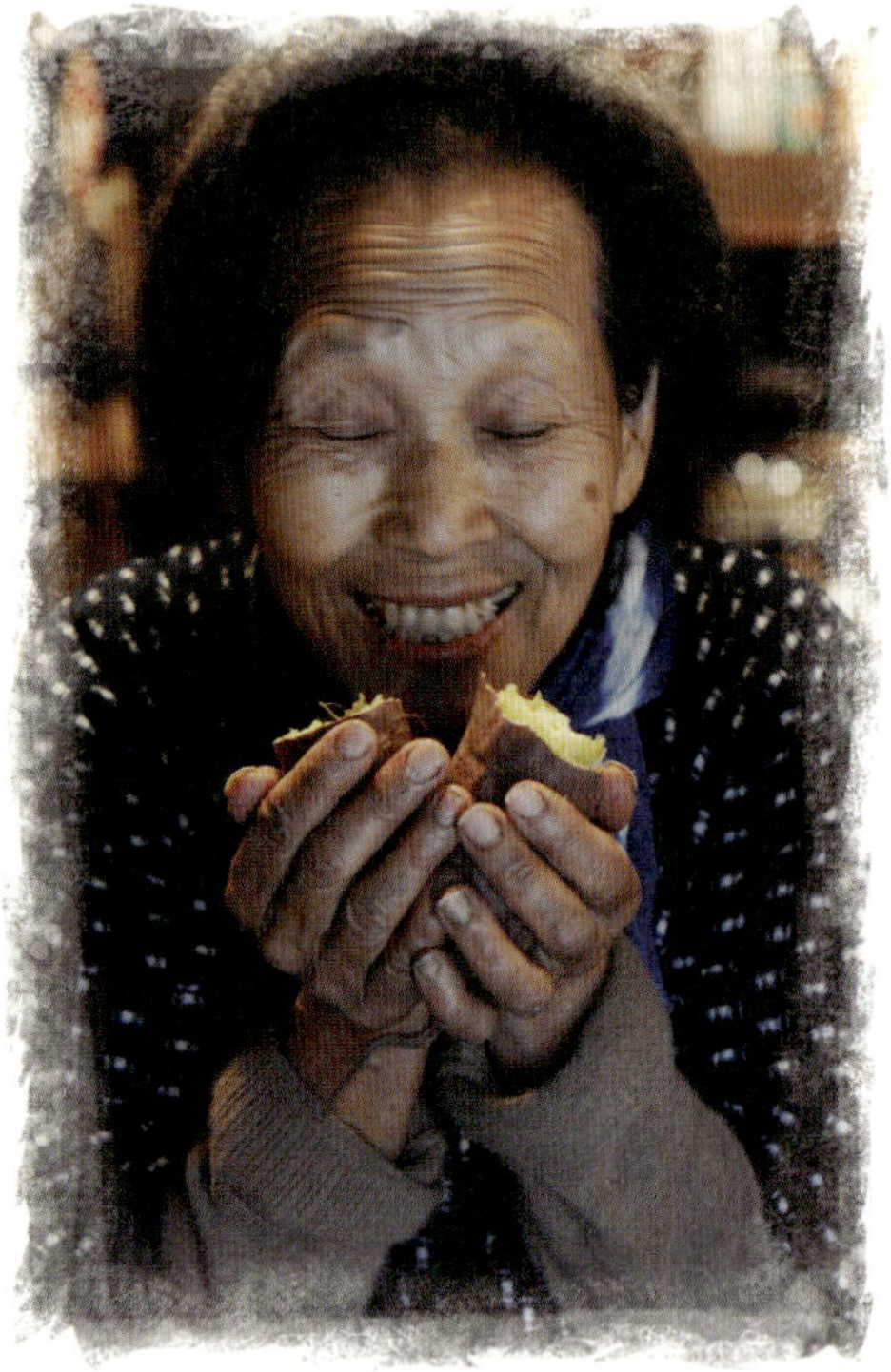

静岡の仲間たち

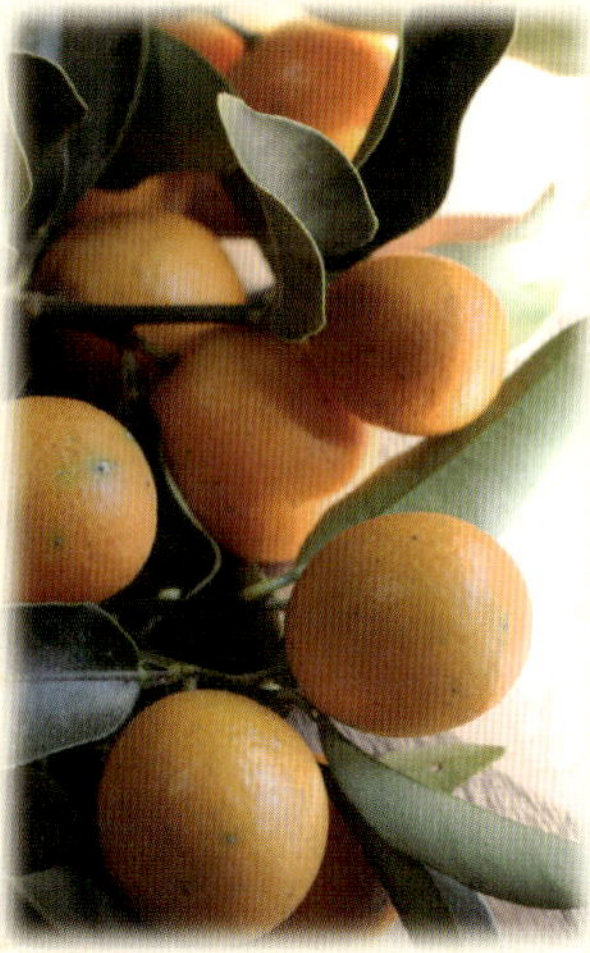

私には、静岡にも家がある。綾部に移住する前に暮らしていた場所だ。

三十年以上前、家の裏手を流れる二級河川の安倍川が汚れ、一年間いかなる日も毎日、川原でゴミ拾いをした。「川の水を汚さず、合成洗剤をやめて、せっけんを使いましょう！」って、手づくり石けん運動の主婦だった。また、仲間と一緒に手づくり味噌の講習会や環境活動、お年寄りにお弁当を届けるボランティアもやっていた。

あの頃は、いつも仲間と一緒。みんな家庭の主婦だった。共に活動する仲間とは、今もつきあいが続いているから、幸せもんや。

ぜんそくの子どもに

母親が子どもを連れてやってくる。

「この子、夜になると咳がひどくて眠れないのよ。困ったわ、若杉さん」

小児ぜんそくらしい。お母さんにしてみれば、やたらと薬は飲ませたくない。

「こんな時は、気管支から胸にかけて、ショウガ湿布で温めてあげるといいのよ」

囲炉裏にお湯を沸かして、ショウガ湿布をつくって、苦しい気管支に温湿布を教えてやると、子どもは「楽になった」とよろこぶ。ショウガ湿布のおかげで、血管が広がって血の流れがよくなるから、ゼーゼー言ってた子も、それだけで症状がよくなってくる。すると、「お母ちゃん、すごいラクになったよ」

と、帰りには、現金なもので、ニコニコしている。

「でも、動物性とか甘いものは気をつけていないと、また咳が出るからね」

なんて言いながら、囲炉裏でその母子と二、三時間過ごした。

食べ物が病気をつくる

またある時は、乳がんの人がやってきた。

私は里芋の皮を剥いてすりおろし、小麦粉を混ぜこねてつくる「里芋パスタ」を、カチン、カチンになっている乳房に貼るよう、作り方を教えた。それを四時間ごとに換えるよう指導する。それをやると、患部が柔らかくなり、痛みがやわらぐ。毒素を吸ったパスタを捨て忘れると、そこからイヤな毒素の臭いがする。それは、毒素をパスタが吸い出した証拠なのだ。

その人は、お金持ちの奥さんで、肉もさることながら、とっても魚好き。とくにタコ、イカ、アワビ、トコブシ……茹でるとカチカチになるものばかり食べていた。食べた物の正体が出てくるのが、病気。食べ物が、その人の病気をつくっている。

彼女の場合、四年間手当てを続けて、右のお乳のガンはよくなった。だけどどんなに手当てをしても、左のお乳は治らなかったが、「自分のからだに悪いものばかり食べて、神様からいただいた命とからだを苦しめて、ごめんなさい」と言っていたのが、とても印象的。

私は自分で野草を見つけては、食べ、時には嘔吐や下痢も経験しながら、自分で料理法も考えた。そして平成元年、静岡市内で自然食品店を開業。そこへ食養の先生をお招きしてみんなで勉強会を開いたり、料理教室も開くようになった。私の店にはいつも人がいっぱい来て、みんな食養の勉強に熱心だった。

私自身も食養の話をするようになったけど、みんな私のことを、「先生」ではなく「若杉さん」、でなければ「あんた」と呼んだ。「わたしゃ、先生と呼ばれてよろこぶほど、バカじゃないよ」が口ぐせだった。お互い気兼ねなんかいらない。みんな言いたいことを言いあって、からだのことも、家のことも、病気も悩みもすべてぶちまけていた。

「ダンナの浮気が激しくて困るのよ」

「そういう時は、毎日たくさんシイタケを食わしてごらん。アソコが立たなくなるから。

男性の局部には毛細血管が集まってる。生シイタケでどんどん陰性にしてやれ」

するとと数日後……


「うまくいったわ、若杉さん」

子どもや身内の病気のこと、生理のこと、オリモノのこと。夫婦関係やセックスのことも、包み隠さず何でも話せる。そんな仲間の体験談と関係が、私の食養や料理の基になっている。

静岡のお正月

今年の一月、東京のセミナーが終わった次の日かなあ、静岡の家に、久しぶりに昔の仲間たちが集まった。

「若杉さん、なんだか私、最近首が回らなくって」

「あんたまた、何かヘンなもの食べているんでしょう!」

それが挨拶がわり。

なかには、田舎暮らしを始めている人、川を汚さないせっけん運動を続けている人、議員になって活動している人もいる。元はみんな家庭の主婦。みんな元気に暮らしている。

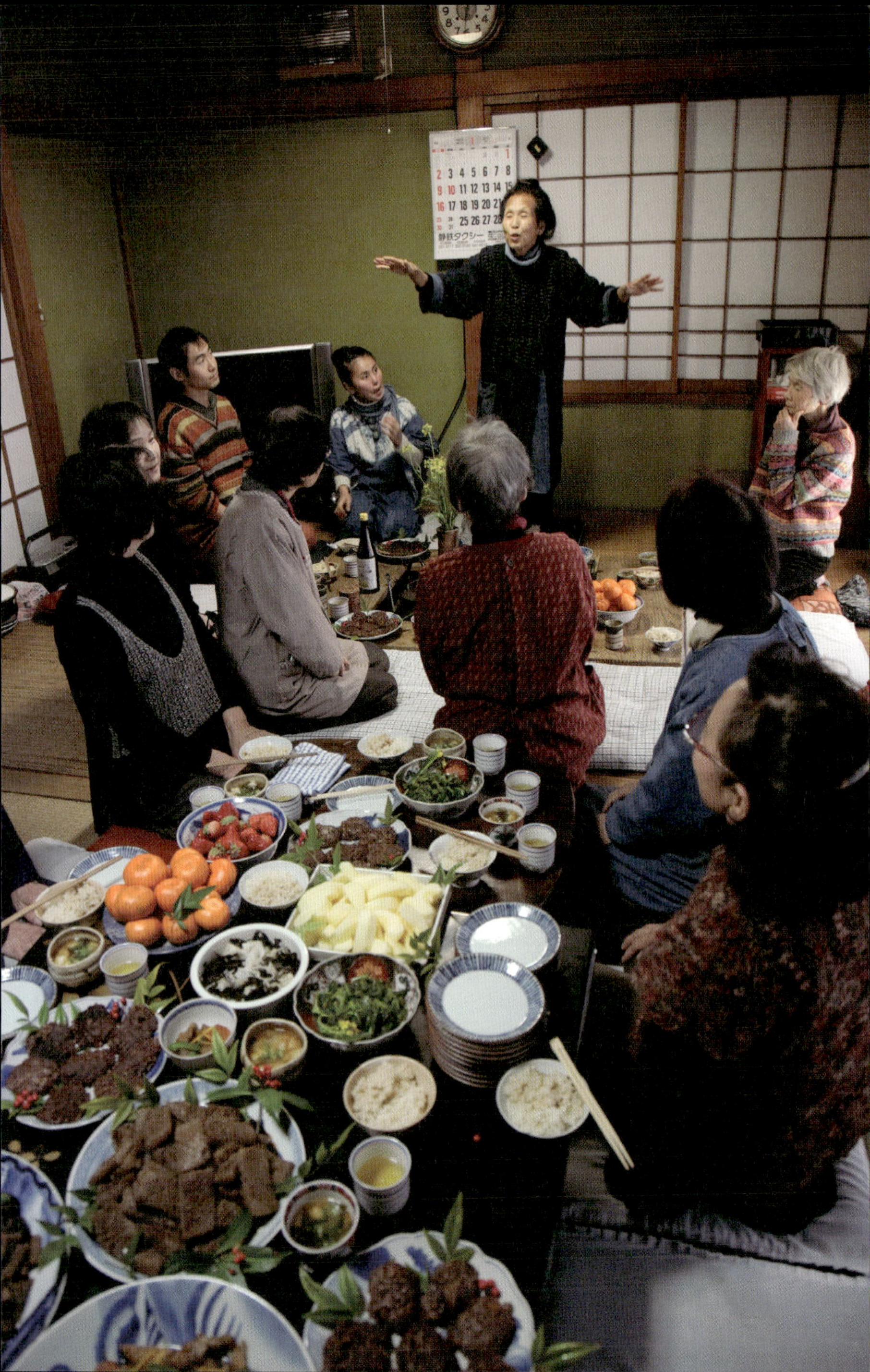
静鉄タクシー

久しぶりに集まれば、みんな懐かしいあの頃の話ばかり。

「あら、玄米の黒焼き。懐かしい」

「こんにゃくのステーキ、よく作ったわね」

「ダンナはずっと白米、私は分搗きの米を食べて元気だよう」

次から次へ。入れ代わり立ち代わりやってきて、

「あら、あんた、元気だった？」

今でもやっぱり「あんた」と呼び合う、そんな関係。綾部に移り住んで離れて暮らしていたことをなんか、すっかり忘れるくらい、家のことも、からだのことも何でも話せる。

そんな気の置けない仲間たちばかりなのだ。

ご近所の土田さん

静岡にいた頃、近所で三軒となりの土田さんは、ものすごい花粉症だった。会うたびに、

「目ん玉外して洗いたい。鼻も外して洗いたい」

そんなことばかり言っていた。しかも花粉症だけじゃない。腎臓の具合も悪く、胃下垂もあり、ご飯を食べると、お腹の下側がふくれていた。

なんと彼女は五つの病気をもっていた。甲状腺に心臓の不整脈。彼女の親戚は果物屋さん、いつもいっぱい果物をもらって食べていたから、たいへんな陰性体質。水分の多い、生野菜、果物、ジュースばっかり食べてると、胃が水分といっしょにどんどん重くなって、子宮や腸のまで降りて、くっついて胃下垂。それが何年もずーっと続いていたらしい。

すると彼女は、

「若杉さん。これ治るのかしら」

「治るに決まってるじゃん。あんたは食べ物で病気をつくって、陰性になりすぎているんだから、今度は食べ物で治していかなくちゃ」

「わかった。私やる！」

そうして「食養」の日々が始まった。毎日玄米を炊いて、梅醤番茶《うめしょうばんちゃ》を飲んで、私たちといっしょに陰陽の勉強会、野菜はつくるわ、野草は食べるわ、それはそれはたいしたもんでした。

今の彼女は、顔にたくさんあったソバカスはきれいになくなり、胃下垂も腎臓もよくなり、花粉症さえも忘れ、町内では一番よく笑う、話の好きなおもしろい人である。

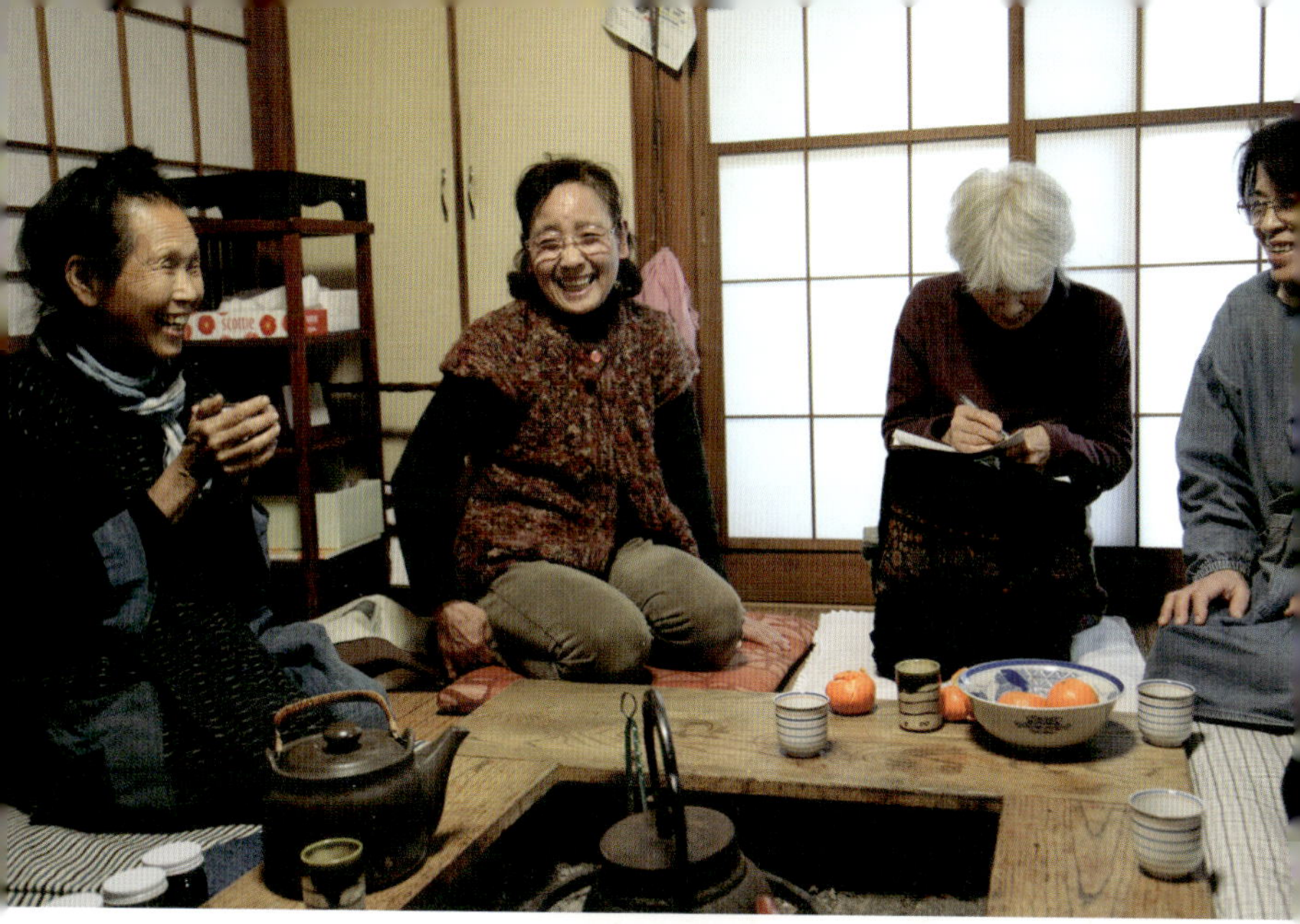

▲私の隣が土田さん。
▶石けん運動の同志だった久保田さん。
▼いっしょにお弁当配りにボランティアをしていた堂森さん。80 歳を過ぎた今も、お年寄りにお弁当を届けている。本来ならもらう立場なのに。

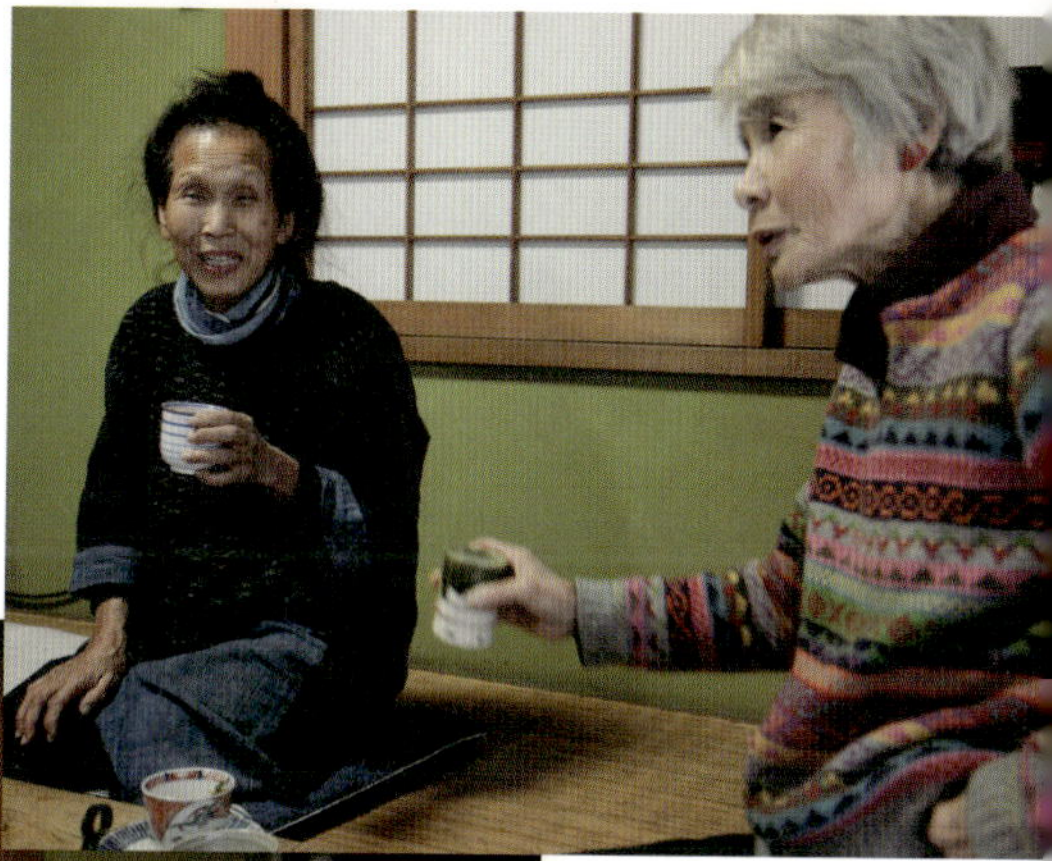

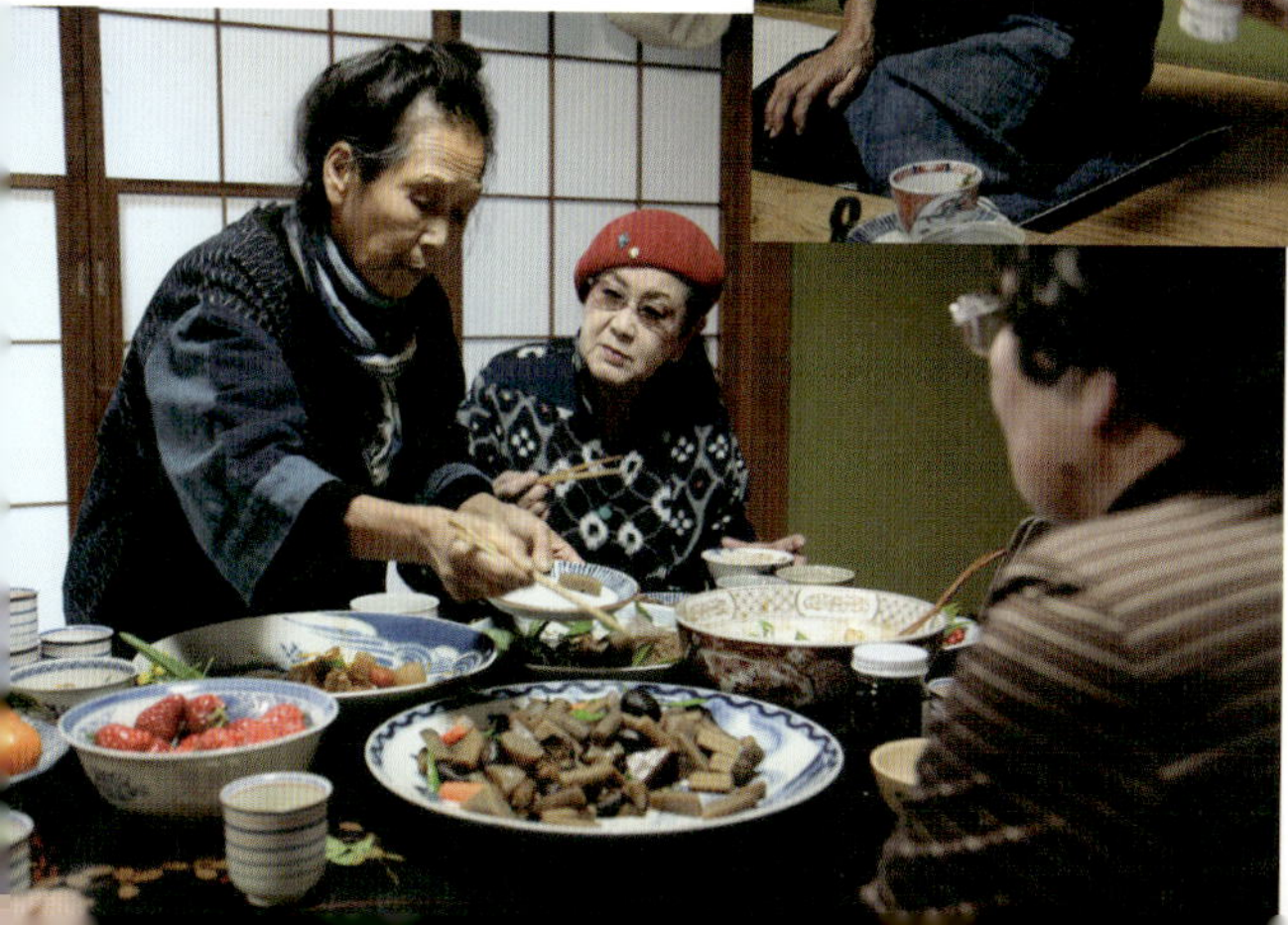

「反応」を乗り越えて…

からだがよくなっていく過程には、筋道というものがあって、よくなる前に一度さらに症状がひどくなる「反応」と呼ばれる症状が現れる。それでも食養を続けていくと、体から毒素を出し始める。花粉症もひどくなって、鼻水もそれまでの三倍以上。ズルッズルッって出てくる。土田さんも、鼻の下が赤くただれて、まるで赤ちゃんのおむつかぶれのよう。「若杉さん、痛い、痛い、痛い」と叫んで、毎日飛んでくる。しかも一日二〜三回。ご近所だから仕方ない。いつでもどんどんいらっしゃい。

それから土田さんは、さまざまな排毒を体験した。それは痛みだったり、かゆみだったり、咳、痰、鼻水……あらゆる毒素が、からだから出てくる。私はそのたびに、野草を使って手当てしたり、ショウガ湿布や里芋パスタを教えたり。慢性だった花粉症も、一時期ひどくなったけど完治した。

そして食養を始めて三年後。彼女は、お腹にものすごい激痛を感じた。あまりの痛さに倒れて、畳に爪が食い込んだほど。そして、

「バリバリバリッ！」

と、剝《は》がれる音が聞こえたと言う。それは、ずっと子宮まで下りてきて貼り付いていた

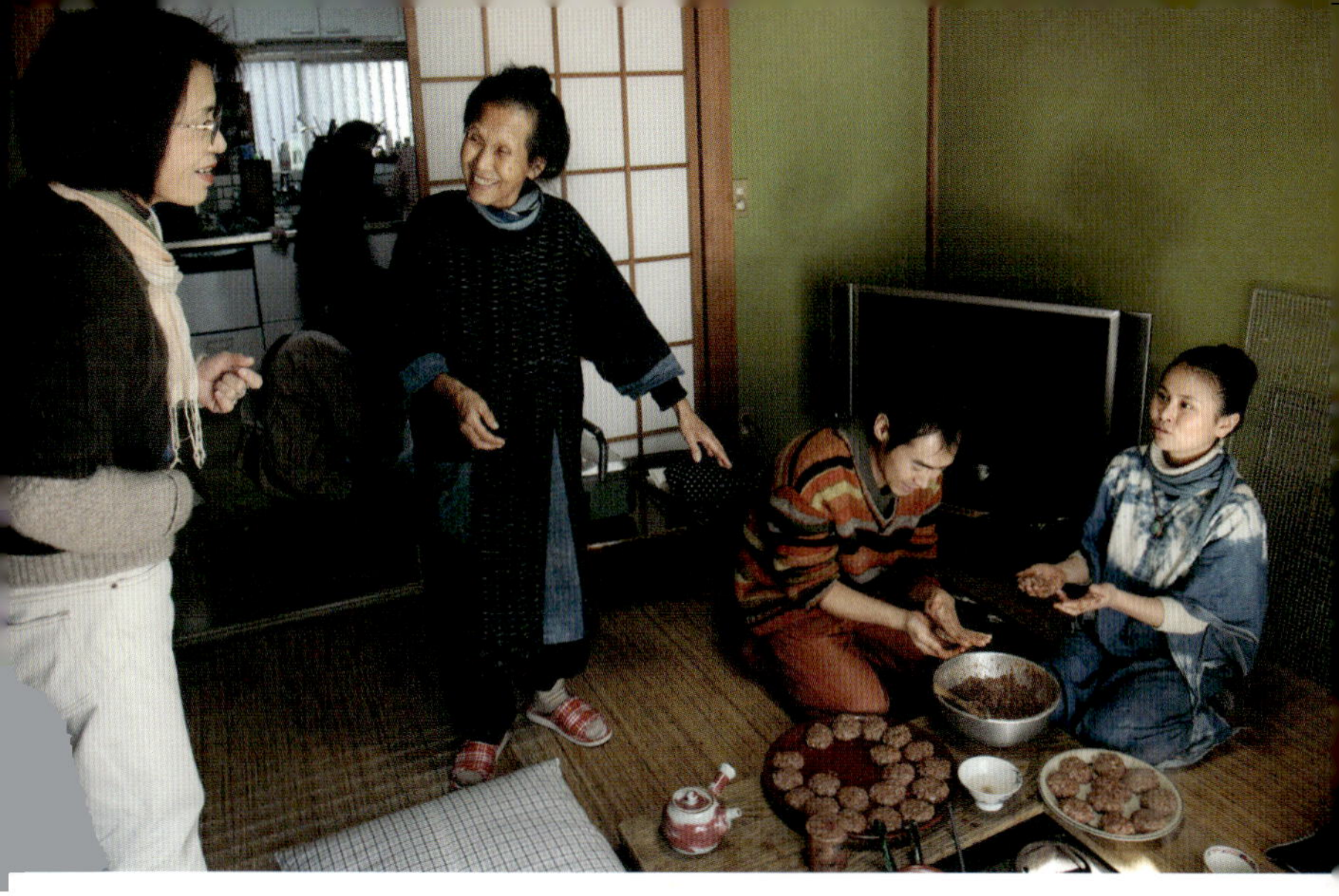

胃が、剝がれる音だった。胃が元の位置に戻ったのだ。それからは彼女の胃は、日に日に上へ上がり、半年もたたないうちに、元の位置へ戻った。こうして胃下垂も克服。「あんたは病気の問屋さんだね」なんて呼んでいた土田さんも、今じゃもう病のかけらもない。七十歳を過ぎているけど、ホントに元気で楽しそうに生きている。久しぶりに会うと、「若杉さん。みんな今、景気が悪いだの、なんだのかんだの言いながら生きてるけど、私ら生きてるの、楽しいよね」
「おお、そうだね」
なあんて、笑いながら話し合っている。
昔の仲間、町内・近所の人が、どんどんと集まってくる。人間冥利《みょうり》につきますよ。

こんにゃくのステーキ

静岡の料理教室時代からつくっていた料理。みんな「懐かしい」と言って食べていた。こんにゃくを固めている凝固剤のアクを十分に抜いて、カンカンに熱くした鉄のフライパンで焼くのがポイント。

【材料】

こんにゃく　塩　濃口しょう油　酒
ショウガ　ごま油

【作り方】

❶こんにゃくを塩でもみ、ゆでる。まな板の上ですりこぎでパンパン叩いてアクを抜く。
❷こんにゃくを厚さ半分に切り、両面に細かく網目状に切り込みを入れ、適当な大きさに切る。
❸フライパンにごま油を引き、カンカンに熱し、こんにゃくの両面に焦げ目がつくまで、しっかり焼く。
❹フライパンに熱湯をかけて、表面についたアクを抜く。
❺フライパンを水洗いし、再び火にかけ、ごま油を熱してこんにゃくを表裏両面焼いて、酒をかける。
❻ショウガじょう油をジュッとかけてできあがり。

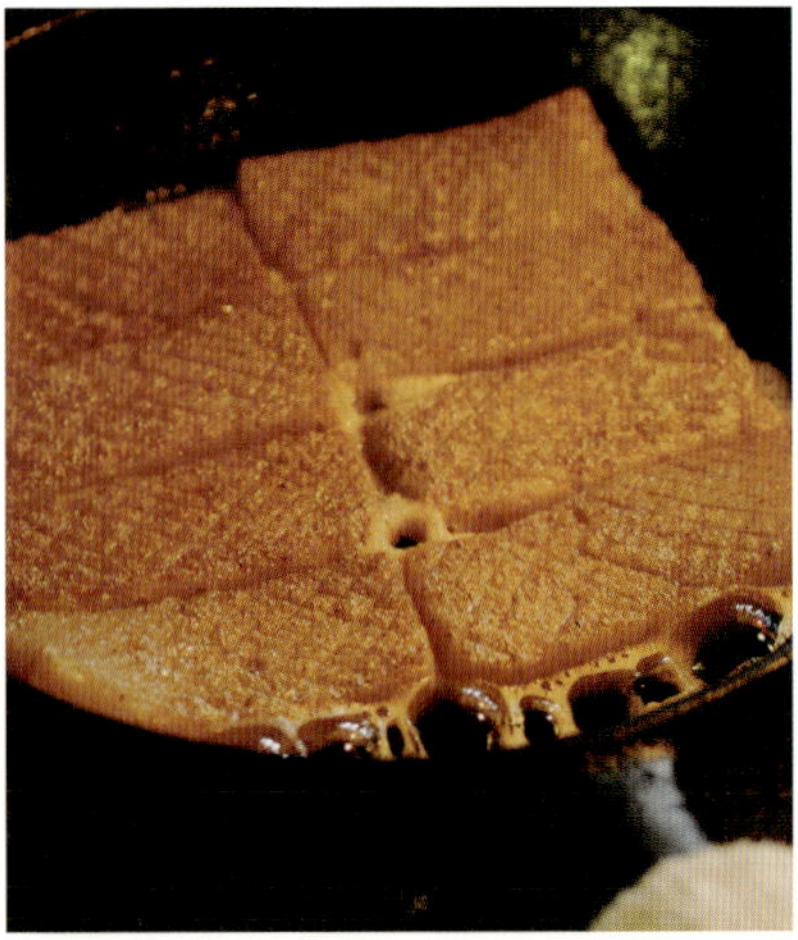

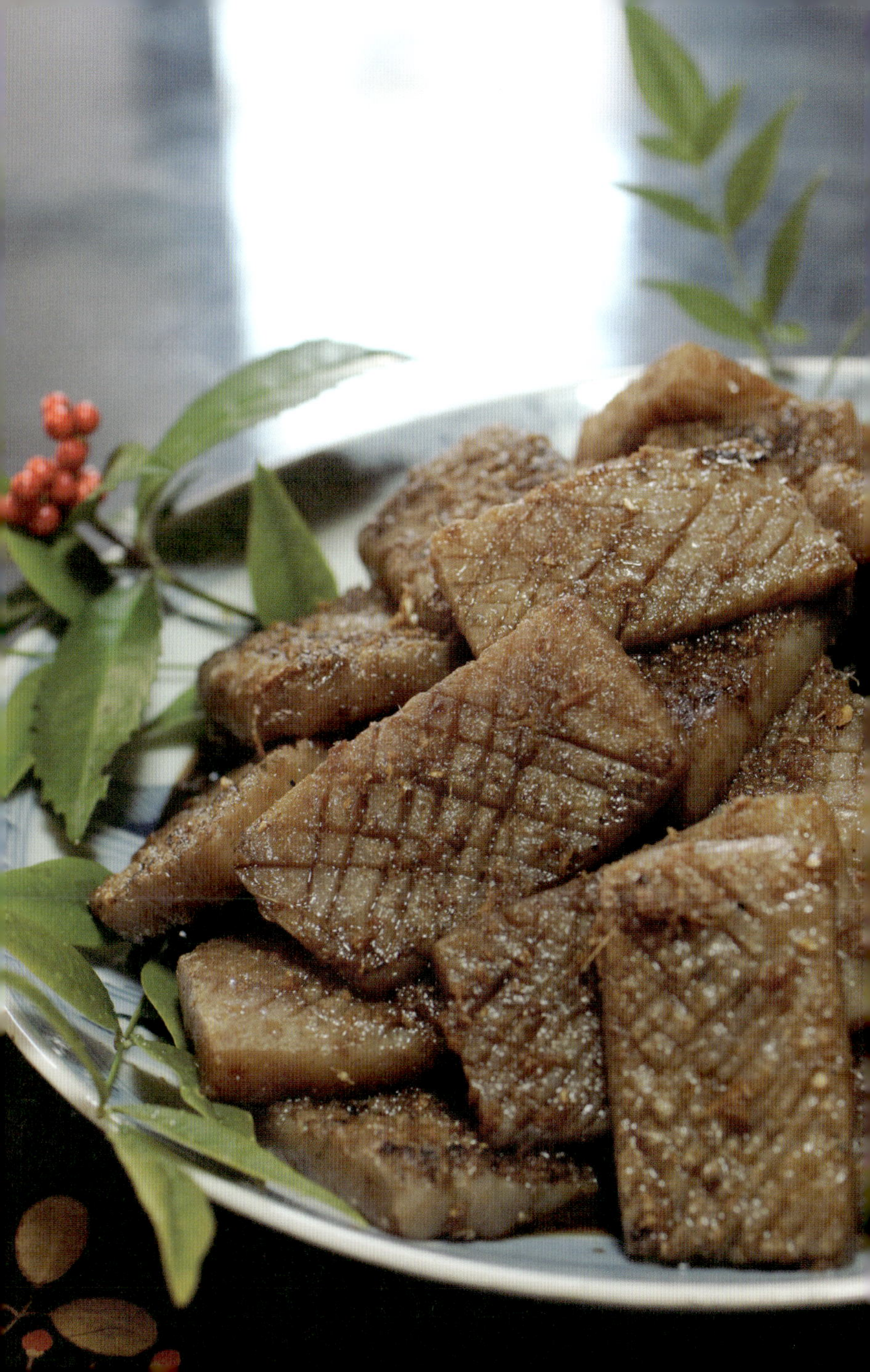

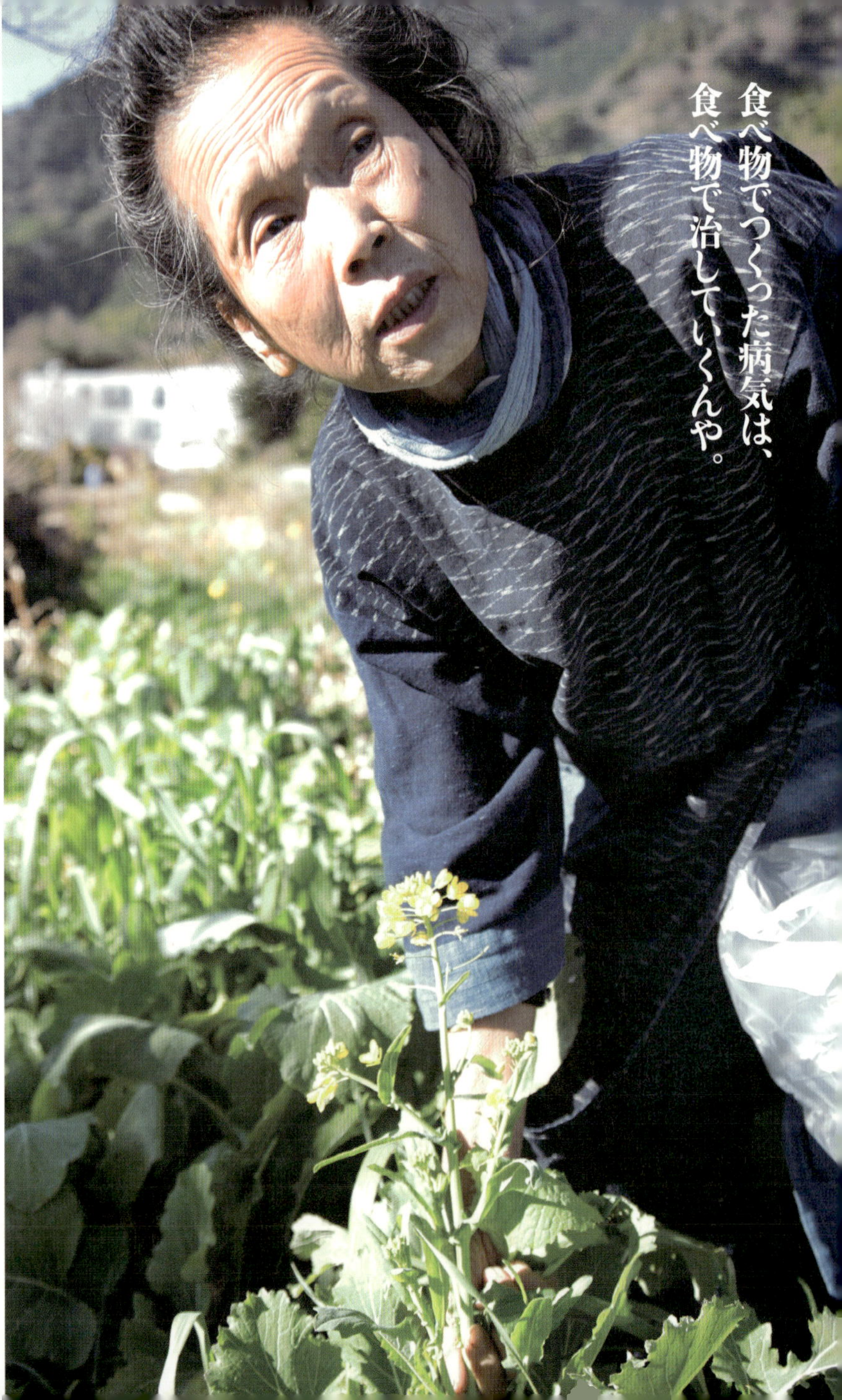
食べ物でつくった病気は、
食べ物で治していくんや。

食養と家族

——無理強いは禁物——

たとえば、ある家庭のお母さんが、低体温、低血圧の陰性人で、ある時「今日から玄米食を始めよう」と思ったとする。

ところが、ふだんから肉を食べている男の人や子どもたちは、玄米食を嫌う。からだが受け付けないのだ。まだ静岡で暮らしていた頃、ウチのおとっつぁんに、「玄米食べよう」って言ったら、

「そんなん食えるか！　出て行くぞ！」

って、怒りだした。

また、小さな子どもに、陽性の玄米を食べさせようとすると、これまた嫌がる。無理に食べさせると、からだの中で玄米の陽性とからだの陽性が「ショート」を起こしてしまう。それが元で家出する子もいるほど。たしかに圧力鍋で炊いた玄米は臭うから、嫌がる子が多い。玄米食一筋の人が、子どもに玄米を食べさせ続けたら、落ち着かない子、隠れて甘いものを食べる子、キレやすい子になったとか。そういう話はよく耳にする。

家族の健康のために、よかれと思って始めた玄米食が、家族崩壊を招きかねない。それが元で夫婦関係がおかしくなることもあるから、無理強《むりじ》いしてはいけない。

一見元気そうに見える陽性の人も、肉、魚、卵、牛乳……ばかり食べていたら、心臓病や、動脈硬化、高血圧、高脂血症、脳卒中。ある日突然脳の血管が切れてぷっつん！

「いやあ、あんなに元気だった人が……」

ってことになりかねない。長いあいだ肉食を続けている人は、必ずツケが回ってくる。病気＝食歴。陰と陽、みんな悪いバランスを取って、シーソーしながら生きている。


子どもは超陽性、娘は冷えて冷えて陰性。おとっつぁんは、いつも肉食で陽性……そんな家は、どこにでもある。お母さんや年頃の娘が冷え性なら、そのぶんだけ玄米や分搗き米を炊いて、お父さんや小さい子は白米で……それもまたややこしい。ひとつ屋根の下で暮らし、同じ釜の飯を食べている家族でも、それぞれに陰陽は違う。

だから、ふだんは五分搗きや三分搗き米でいいじゃないか、仲良くいっしょに食べながら、

「家族が留守のお昼だけ、玄米で」

くらいの、臨機応変の自由自在の心意気が大事。

「今日は寒いから、ちょっと黒めにしようかな」とか。

できれば精米機を買って、からだの調子やお天気を見て、

「みんなで胚芽米とか、三分搗きとか、五分搗きにして食べよう」なーんてね。


ばあちゃんは、食養の勉強を始めてから、これまでずっと、卵も肉も、牛乳や乳製品も、食べない。だけど、それを夫や子どもたちには言わずに、肉や卵の料理を少しずつ出していた。とくにうちのおとっつぁんは、三日に一度は肉を食べないと気がすまない人だったから。そこはやっぱり、臨機応変でした。


家族のために肉料理をつくっても、私はそれに手を出さなかった。昔貧乏で育ったから。一汁一菜と漬物で十分おいしかった。

「母さんも、喰え喰え」

って、よう言われてたけど、

「ああ、食べてるよー」

って、食べるふりしながらうまいことやっていた。家族の陰陽はそれぞれに違う。自分の食事を押し付けてもいけないし、それが元で関係を壊してもいけない。

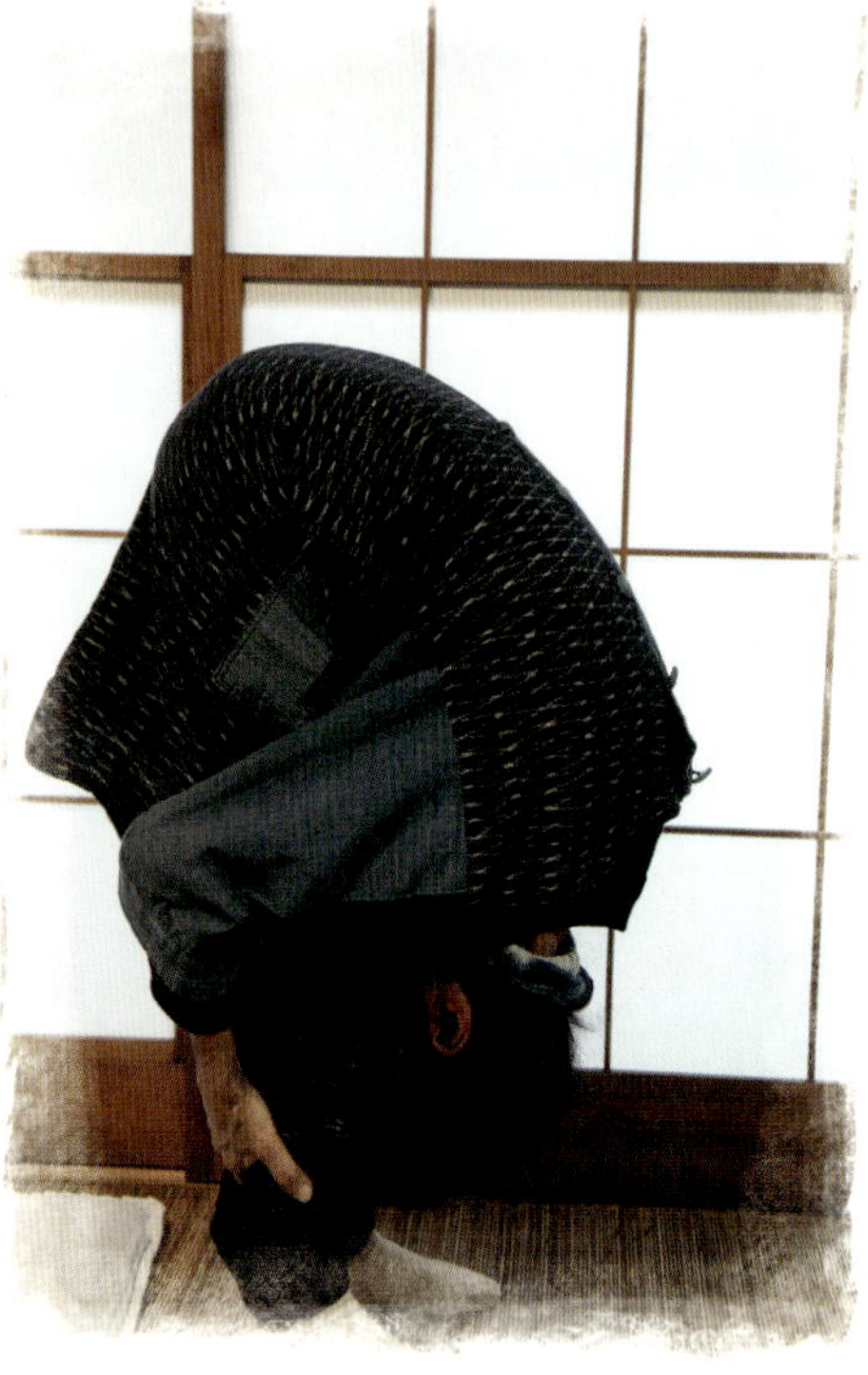

自殺する大根

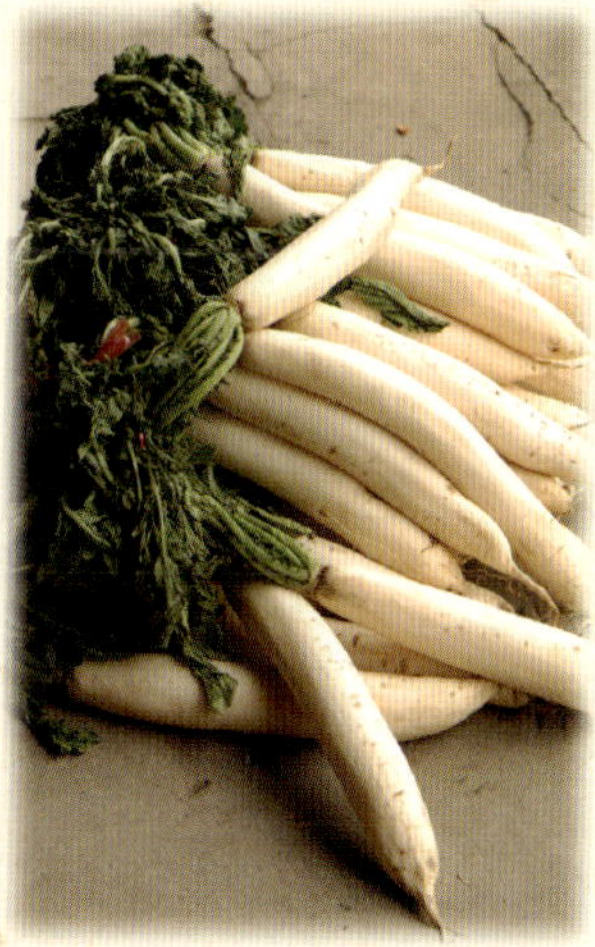

下降する白首、上昇する青首

昔の大根はみな、春になると黄色い菜の花を咲かせ、農家の人が自分で種を採っていた。そして根っこの首は白くて、地中へ向かって右回転。どんどん下へ伸びていく。そんな陽性のエネルギーに満ちていた。

ところが、今どきの畑で大根を見てごらん。葉っぱがうわーっと上へ立ち上がり、青い首が土から顔を出して飛び上がっている。これは陰性のしるし。

冬が過ぎ、雪が溶けてくると、畑の中でふやふやしもやけになって腐り、バタンと崩れて倒れている大根によくお目にかかる。そんな姿を見ると、私は、

「ああ大根が、畑で自殺しとる」

とつぶやく。一方、地にもぐる陽性の大根は、葉が地面にペターっと貼り付いて、根っこは全部土に埋まっている。本来の姿を残した大根は、けっして畑で「自殺」することはない。たまにこういう大根にお目にかかると、

「いいねえ。その種ちょうだいよ」

って、種を譲り受けて育てる。大地にぐるっと右回転。そんな陽性の大根が本来の姿なのに、今、農家の人がつくっている大根の大部分が、地面から肩を出している青首。これ

は在来種ではなく、F_1（一代交雑種）という技術を使って、人間の都合のいいように掛け合わされてできている。青首大根は陰性で、上に向かって伸びるから、スポスポ抜ける。たしかに収穫しやすいけれど、これを食べても、ちっとも土根生の力がつかない。

同じ大根なのに、なぜこうも違うのか？

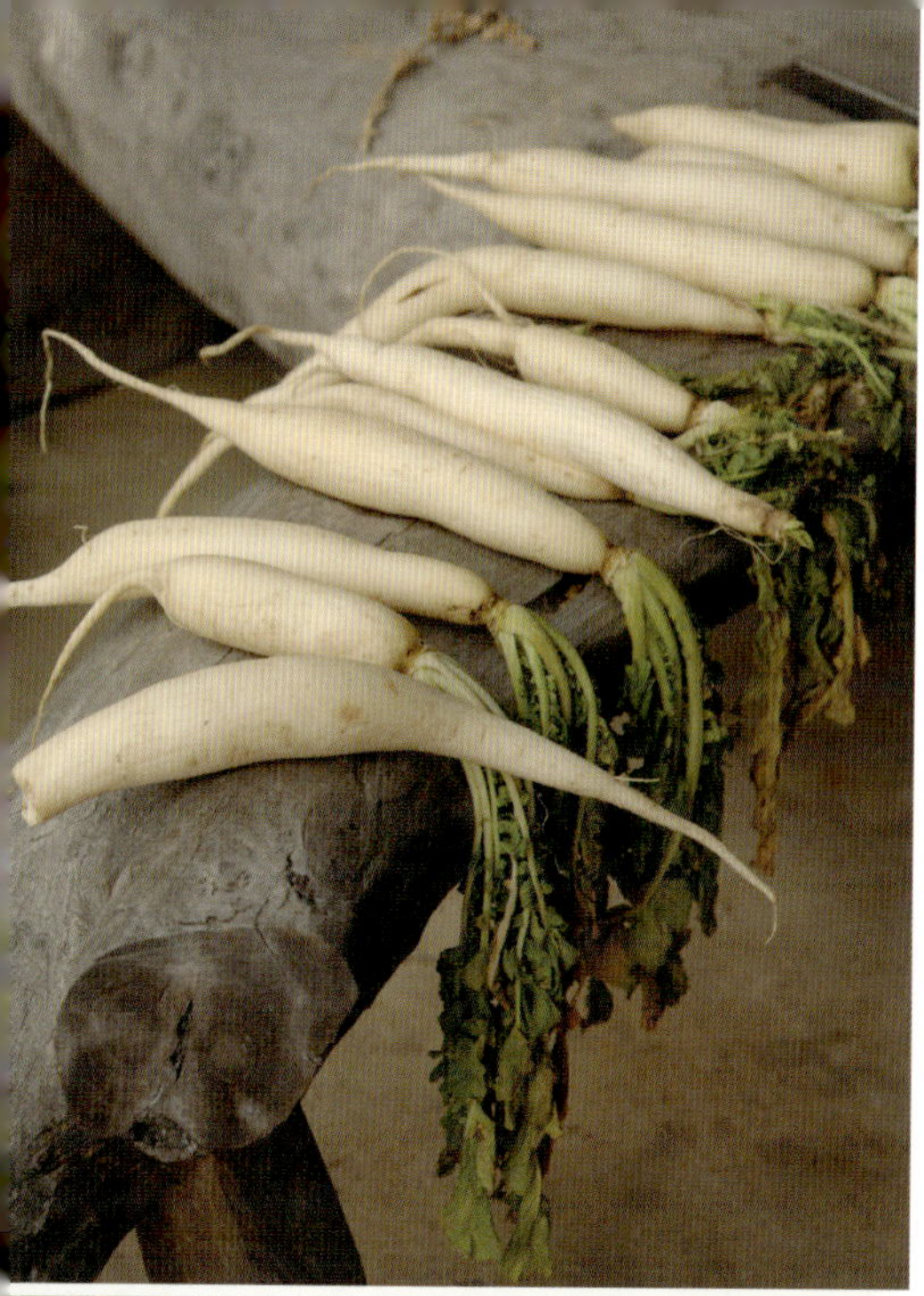

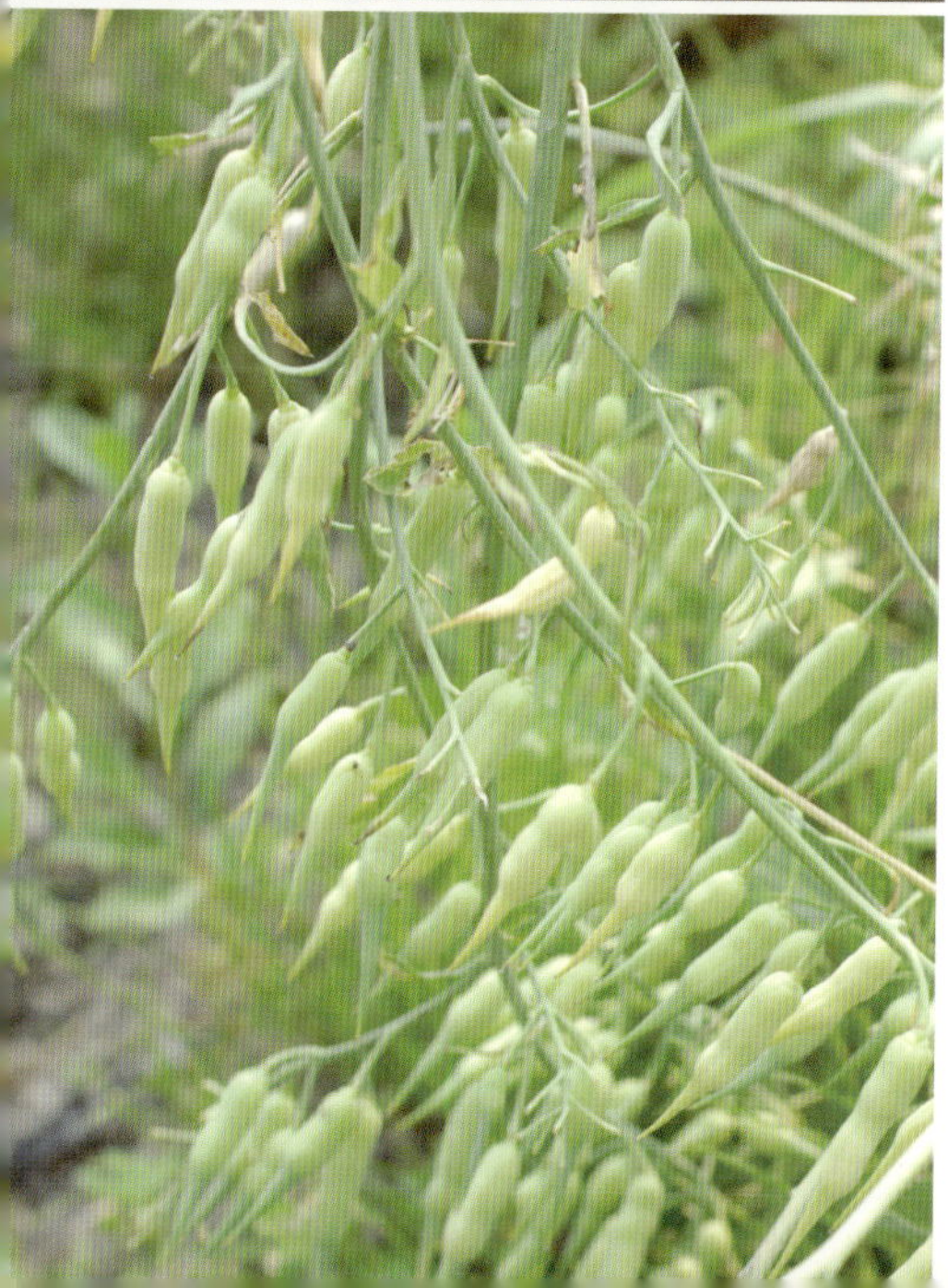

ウチで大根漬けに使っている在来種の大根（写真上）とその種（写真下）。

天然の小松菜、そして大根

静岡の家の近くの川原の小さな土手の片隅。きっとどこからか種が飛んで来て自生したのだろう。毎年種がこぼれてまた生える。黄色い菜の花が咲くから、アブラナ科の一種。私はそれを「天然の小松菜」と呼んでいる。これを摘み取っておひたしにすると、たまらなくおいしい。

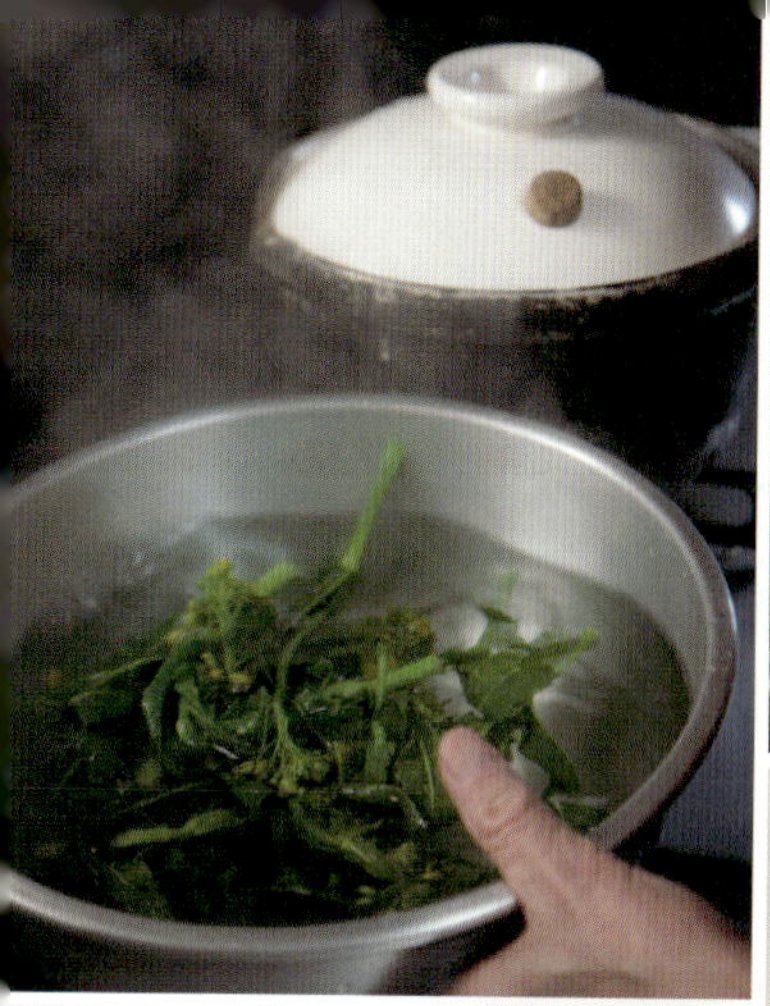

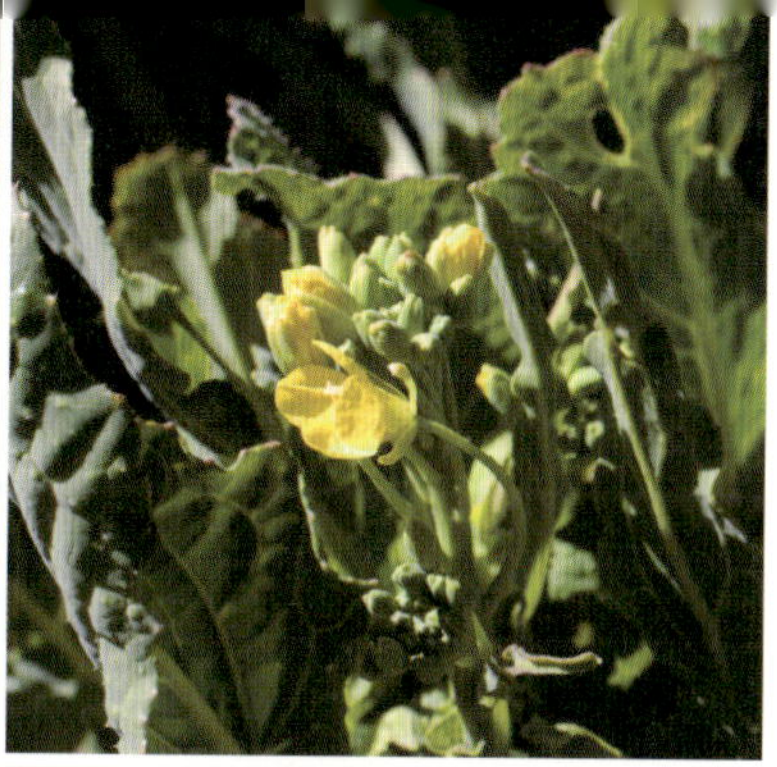

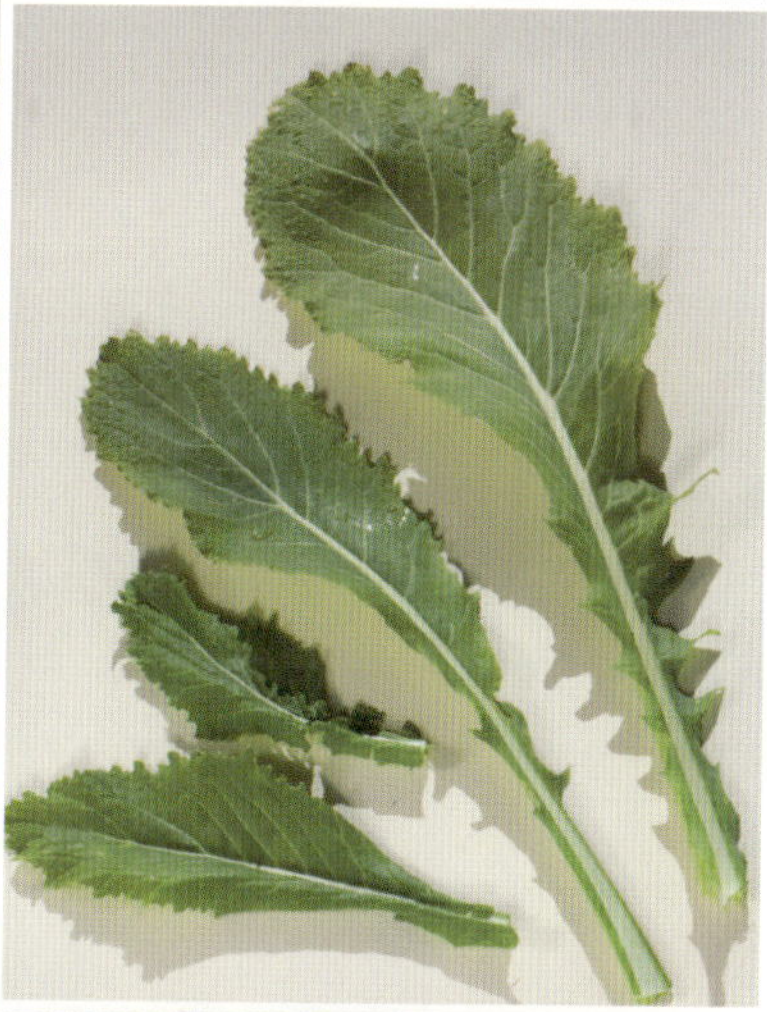

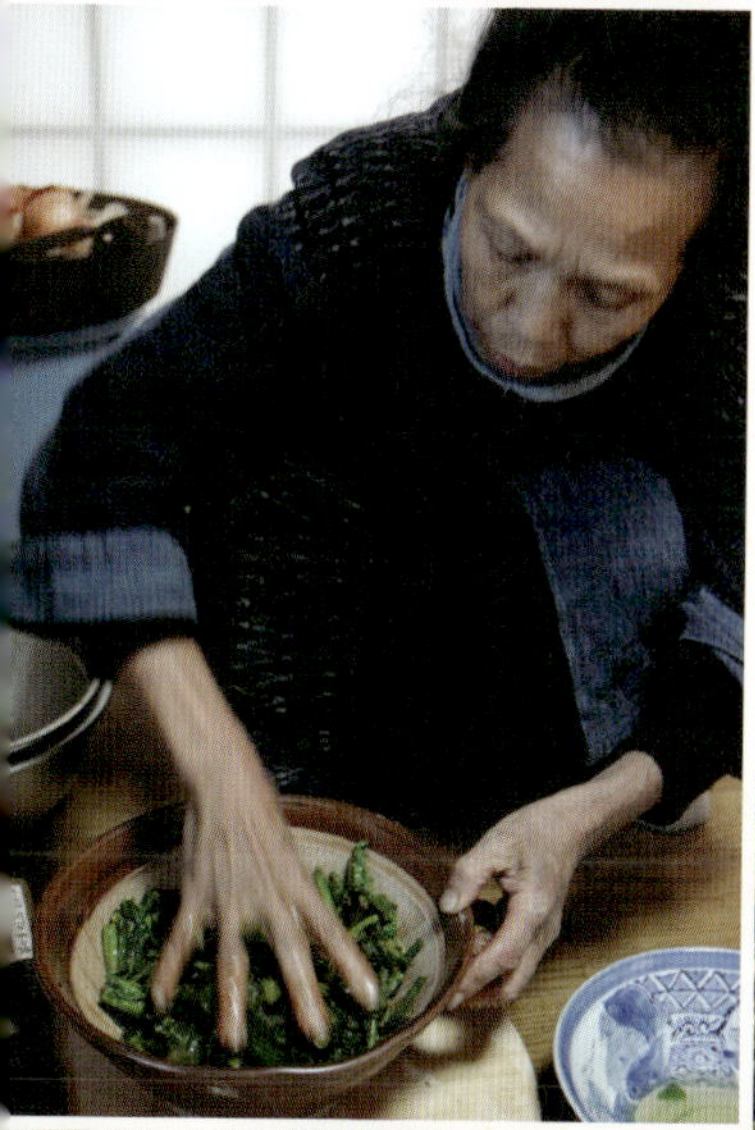

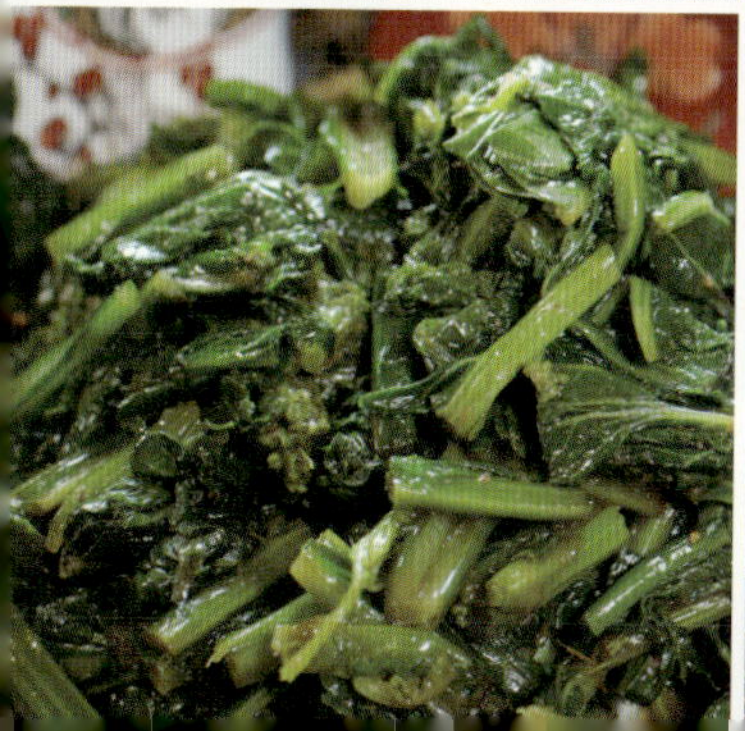

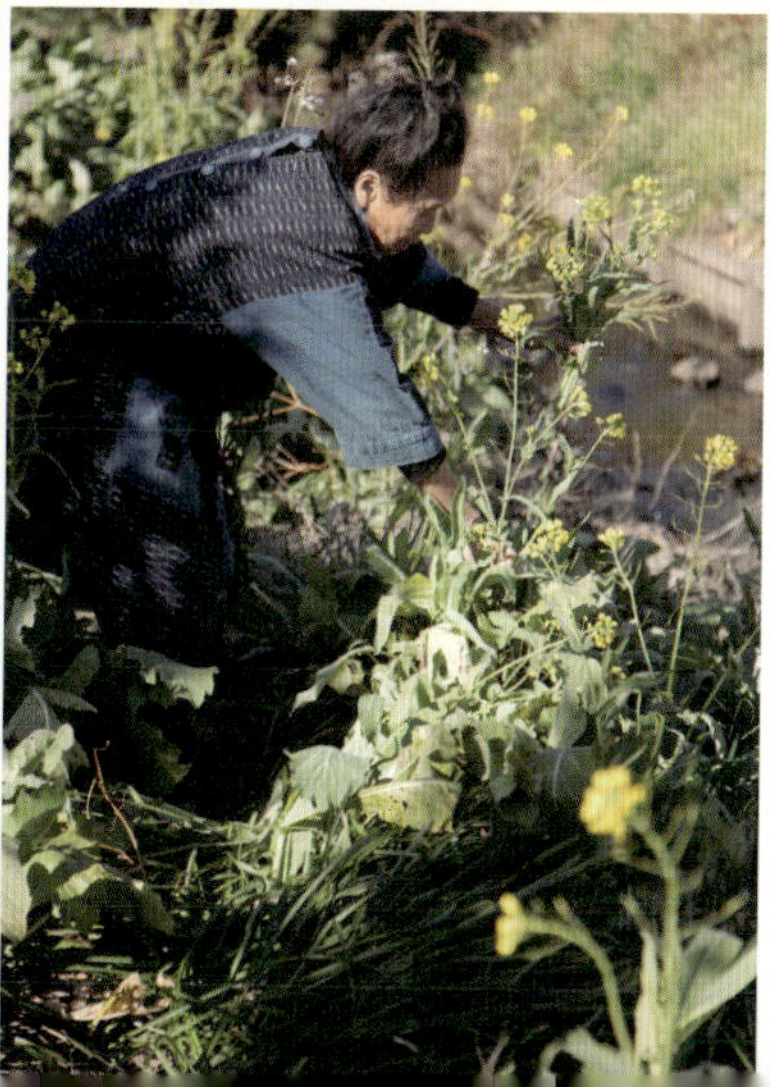

天然の小松菜。とってきてすぐ湯がいて、水でさらし、おひたしや味噌和えに。

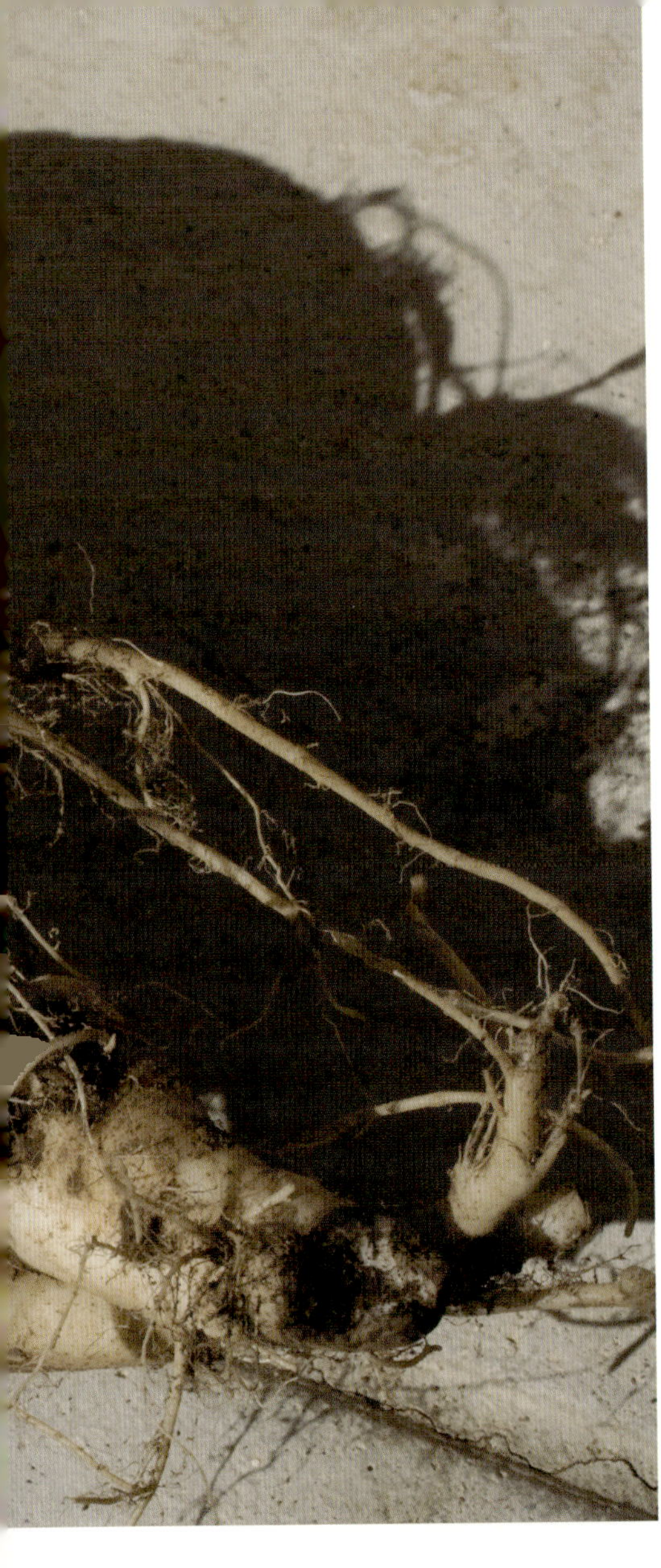

家の近くでとれた天然大根のすごさ

「うわあ！　天然の大根だ」

太い根が、ぐるぐると右回転の螺旋《らせん》を描きながら、土にめり込んでいた。これが日本人の土根性の源。本来の大根の姿なのだ。

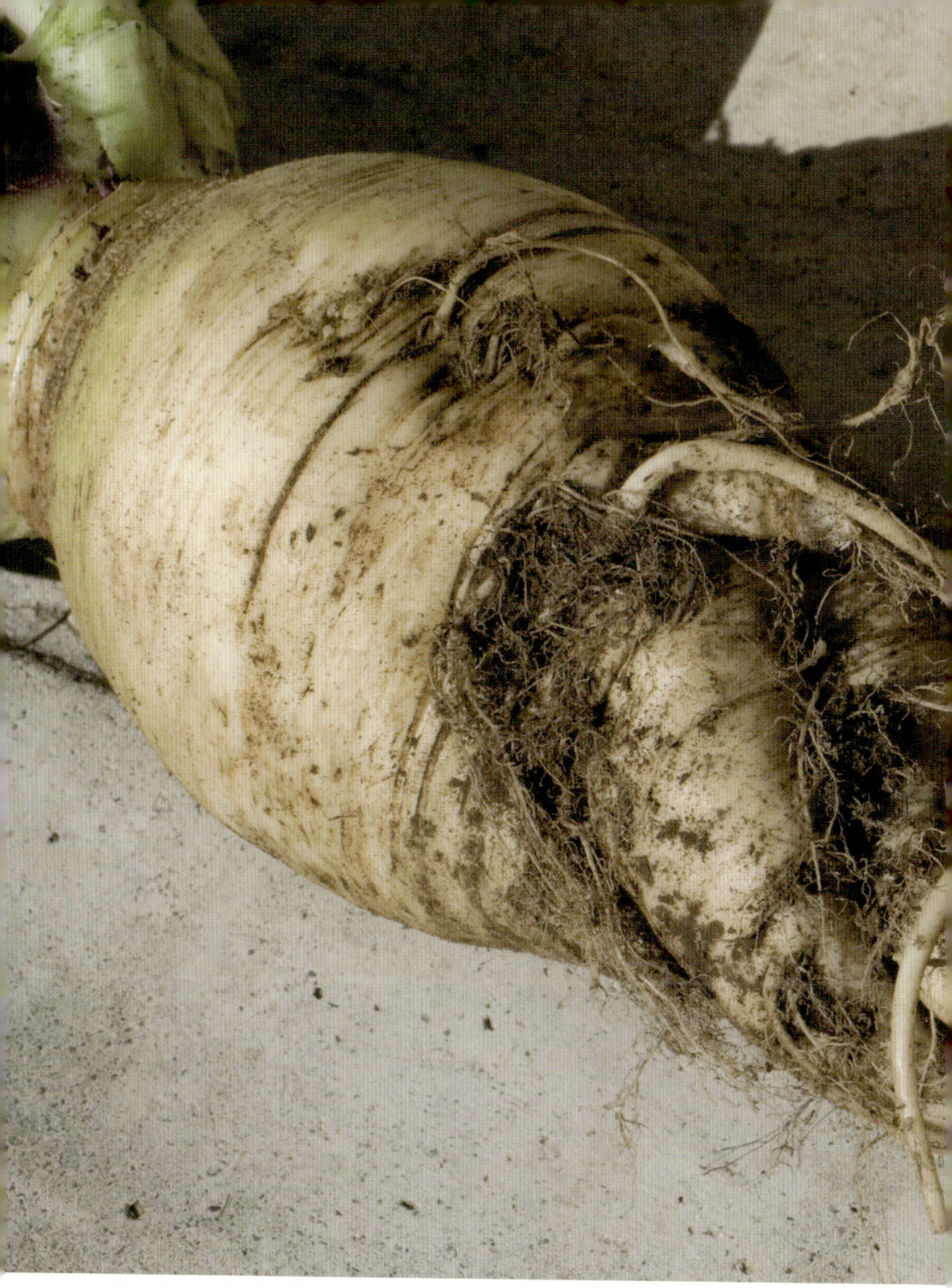

天然自生の大根。右回転で下降する、求心性のエネルギーをいただく。

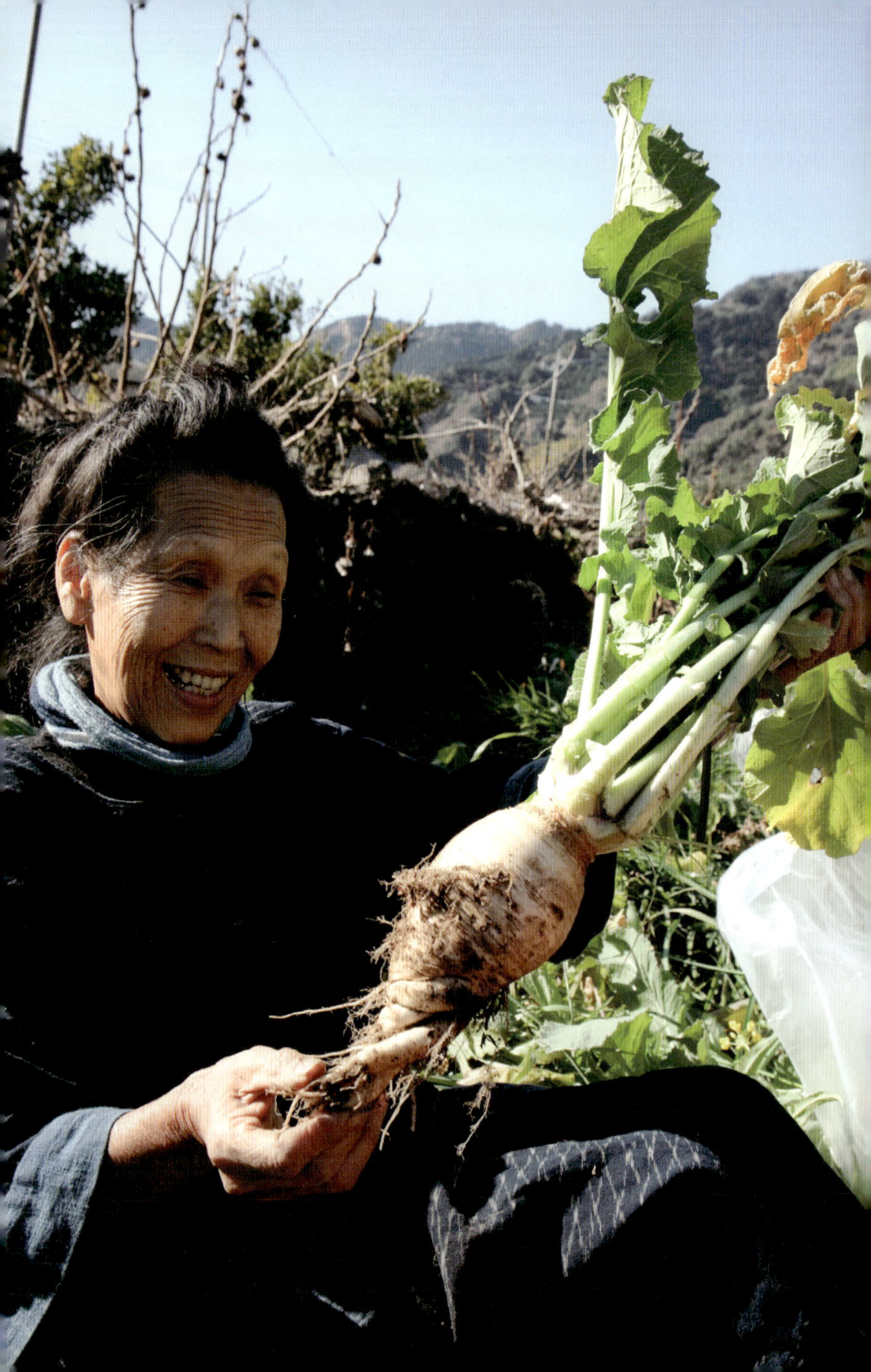

F_1の種は子孫を残せない

「どうも野菜がおかしい」

そう気づいたのは、のちにF_1の種のことを知る、三十五年くらい前。売ってる野菜が、品種改良され、どんどん変わっていった。一年中、夏野菜も冬野菜もできる。それがスーパーマーケットに溢れている。だけど、それはちょっとおかしいんじゃないか？　植物の営みに、人間がここまで手出ししていいものか？

一方野草は、天然自然の環境のなか、水も肥料もやらなくたってちゃーんとイキイキ。命を繰り返して、ものすごい生命力。その姿を見たとき、

「自然の草と、人が手を加えた野菜、どっちがからだにいいのだろう？　それは一目瞭然だ」と思った。だから私なりに、野草を覚えて知り、食べ方をどんどん研究して食べて、実感した。

人間がコチャコチャコチャコチャ、あの手この手で、手を加えたものに、ろくなもんはない。農協に行っても、種屋さんに行っても、日本の在来の種なんて皆無《かいむ》。そんなことをいつまでもやっていたんじゃあ、人間が健康になるわけがない。種は、昔のように一人ひとりが摂取すれば、一粒万倍《いちりゅうまんばい》となって、あっという間に広がる。

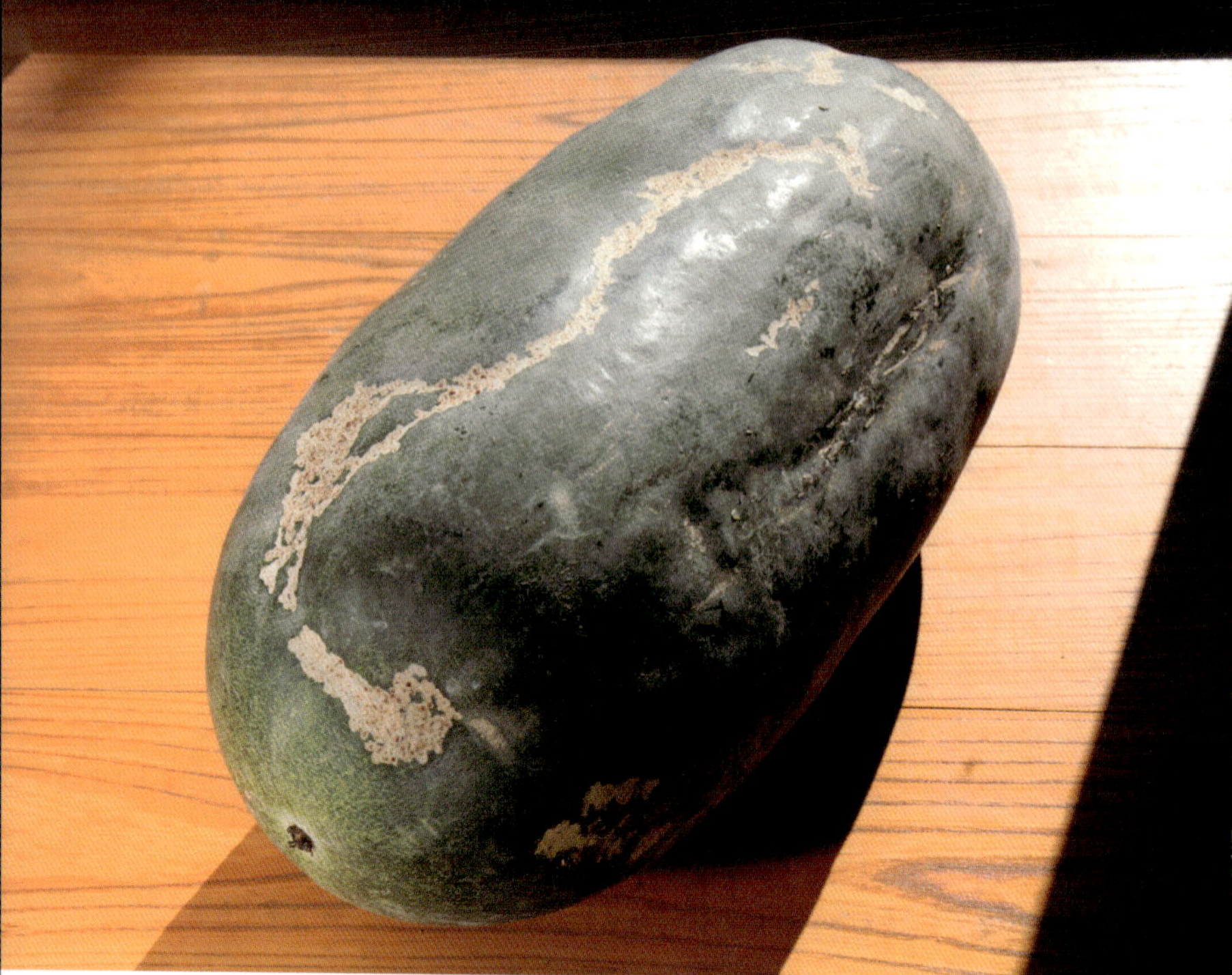

在来種の冬瓜の、どっしりとしたたたずまい。かっこうは悪いが、おてんとうさんを浴びた味は、抜群の旨さ。

在来の冬瓜《とうがん》の種を、ポイっと庭に捨てたら、芽が出てどんどん葉と蔓《つる》が伸びて、垣根を超えて隣の塀まで行き着いて、そこで六キロの実をつけた。在来種というのは、そこまで強く、しぶとく、命をつなごうとするチカラを持っている。

日本の気候風土のなか、ずっと命の営みを繰り返してきた野草と在来の野菜たち。その生命力を、私たちが大事にしなくては、この日本の国があやうくなる。私が在来の野菜と、旬の野草を使うのは、そういう訳なのだ。

大根のステーキ

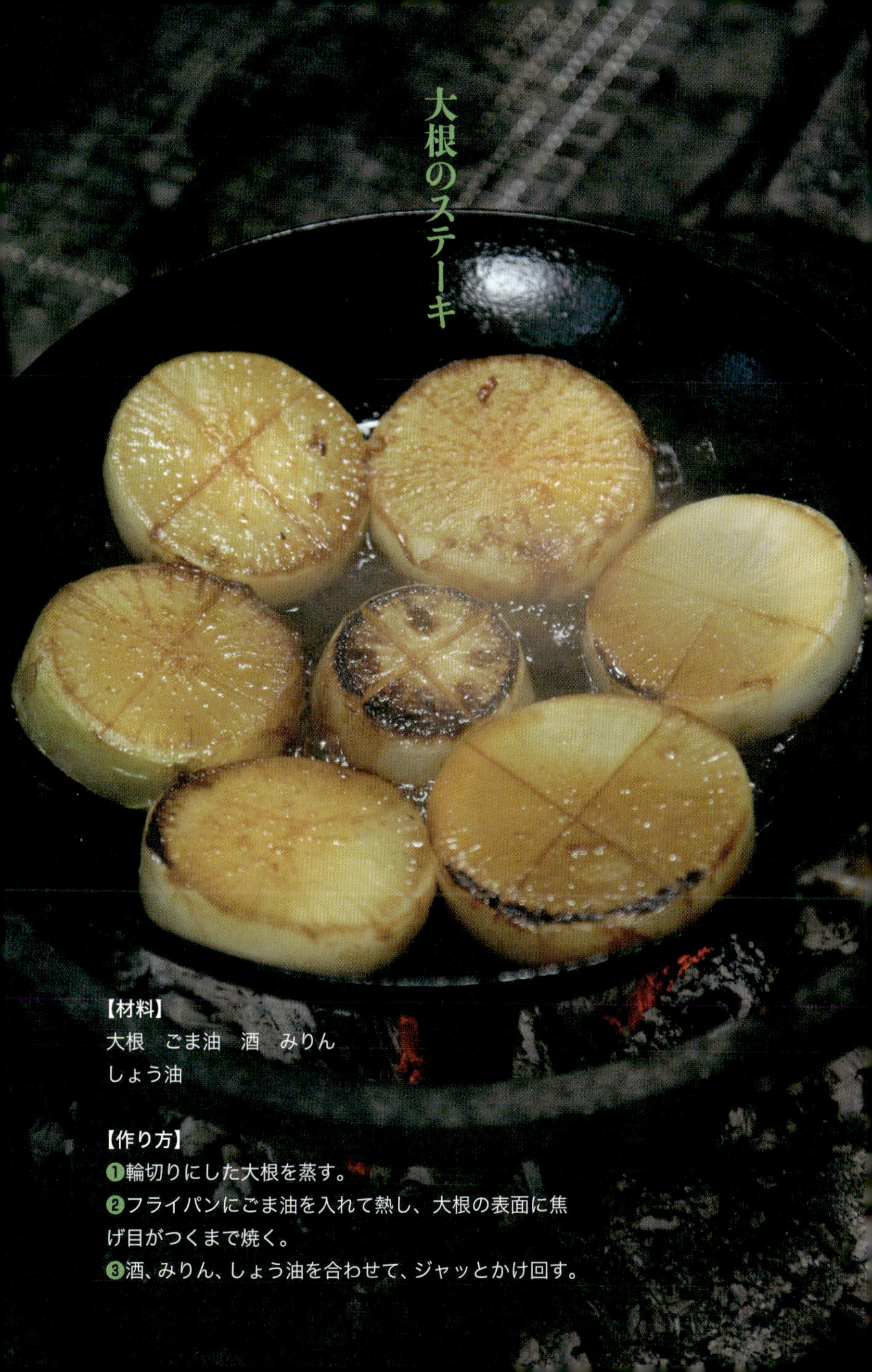

【材料】
大根　ごま油　酒　みりん
しょう油

【作り方】
❶輪切りにした大根を蒸す。
❷フライパンにごま油を入れて熱し、大根の表面に焦げ目がつくまで焼く。
❸酒、みりん、しょう油を合わせて、ジャッとかけ回す。

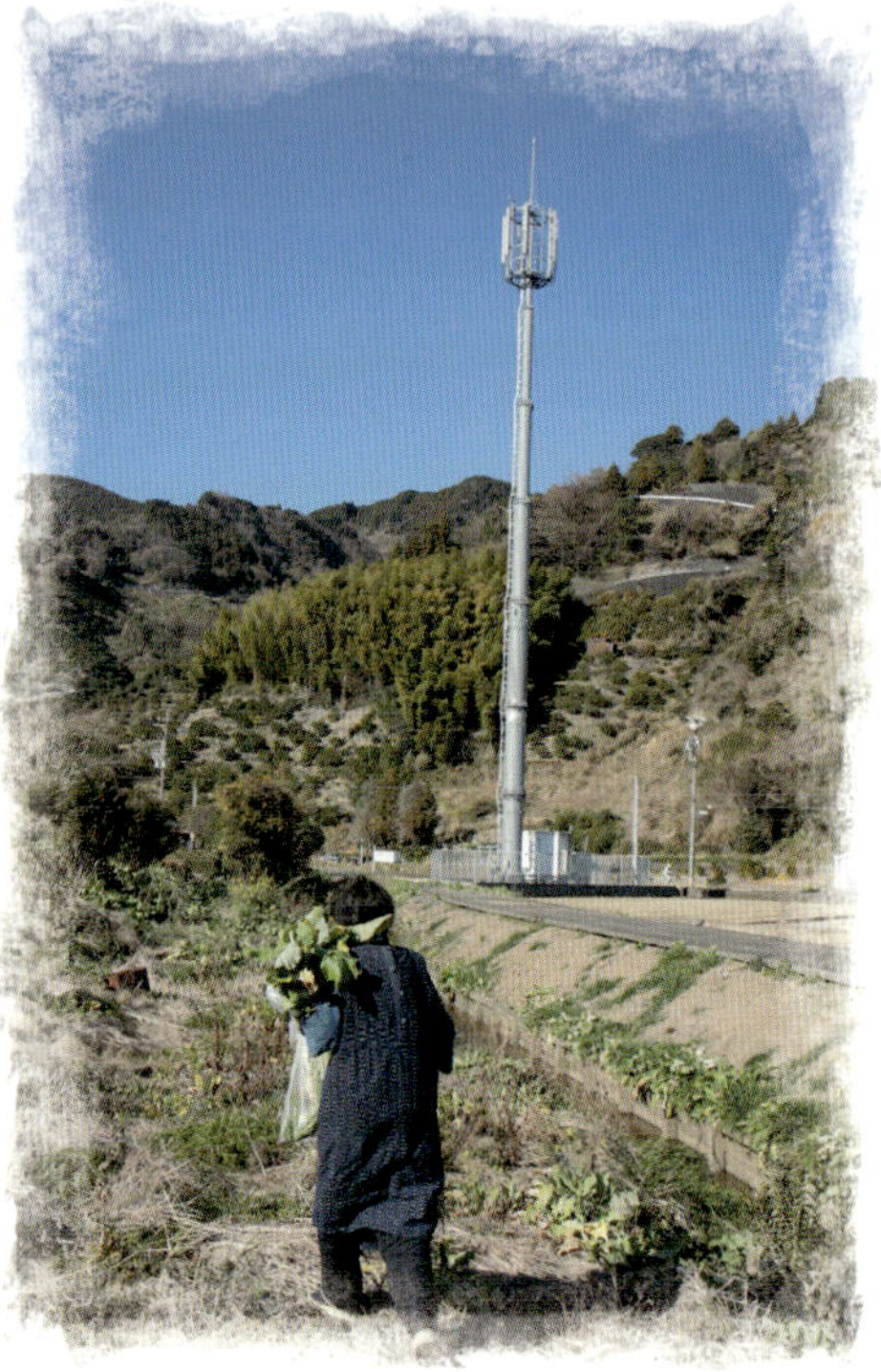

〝放射能時代〟を生き抜くために

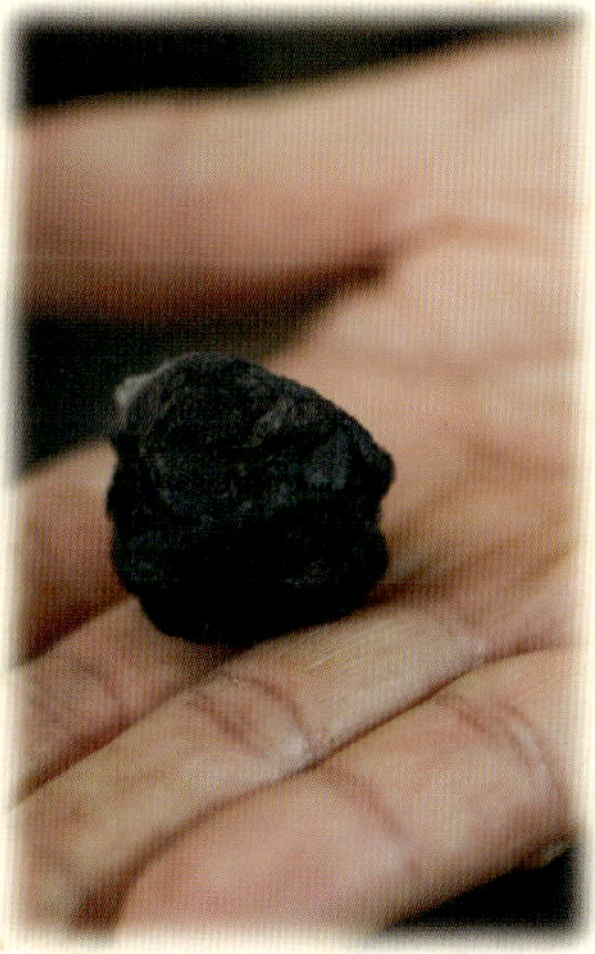

被曝医師、秋月辰一郎の教え

今年の三月十一日、東北で大震災が起きてから、いろんな人が聞いてくる。

「おばあちゃん、これから何を食べればいいの?」

「野草を食べても、ええんやろか?」

「被災地へボランティアに行きたいけど、放射能は大丈夫?」

「日本はもう、ダメになるの?」

福島で原発が壊れて放射線を出し続けている。私たちは否が応でも〝放射能時代〟を生きなけりゃいけない。この世がひっくり返ってしまうほど大変な時代がきたが、被災地の人たちは、子どもを含めて、命がけで頑張っとる。ウチらがあきらめたらアカン。この時代に生まれた人間の運命や。打つ手を考えて生きなければ、被災地の人に申し訳がたたん。

こんな時、何を食べればいいのか?

そのヒントを与えてくれたのは、故・秋月辰一郎博士。昭和二十年八月九日、長崎の爆心地から一・八キロの聖フランシスコ病院で被曝。後に「被曝医師」と呼ばれた人だった。

私が秋月さんを知ったのは、静岡で食養の勉強をしていた頃。彼はもともとからだが弱く、肺も患っていたが、家族も病気がちで、大人になったら自分自身も含めて、いろんな人を健康にしたい、助けたい。そんな一念で医者になった。

秋月さんは、西洋医学だけでなく、桜沢如一の食養も勉強していて、玄米食と味噌汁の一汁一菜の食生活を実践していた。そして原爆が落とされた直後、患者や職員たちに、

「水を飲んではいかんぞ！　甘いものは血の毒だから気をつけろ」

と叫んだ。そして、

「爆弾をうけた人には塩がいい。玄米飯にうんと塩をつけてにぎるんだ。塩からい味噌汁をつくって毎日食べさせろ。そして、甘いものを避けろ。砂糖は絶対にいかんぞ」（秋月辰一郎著『死の同心円――長崎被爆医師の記録――』講談社刊・絶版、のち長崎文献社より復刻）

と言ったそうだ。

彼はレントゲンを受けてだるさを感じたとき、濃い塩水を飲むといいことを経験的に知っていた。塩のナトリウムイオンは、増血細胞に活力をあたえ、砂糖は増血細胞にとって毒素になる。そんな食養の考えに基づいた食事を、前々から続けていた。そして、原爆が落とされたときも、秋月さんは、「甘い物、果物、生野菜は、絶対食べるな」と言い続けていた。

秋月さんは、過酷な現場でも倒れず、患者の治療にあたった。戦後も、医師と平和運動家として活躍。放射線に負けないからだづくりに、食養思想に基づいた食生活が役立つことや、味噌の重要性を力説。その影響で、チェルノブイリ原発事故のあと、ヨーロッパで飛ぶように味噌が売れたことは、あまり知られていない。

原爆投下から六十五年が過ぎて起きた原発事故。たしかに秋月さんが言うように、極陽性の塩や味噌を積極的に取り入れて、からだを温めて体温を上げ、体質を変えることが必要だと思う。でも、

「塩を食べろ！」

「濃い味噌汁を飲め！」

「たくあんを食べろ！」

何もかも減塩の昨今、とにかくからだを温める極陽性の食品を、いきなり「喰え喰え喰え！」と言われても、

「そんなに塩辛いものばかり、食べられない」

それだけで拒絶してしまう人が大勢いる。この放射能時代を、現代人が塩と味噌だけで乗り切るのは、難しそうだ。

「黒焼き」

「黒焼き」とは、玄米や梅干しを炭のように炭化させたもの。昔は「起死回生の妙薬」と呼ばれていた。炭を食べるとからだにいい。桜沢先生や食養の本の中には、「黒焼きは最高だ」という記述が、何度も出てくる。昭和の初め頃、東京にはその専門店がいくつもあって、店の前には、わざわざ地方から買い求めにきた人の行列ができていたほど。

昔、戦地に行った兵隊さんが病気になると、焚き火の後の燃え跡のところまで、ズリズリと這って行って、燃え残りの炭をガリガリ食べて元気になった――そんな話があるくらい。詳しいことはわからないけど、昔の人が黒焼きを食べていたのは、そういうことを経験的に知っていたからだと思う。

実際、死にかかった病人に、「玄米の黒焼き」を煎じて飲ませると、水やお茶はダメでも、これなら受け付ける。そして胃腸が「くりっ、くりっ」っと動きだす。私の夫は、小細胞性肺ガンで「余命二カ月」と宣告されたとき、これを飲んで六年間生き延びた。効果はてきめん。

だけどばあちゃんは忙しくて、とてもじゃないが作れない。だからふたりにこう言った。
「これから生きていくには、黒焼き屋になれ。人を助けることもできるし、あんたら夫婦

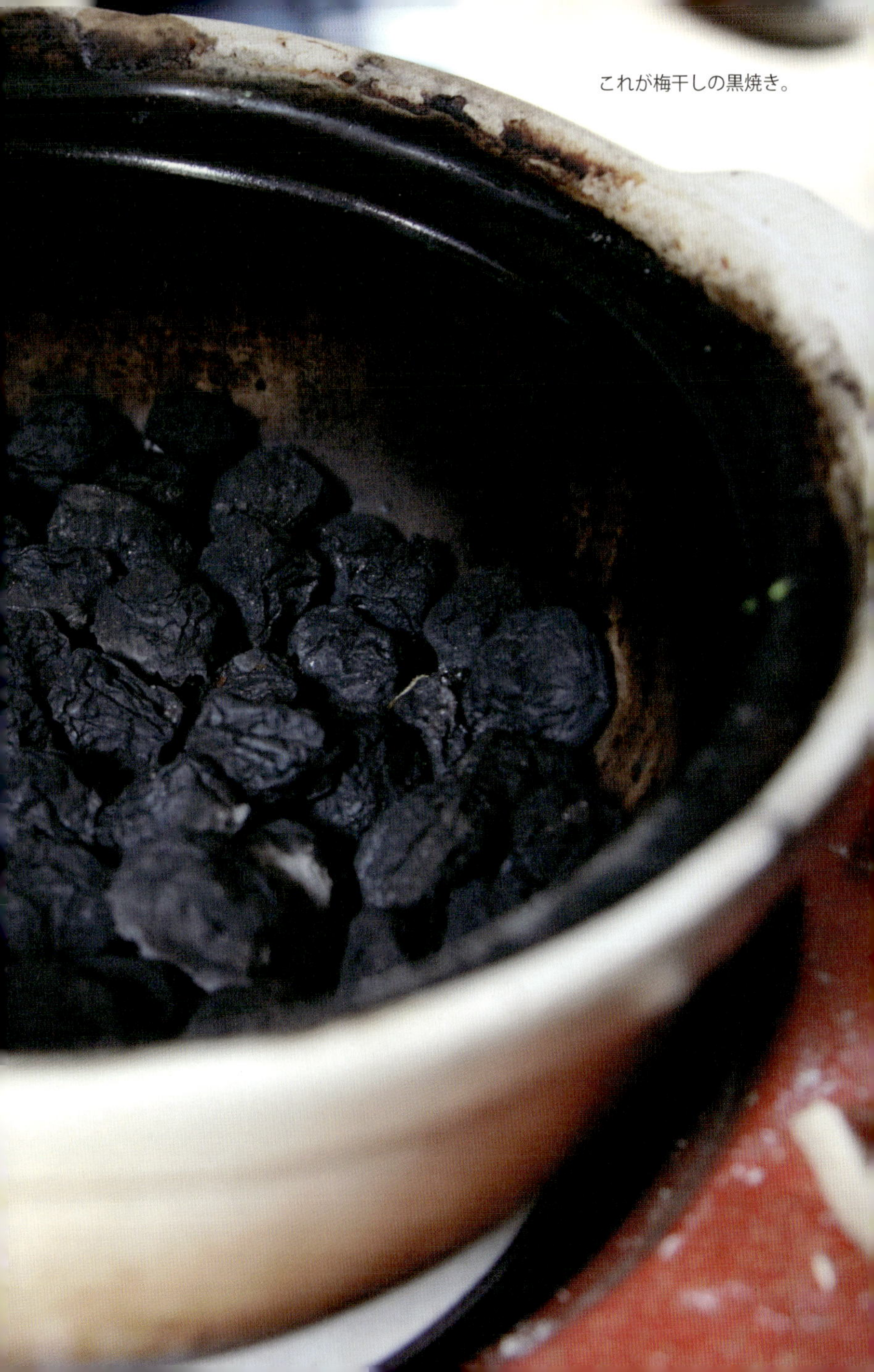

これが梅干しの黒焼き。

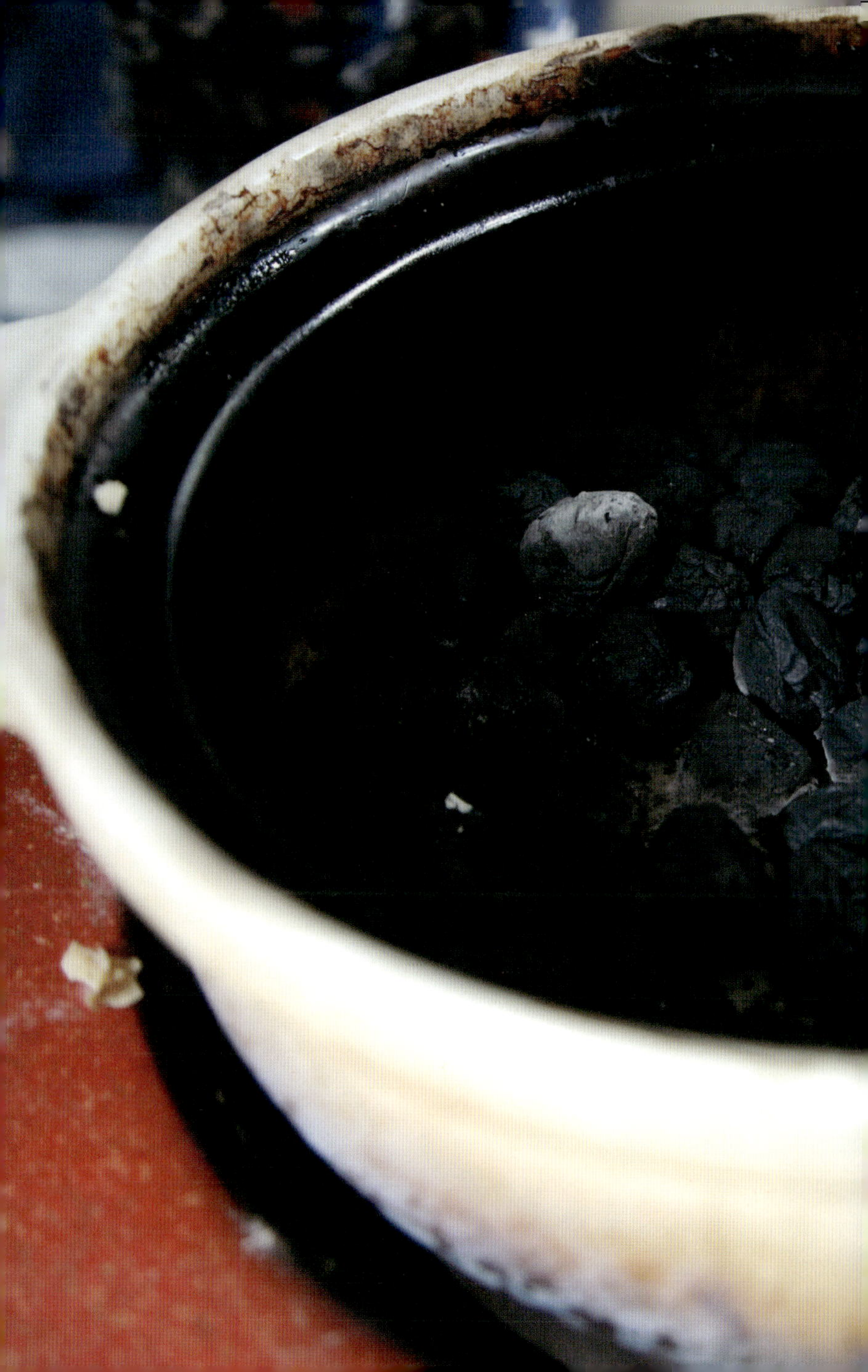

も元気になれる」

それからふたりは、玄米、梅干し……いろんな黒焼きを作るようになった。

現代人には、貧血、冷え性、低体温、おまけに低血糖、低血圧、便秘症の極陰性の人たちが多い。そこで炭素のかたまり、黒焼きを食べたり、煎じて飲むことを広めてきた。これを飲んだり舐めたり食べたりすることで、からだがじんわりあったかくなる。実際にクリちゃんたちが作った黒焼きを、飲んで、

「おばあちゃん、私、体温が上がった」

という人が、なんぼでもいる。

だけど、この放射能時代、塩と黒焼きだけじゃダメ。やっぱり穀物を、お米を食べなくちゃ。だってパンを握ってごらん。ちいちゃく潰れてしぼんでしまう。ほとんど空気を喰っているようなもの。あんなものを喰うて、元気が出るわけがない。お米は、握ったらそのまんまの形でどっしり。おにぎりになって、体力の源になっていくんだから。

絶望、悲観する前に

「原発の放射能が止まらない。もうダメだ」

なんて悲観したり、絶望してる人がいるけど、冗談じゃない。そんなことはない。絶望するっていうことは、それだけ心が陰性な証拠。血が悪いから、すぐあきらめたり、絶望したりしてしまう。陰陽は食べ物だけでなく、この世の全てのものの考え方にも現れる。

見えない放射能に怯《おび》えるくらいなら、体温を上げる食事をして、血とからだを立て替えて、ちゃんとした食生活にすればいい。

日本人は、これまでずっと「モノ、モノ」「金、金」を求めて、ひとつの方向に流れてきた。その流れから、「私一抜けた」「二抜けた」って抜け出して、田舎で暮らして、昔の日本の原点に逆戻りすればいい。はっきり言って私には、こういう時代のほうが面白い。一汁一菜の倹約の生活をすりゃ、無理に働いて金を稼がんでもいい。ここで暮らしてごらん。米とある程度のものさえ持ってりゃ、おかずは草や畑の野菜をとってきて、ちゃんちゃんと料理すればいい。人が来ても、草の料理を出してやりゃあ、誰が来ても喜ぶから。

「おばあちゃん、草って食べられるんやね」

「あたりまえやないの。今は野菜で病気をする時代やで。今の野菜には、生命力がない。草を喰って生きていかにゃ」

放射能時代を生き抜くには、絶望したり悲観したり、右往左往する前に、とにかく食べ物で血とからだを作り変えていくこと。ホンモノの食べ物を食べることで、自分を、家族を、世の中を、変えられる。うん生きてる、今こそチャンスだよ。私はね、そう思う。

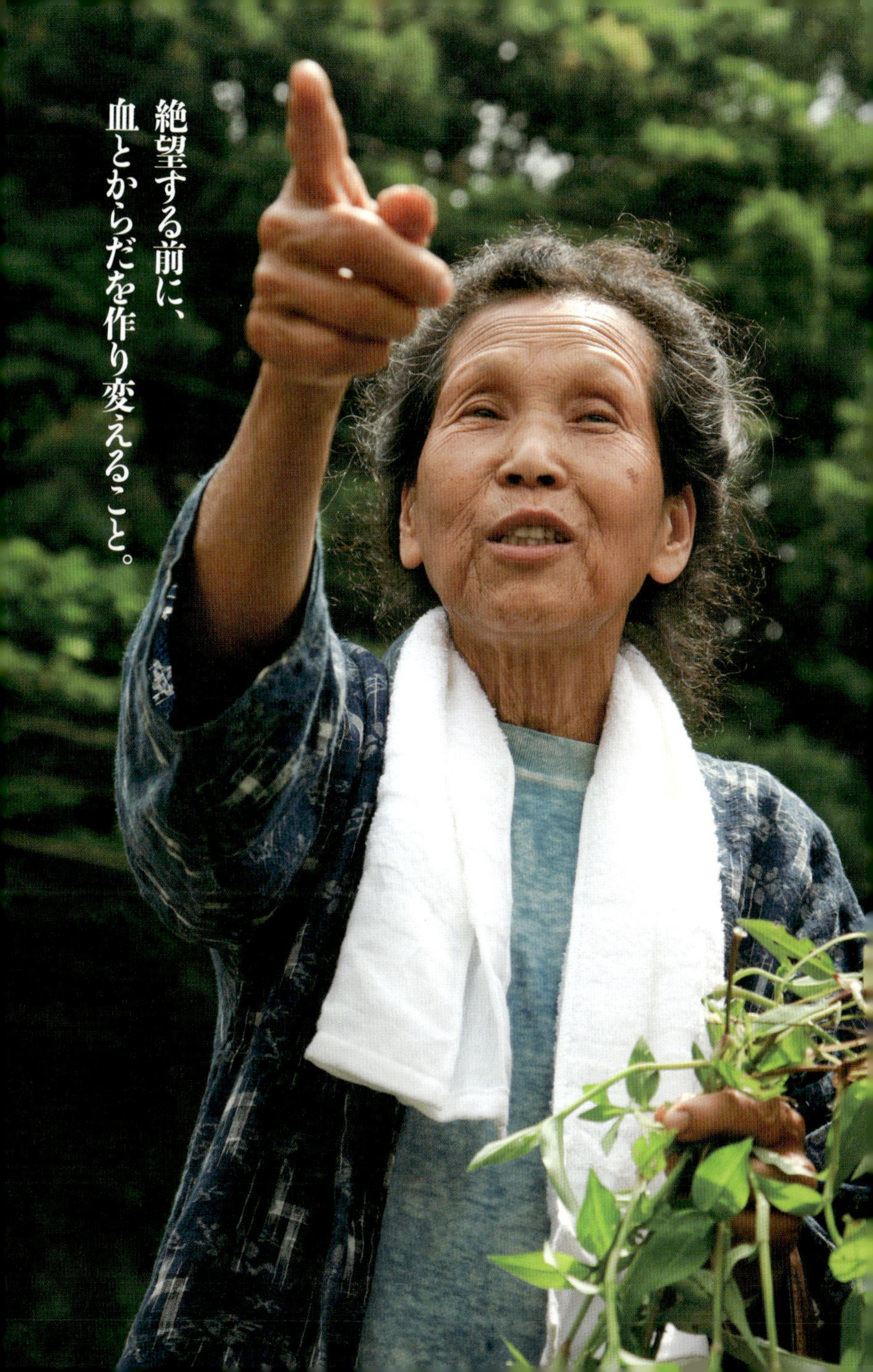
絶望する前に、
血とからだを作り変えること。

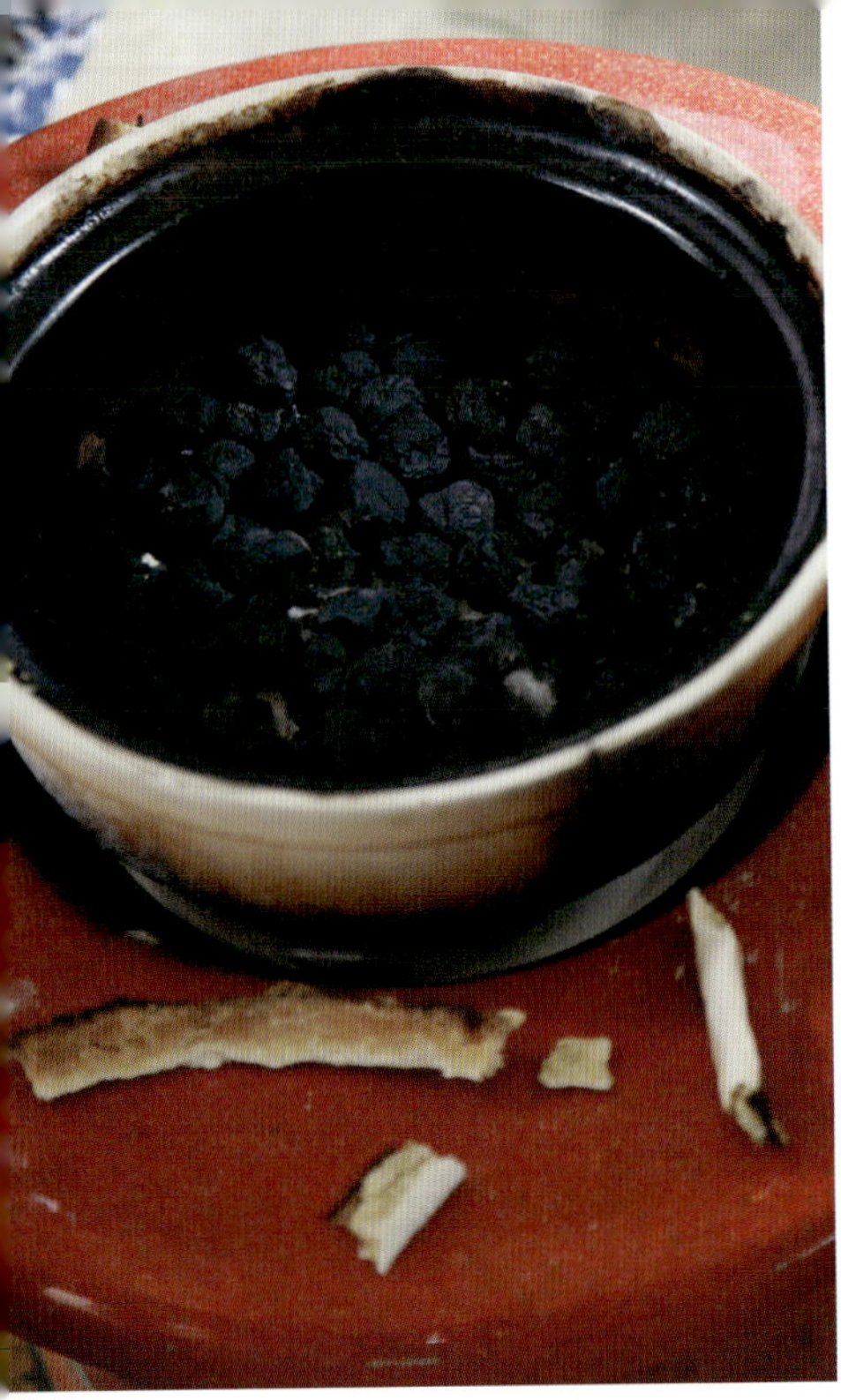

梅干しの黒焼き

【材料】
25～30%の塩で漬け込んだ、3年ものの梅干し（減塩の梅干しでは効果なし）

【作り方】
❶土鍋の中心から、梅干しを1粒ずつ右回りにすき間なくギュッギュッと並べていく。土鍋の底に1列だけぎっしりと。
❷土鍋のフタをして、フタの周囲と空気穴に、小麦粉を水で練ったものでしっかりと目張りをする。空気が入ると火が点いて、燃えてしまうので注意。
❸そのまま24時間加熱。七輪を使うと便利。
❹しっかり冷めてから、フタを取る。
❺炭のように真っ黒になったらできあがり。
❻冷めたら取り出して、すり鉢に入れて種を取り、右回りにすりつぶして粉にする。種は捨てずにしゃぶること。

【摂取法】

健康な人は、1日に耳かき1杯程度。非常時には小さじ1杯分摂ってもよい。葛粉を溶かしていっしょに摂ると、胃を荒らさない。

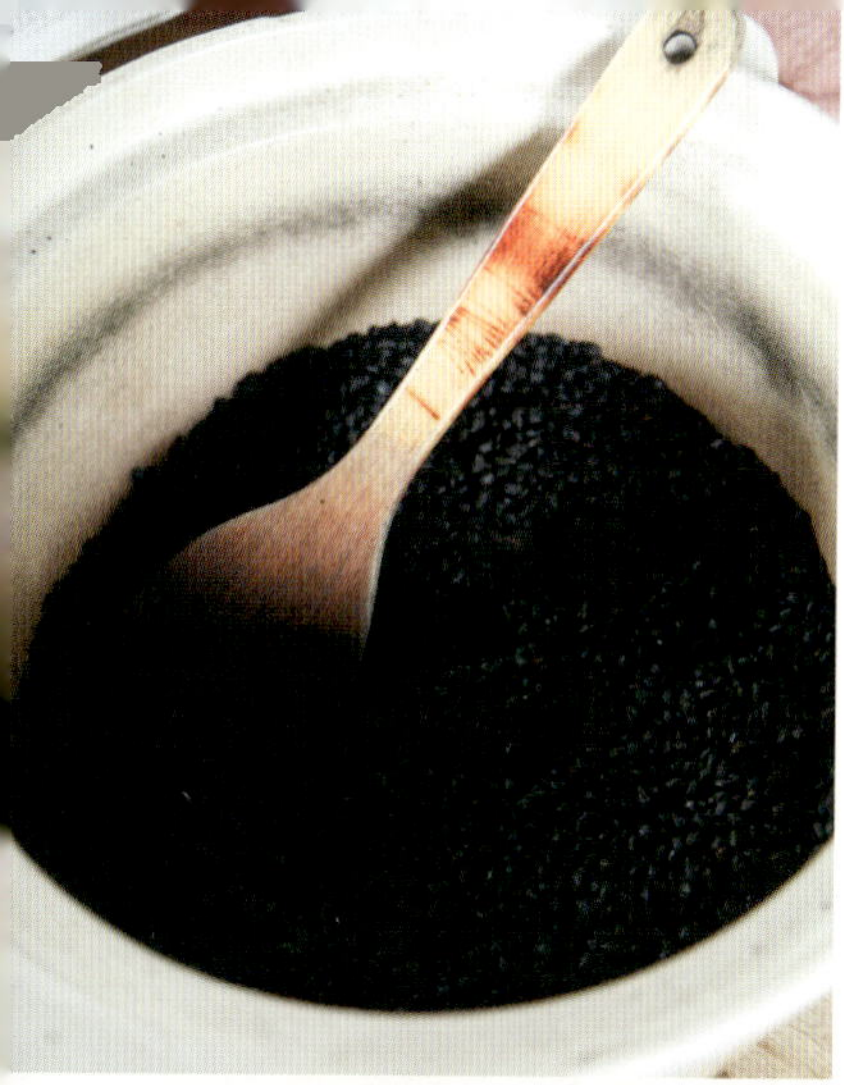

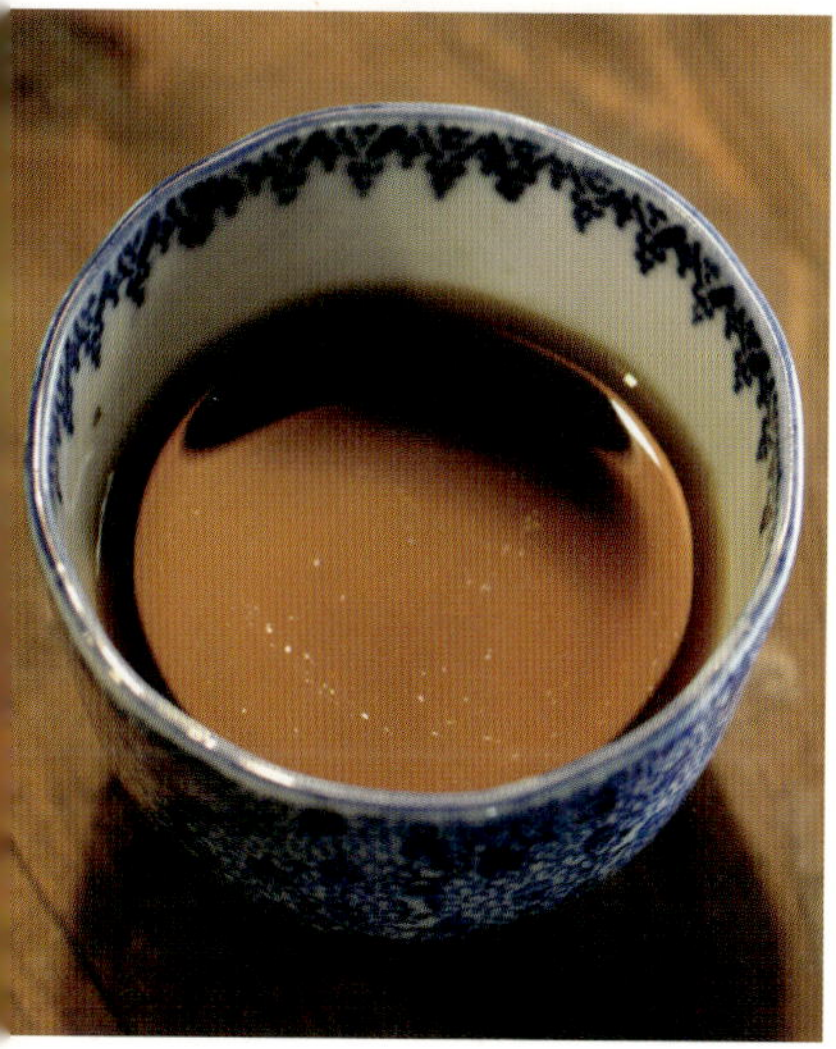

籾付き黒焼き玄米茶

【材料】

籾付き米（1カップ）　土鍋　ヘラ　ボウル　ザル　鍋敷き　カセットコンロ

【作り方】

❶土鍋に籾付き米を入れ、弱火でゆっくり右回転で混ぜる（約45分）。

❷玄米が茶色く色づいてきたら中火にし、手早く右回転で混ぜ続ける（15分）。

❸パチッと籾付き米がはじけたらすぐに火からおろし、手早く右回転で温度を下げながら、はじけた籾付き米を取り除く。再び火にかけて、黒くなるまでこの動作を繰り返す（約15分）。

❹全体が黒っぽくなり、中を割って焦げ茶色になっていたら、ザルにあけて、振りながら冷ます。

❺黒焼き玄米1に対して水10を目安に土鍋または土瓶に入れ、沸騰したら弱火でコトコト2割ほど煮詰める（約30分）。二番茶まで同じ分量で飲むことができるが、それ以降はエキスが薄くなるので効果は期待できない。

【摂取法】

そのまま食べてもいいし、お茶にして飲んでも、粉にして舐めても、頓服の代わりに飲んでもよい。また、白湯で薄めて飲んだり、オブラートに包んでもよい。好みに応じて、工夫して飲むこと（梅干しの黒焼きも共通）。

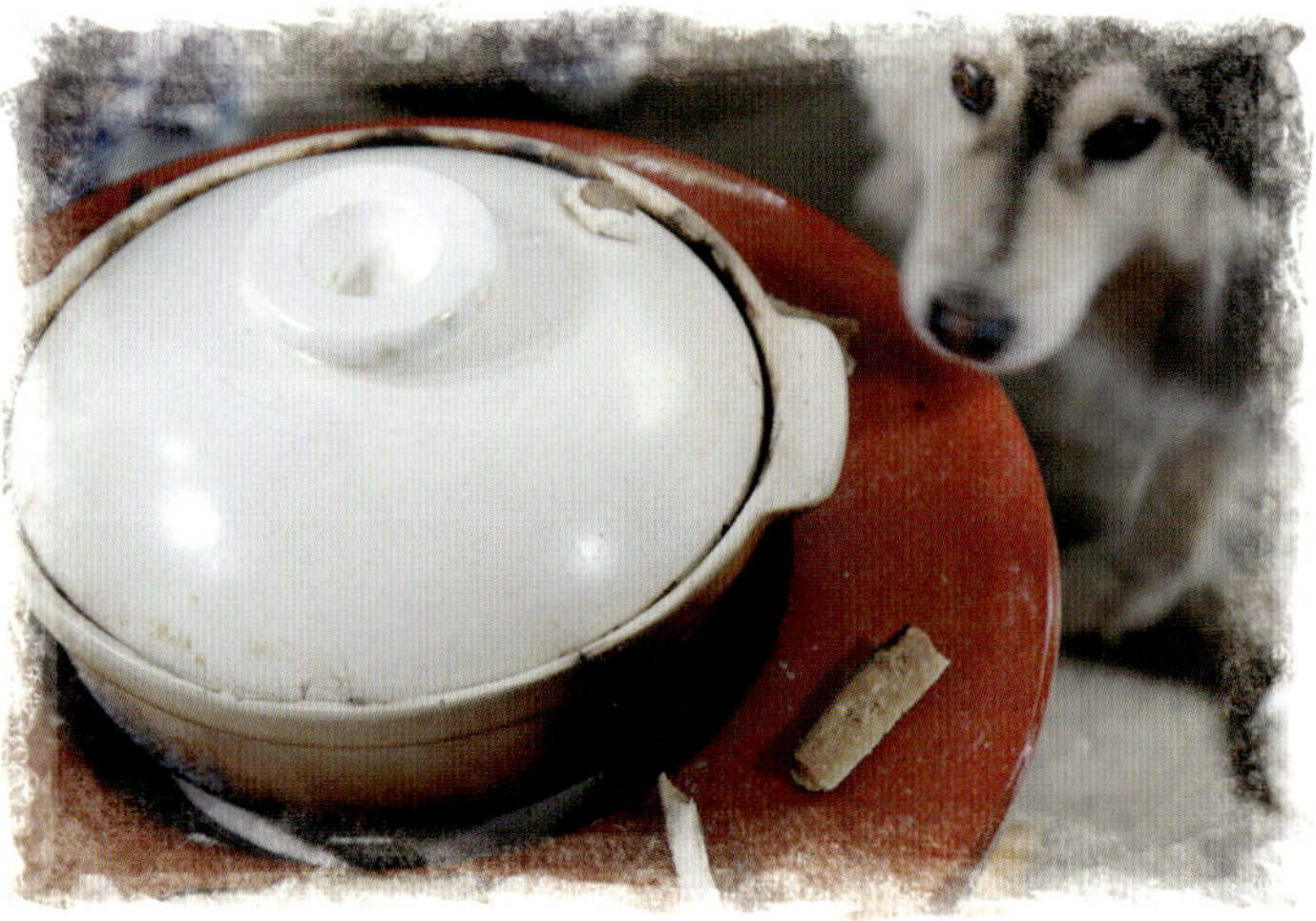

タヌキのお弔い

春がおかしい

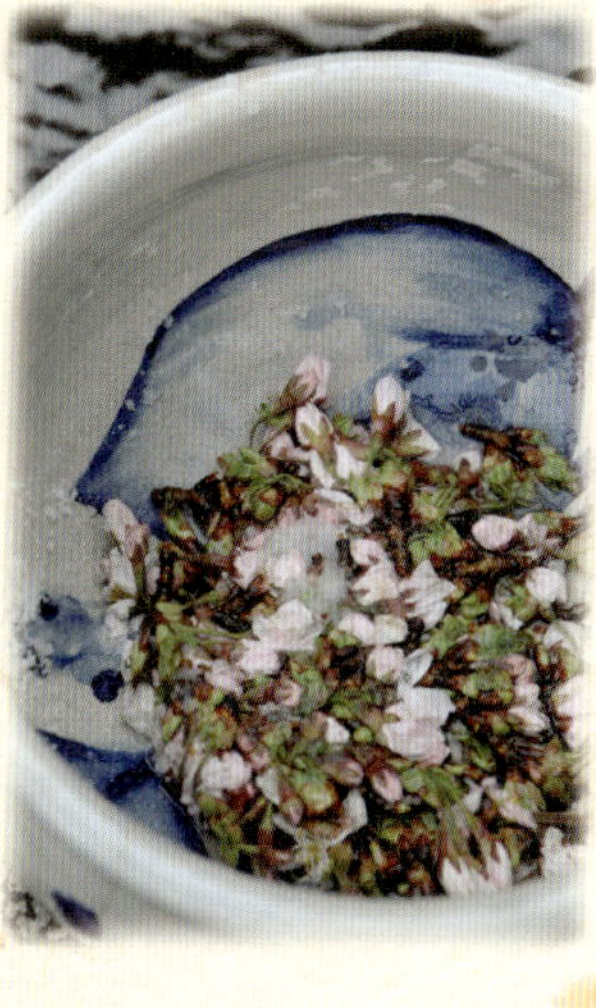

年々歳々、季節がおかしい。

綾部の冬はものすごい豪雪で、三月になってもなかなか雪はとけない。ようやく土が見えてきたなと思っても、寒い日が続いて、ヨモギもミツバもちっとも生えてこない。

あれは四月の半ば、雨が降る日だった。何だか外が気になって、近所の家の池のそばに行ってみた。すると地面の上で何か黒っぽいものが動いてる。「何やろ?」と思って近寄ってみると、息たえだえのタヌキの子どもだった。


親とはぐれて、子ダヌキだけがとり残されていた。エサがなくて、動けない。びしょ濡れで泥まみれ。からだはもう冷たくなっていた。

「ああ、この子はもう一時間もたたんうちに、死んでしまうかもしれんなあ」

と思ったもんで、家に連れて帰った。そうして、隣に住んでいた若者のクリちゃんといっしょに、タヌキのからだをきれいに拭《ふ》いてやった。まだ耳がちいちゃくて、毛が真綿のように柔らかい。まだほんの子ども。動物の親というのはほんとうにシビアで、「この子はもうダメだ」と思ったら、見放して捨ててしまう。それよりも自分の命が大事。

タヌキの子どもを、毛布にくるんであたためて、箱の中にそっと入れてやった。するとだんだん体温が上がりだして、目をパチパチさせている。

「ひょっとしたら……」

一度は息を吹き返し、持ち直したかのように思えた。

「犬のクンちゃんが死んでから、ずっと独り暮らしだったけど、今度はここで、タヌキと暮らすんやろか？」

なんて考えたほど。


そうして二日目、気になったクリちゃんが、うちに来て、

「ばあちゃん、どうやった？」

「……ダメやった」

こんな時は、涙もこぼれない。去る者は追わずで。死んだ者はもう返ってこないのだから。

クリちゃんに頼んで、裏山に穴を掘ってもらう。

「かわいそうに。みんな人間が悪いんや」

ここ数年、ここいらは、バッタバッタ鹿や猪の死体だらけ。よく死んでいる。食べる物がないから。人間が人間の為に道路を造り、トンネルを造り、新幹線を造り、自然をみんなぶち壊して、この子らの棲む場所を奪ってしまっている。こんだけ山が荒廃してしまったのは、みんな人間のせいだ。人間が悪い。


こんなふうに穴を掘ってもらうのは、これで何度目だろう。

「野生動物が、こんなふうに人前に死体を晒《さら》すなんて……」

昔の動物は絶対わからないように身を隠していた。

穴にタヌキの子を横たえて、水仙の花と、ヨモギの回転焼きひとつ持たせて、あの世へ送り出す。それがタヌキのお弔《とむら》い。

「この世は悪いところやから。もうな、お前もあの世へ帰ってゆっくりせい」

せっかくこの世に生まれてきたのにな。人間の命も、動物の命も、昆虫の命も、みんないっしょなのに。弱いものがみんな淘汰《とうた》され、飢えて死んでいく。

なんでこんなことになったのか。すべては人間の傲慢《ごうまん》。あるものをきちっと食べることをしない。肉や魚だって、冷蔵庫に入れたまま、賞味期限が過ぎたらポイッと捨ててしまう。あまりにも命に薄情すぎる。こんなことを繰り返していたら、絶対に人間もバチをかぶるよ。行き場のない難民になって、動物たちと同じ道をたどっていくに違いない。

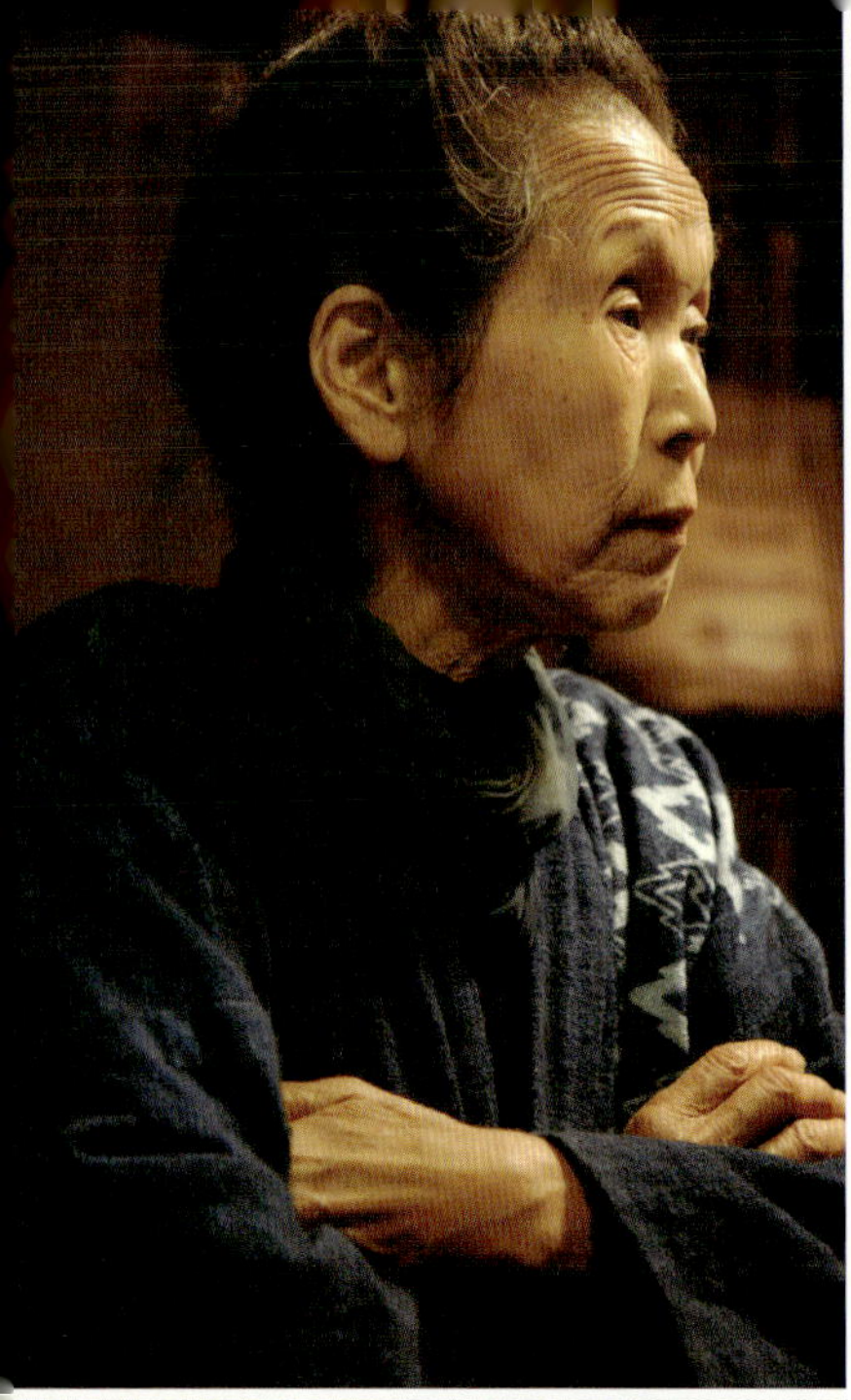
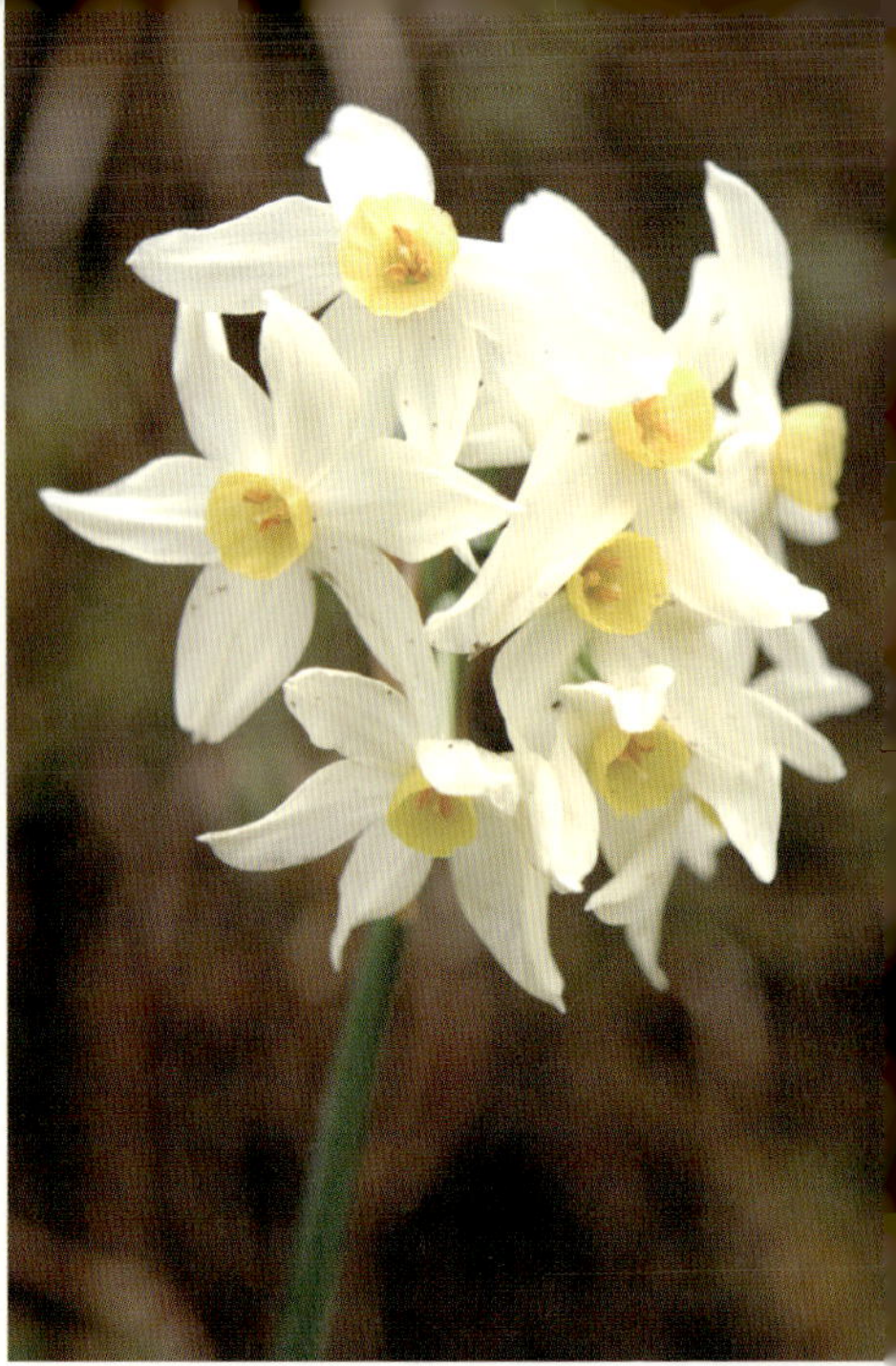
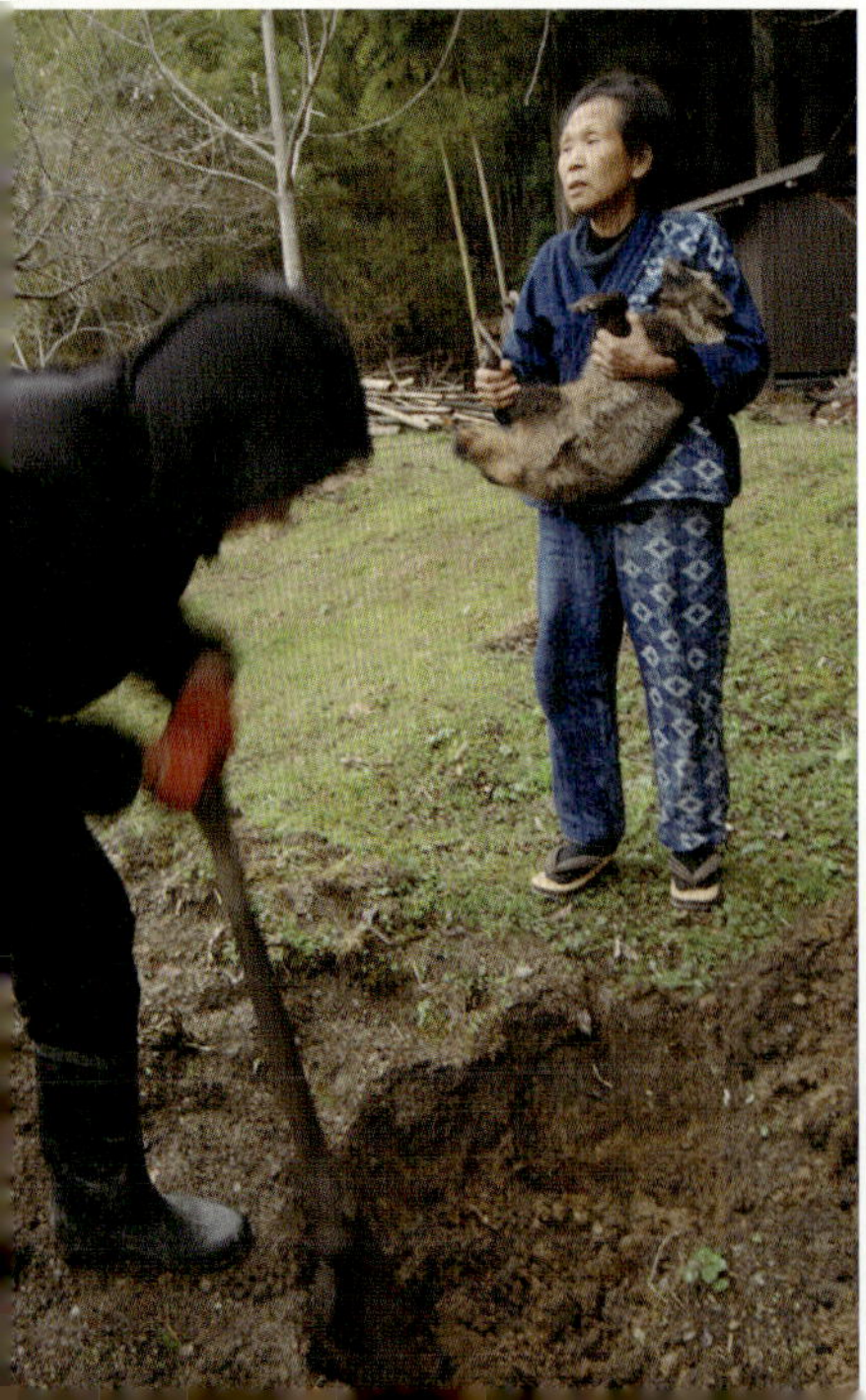
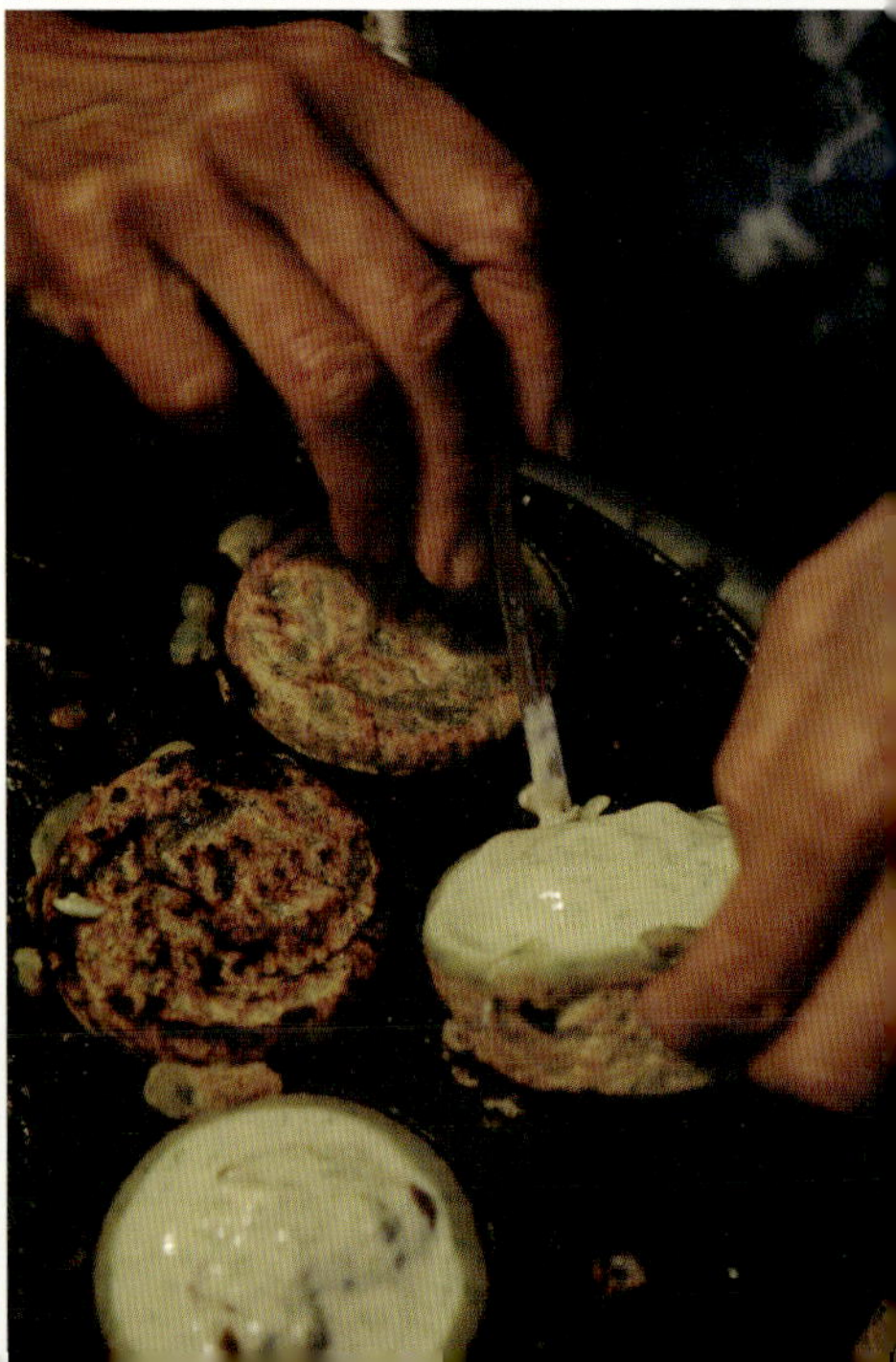

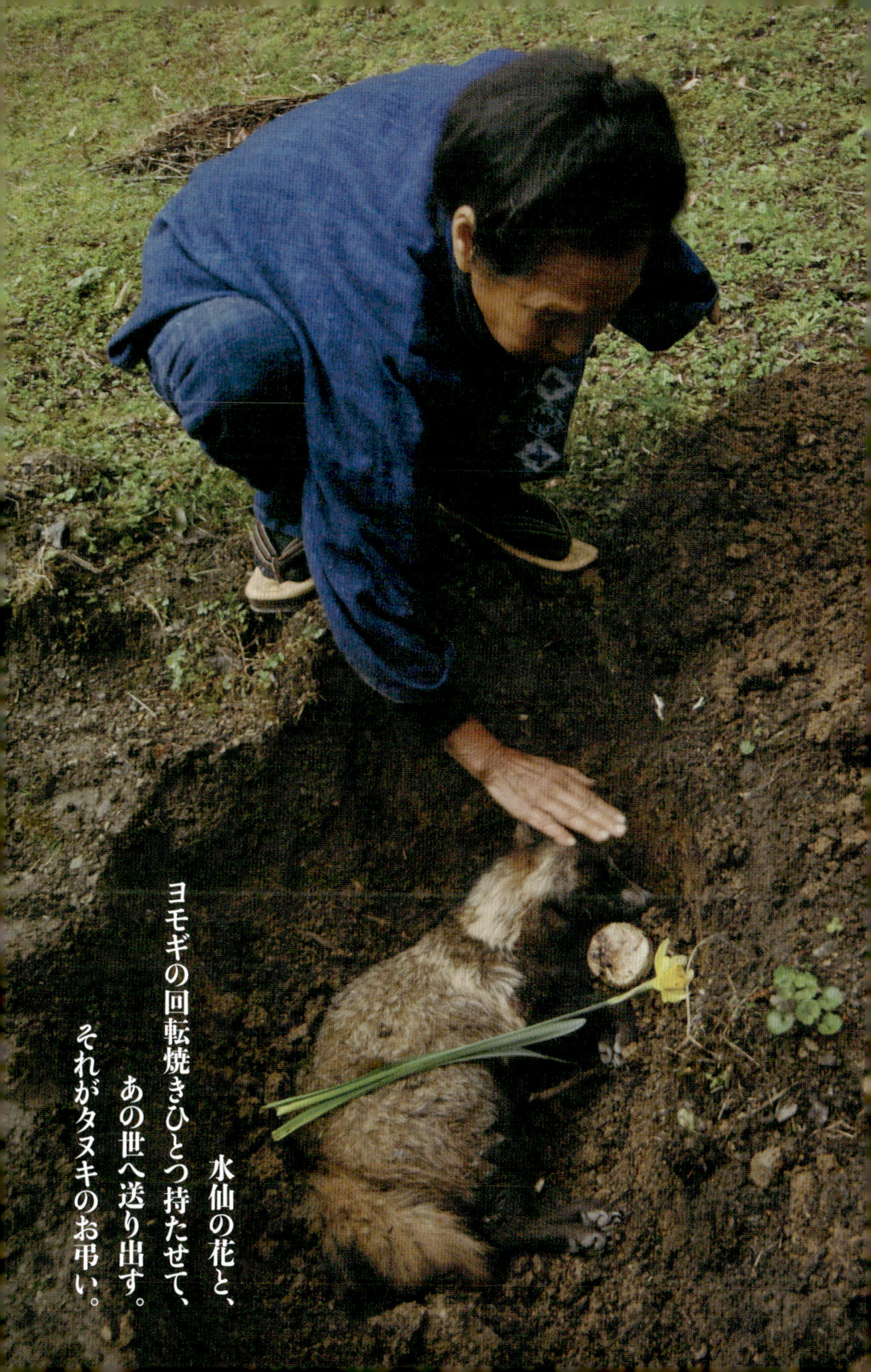

水仙の花と、
ヨモギの回転焼きひとつ持たせて、
あの世へ送り出す。
それがタヌキのお弔い。

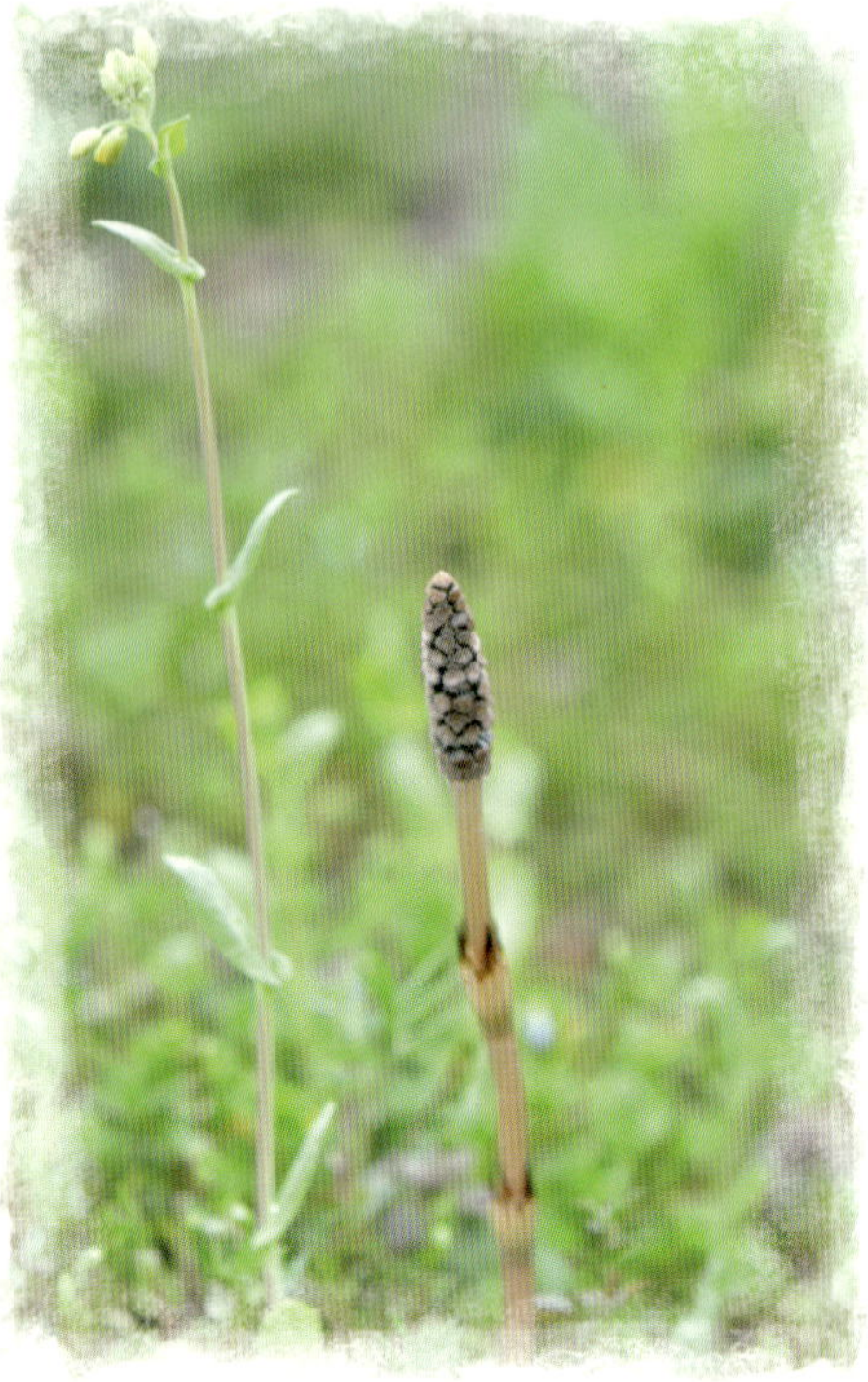

おしまいに！

昔ばあちゃんが子どもの頃、毎年春になると越中富山の薬売りが「毒消しやいらんかえ〜」と言ってやって来ました。すると「待ってました」とばかりに村の人たちが集まって、薬草で作った薬を買っていたものです。それが春のにぎやかな風物詩でした。それは、春の木の芽時になると、人の体からいろんな症状が出たり病気が出たりしたからです。今では春になると『花粉症』が出ています。その人たちにとって、それは辛い苦しいことだと思います。

どんな病気も一朝一夕では治りませんが、私たちは生まれてくる時にすばらしい生命力や自然治癒力、免疫力を一人ひとりが持って生まれています。自然界の野草や薬草は、病気を治す力を持っています。毎日の食事を見直し体質改善をして、自分で治すことが大切です。猫や犬もケガや病気をすると、絶食をしたり、キズを舐めたり、草を食べて体から悪いものを吐き出したりします。土や草の中にゴロゴロ寝ころんで、自力で自然に治します。

　日本には美しい四季があります。春になると大地からたくさんの植物たちが芽を出し、夏にはたくましく成長し、秋にはたくさんの種を実らせ、冬は枯らして冬眠します。何億何千年前から毎年その営みを繰り返しています。栄枯盛衰をくり返し、それを私たちに無償で与えてくれています。すごいでしょう。ありがたいでしょう。感謝です。暦の上に立春が来ると、雪の中からフキノトウが現れます。そして、ヨモギ、セリ、ノビル、ヨメナ、カラシナ、菜の花、ツクシが次々と顔を出します。これが旬です。チャンスです。体にやさしい身土不二です。

　だからなるべく日本の地域でとれたものを食材にして、日本の先人が長い年月をかけて私たちに残してきた和食の文化を見直しましょう。今から五年前、平成二十五年十二月に「和食」がユネスコの世界無形文化遺産に登録されました。寿司と天ぷらではありません。日本人の毎日の食事、ごはん、味噌汁、お漬物、煮物、和え物など、季節の郷土料理なのです、日本の和食が世界に認められた証なのです。誇りです。今でも季節料理、家庭料理を守っているがおばあちゃんやおふくろさんたちです。食べて良いもの、悪いものをよく知り、血を造るもの、血を守るもの、血を壊すものをしっかりつかみ、体と心の立て替え立て直しをしましょう。
健康は宝です。一生の財産です。その健康を壊したり、失ったり、失望をしてはいけません。今こそ自然の力、治るパワーを持った、玄米三分搗き、自然栽培の野菜・海藻・野草・薬草を自然塩の塩でしっかり味付けをして、いい塩梅でいただきましょう。そして貧血・冷え性・低体温、便秘や低血圧や低血糖とお別れしましょう。女性のおりもの、生理痛、不感症、不妊症を自力で解消して、明るく前向きな人生を送ってください。ばあちゃんは切にみなさんの改善回復を祈っています。

若杉ばあちゃん

平成三十年三月吉日

❖写真

カワセノリコ

三重県出身。関西在住。コマーシャルフォトスタジオを経てフリーランスに。主に食に関する雑誌、広告に携わるほか、さまざまな人物撮影に取り組む。ライフワークでは家族や子ども、その誕生の神秘に魅せられてシャッターを押し続ける。
本書では主に「野草でつくる葉っぱ天丼」「陰陽のことわり」「綾部の田舎暮らし」「摩訶不思議な草、ヨモギ」「野の草々のはなし」「玄米食と土鍋」「ばあちゃんの冬じたく」「タヌキのお弔い」「おわりに　若い人たちへ」の各章、およびカバー、大扉の写真を撮影。

宇井眞紀子（うい・まきこ）

1960 年生まれ。武蔵野美術大学卒業。日本写真芸術専門学校卒業。写真家樋口健二氏に師事。1992 年より幼い娘を連れアイヌ民族の取材を始める。写真集に『アイヌときどき日本人』（社会評論社）、『眠る線路』（ワイズ出版）、『ASIR RERA : AINU SPIRITS』（新風舎）、『アイヌ、風の肖像』（新泉社）、『アイヌ、100人のいま』（冬青社）がある。関連写真展多数。日本写真家協会会員、日本写真芸術専門学校講師、武蔵野美術大学非常勤講師。
本書では主に「夏の野草料理教室」「マコモタケづくし」「静岡の仲間たち」「自殺する大根」「“放射能時代”を生き抜くために」の各章の写真を撮影。

❖構成

三好かやの（みよし・かやの）

1965年宮城県生まれ。食材や繊維の世界を中心に「種からゴミまで」取材を展開。「全国農業新聞」「農耕と園藝」（誠文堂新光社）等に記事を執筆。共著に『東北のすごい生産者に会いに行く』（柴田書店）、『私、農家になりました。』（誠文堂新光社）等がある。

❖協力

NPO 法人 メダカのがっこう・中村陽子
　http://www.npomedaka.net/
出口春日・出口ふゆひ
NORICA STYLE（株）
　http://www.noricastyle.com

若杉友子（わかすぎ・ともこ）
1937 年大分県生まれ。結婚後静岡市で暮らしていたときに、川の水の汚れを減らす石けん運動などのさまざまなボランティア活動を行なう。そのなかで、自然の野草のチカラに着目。食養を世に広めた桜沢如一の教えを学び、1989 年、静岡市内に「命と暮らしを考える店・若杉」をオープン。そこで開いた料理教室は、またたく間に大人気となった。1995 年、自給自足の生活を実践すべく、京都府綾部市の上林地区に移住。19年の天産自給生活を経て、現在は生まれ故郷の大分へ。全国を駆けめぐり、陰陽の考えにもとづいた野草料理と、日本の気候風土に根ざした知恵を伝え続けている。
若杉友子ホームページ：https://www.wakasugiba-chan.com/

改訂版 野草《やそう》の力《ちから》をいただいて
若杉《わかすぎ》ばあちゃん 食養《しょくよう》のおしえ

本体価格………1500円

発行……………2018年6月1日　第1刷発行

著者……………若杉友子《わかすぎともこ》

発行者…………柴田理加子

発行所…………株式会社五月書房新社
東京都港区西新橋 2-8-17
郵便番号　105-0003
電　話　03(6268)8161
F A X　03(6205)4107
U R L　www.gssinc.jp

編集……………片岡 力
ブックデザイン…山田英春
イラスト………安部賢司
印刷／製本……シナノパブリッシングプレス

ISBN978-4-909542-05-2 C0077 ¥1500E

若杉友子 著

食べ物がからだを変える！人生を変える‼

食養語録《しょくようごろく》 改訂版

若杉ばあちゃんが
米・味噌・醤油・梅干しから
野草と野菜たちから
先人たちから教わった
大切な〝食養〟の教えを
〈番茶がゆ〉〈梅干しの黒焼き〉
〈ヨモギの焼酎漬け〉など
「いま日本人に伝えたいレシピ」
とともに語ります。

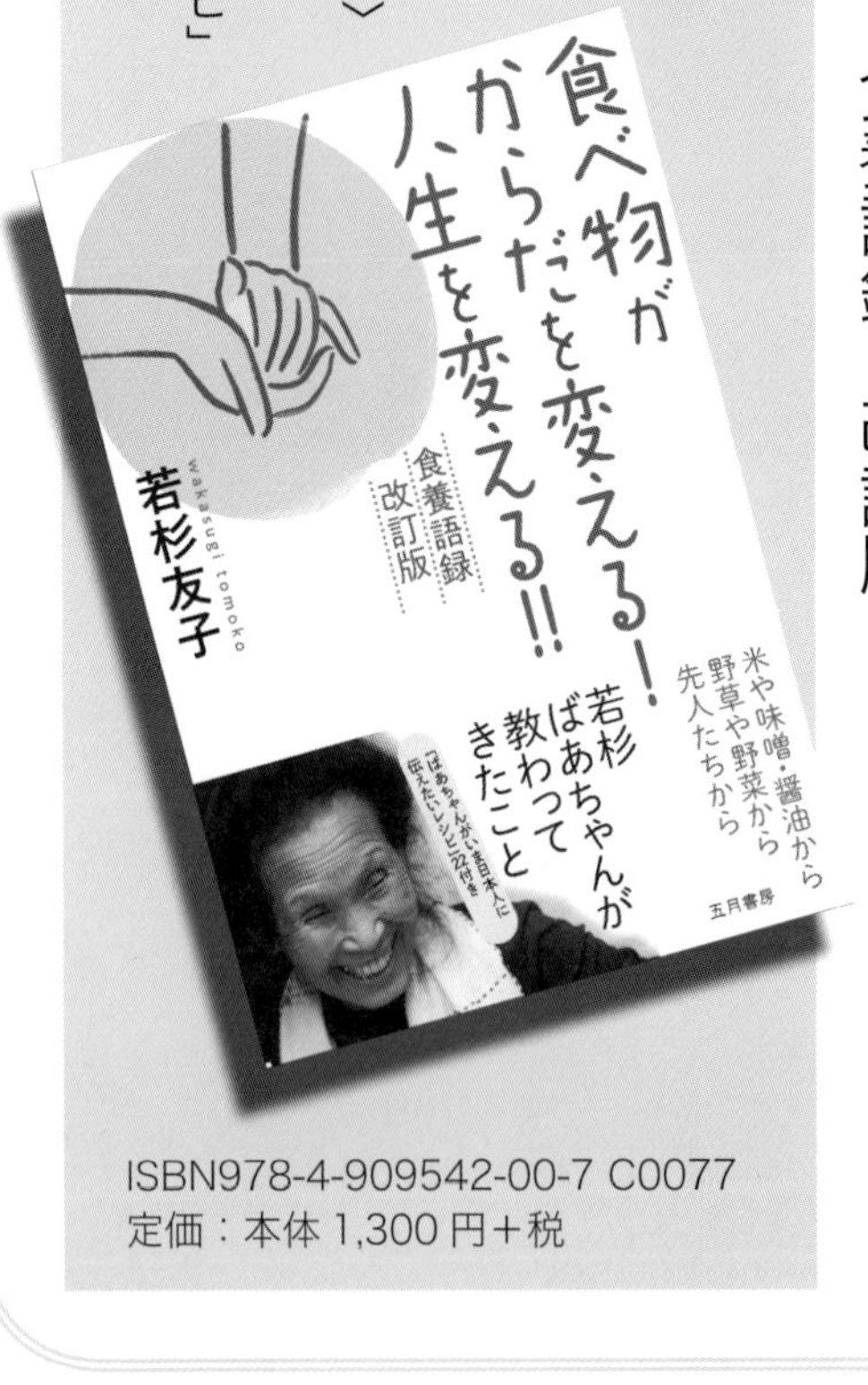

ISBN978-4-909542-00-7 C0077
定価：本体 1,300 円＋税